中成药临床应用指南

风湿病分册

中国标准化协会中医药标准化分会
世界中医药学会联合会风湿病专业委员会
中华中医药学会风湿病分会
中国中医科学院中医药标准研究中心

组织编写

主编　王承德

中国中医药出版社
·北京·

图书在版编目（CIP）数据

中成药临床应用指南. 风湿病分册/王承德主编 . —北京：中国中医药出版社，2017. 12（2018.9重印）

ISBN 978 - 7 - 5132 - 4273 - 8

Ⅰ. ①中… Ⅱ. ①王… Ⅲ. ①风湿性疾病 - 中成药 - 临床应用 - 指南 Ⅳ. ①R286 - 62

中国版本图书馆 CIP 数据核字（2017）第 129658 号

中国中医药出版社出版

北京市朝阳区北三环东路 28 号易亨大厦 16 层

邮政编码　100013

传真　010 - 64405750

廊坊市三友印务装订有限公司印刷

各地新华书店经销

开本 787 × 1092　1/16　印张 18.25　字数 400 千字

2017 年 12 月第 1 版　2018 年 9 月第 2 次印刷

书号　ISBN 978 - 7 - 5132 - 4273 - 8

定价　68.00 元

网址　www. cptcm. com

社 长 热 线　010 - 64405720

购 书 热 线　010 - 89535836

维 权 打 假　010 - 64405753

微信服务号　zgzyycbs

微商城网址　https://kdt. im/LIdUGr

官 方 微 博　http://e. weibo. com/cptcm

天猫旗舰店网址　https://zgzyycbs. tmall. com

如有印装质量问题请与本社出版部联系（010 - 64405510）

《中成药临床应用指南》

专家指导委员会

主 任 委 员　王永炎　晁恩祥　黄璐琦
副主任委员　王承德
委　　　员　（按姓氏拼音排序）

晁恩祥	杜惠兰	高　颖	韩学杰	何立群
侯　炜	胡元会	花宝金	黄璐琦	姜　泉
姜良铎	金　明	赖克方	李国辉	李新立
廖秦平	林江涛	刘　平	刘清泉	吕爱平
罗颂平	马　融	裴晓华	阮　岩	商洪才
史录文	孙树椿	唐启盛	唐旭东	田振国
仝小林	王承德	王贵强	王国辰	王融冰
王燕平	王拥军	王永炎	王玉光	肖鲁伟
严道南	杨叔禹	杨志波	曾宪涛	翟所迪
张洪春	张华敏	张伶俐	张声生	张世臣
张幸国	张允岭	张占军	郑　波	

《中成药临床应用指南·风湿病分册》

编委会

唐晓颇　中国中医科学院广安门医院

万　磊　安徽中医药大学第一附属医院

汪　悦　南京中医药大学第一临床医学院

汪荣盛　上海市光华中西医结合医院

王承德　中国中医科学院广安门医院

王海舰　北京市化工职业病防治院

王伟钢　卫计委中日友好医院

幺　远　首都医科大学附属北京儿童医院

殷海波　中国中医科学院广安门医院

张华东　中国中医科学院广安门医院

郑新春　上海市光华中西医结合医院

朱婉华　南通良春中医医院

参编人员（按姓氏拼音排序）

狄朋桃　云南省中医医院

金　玥　天津中医药大学一附院

雷　畅　卫计委中日友好医院

李正富　浙江中医药大学附属第二医院

罗成贵　中国中医科学院广安门医院

沙正华　国家中医药管理局对台港澳中医药交流合作中心

田　鑫　卫计委中日友好医院

王宇阳　中国中医科学院广安门医院

吴德鸿　浙江中医药大学附属第二医院

薛　斌　天津中医药大学一附院

姚家树　辽宁中医药大学附属医院

张　博　天津中医药大学一附院

张可可　南京中医药大学第一临床医学院

赵建业　南通良春中医医院

甄小芳　首都医科大学附属北京儿童医院

序

　　风湿之病常见多发，缠顽难愈，乃医者棘手之世界难题。近年来，随着社会的发展变化，生活方式的转变，疾病谱也随之发生了改变，并随着人类对这一疾病认识的深入，风湿病的发病率似有明显上升趋势。其中自身免疫性疾病已成为继心血管疾病、癌症后威胁人类健康的第三大杀手，被列入我国十类重大疾病之一。

　　中医药历经数千年，圣贤仁达，诸多发明，《黄帝内经》著有"痹论"专篇，《金匮要略》首定"风湿"病名，历代医家各领风骚，其医论之精道、方药之专攻精彩纷呈。他们不仅对风湿病有着独到的认识，也积累了丰富的经验，给我们留下了丰富的治疗方法和浩如烟海的有效方剂。中成药正是在这些有效治法和方剂中产生的，是中医药的重要组成部分，也是中医药治疗疾病的重要手段之一。

　　中成药多为复方组成，药材来源复杂，产品质量控制较难，给临床应用带来一定的困难；临床中对中成药的组方、副作用掌握不到位，随意加大剂量，随意延长使用，中成药剂型使用不合理，与其他中成药、西药混用，失去辨证施治的现象屡屡发生。据不完全统计，我国约70%的中成药是由综合医院的西医医师开出的，2008年由北京市中医药管理局与北京市中医药学会组织的使用中成药现状的大规模调查中发现，北京市综合性医院西医开中成药处方量高达60%以上。一些西医不懂中医辨证论治，开出的中成药不仅不能保证疗效，甚至引发用药安全问题比比皆是。以上这些众多的问题，造成了中成药临床疗效降低、副作用增加、成本增加，不仅造成中药资源的极大浪费，同时也极大损害了中医药的社会声誉。因此，如何在中医药理论指导下，正确合理使用中成药，保障人民群众生命健康，成为当今中成药临床应用的重要课题，也是广大中医临床医务工作者肩负的重要历史使命之一。

　　本书作者们鉴于风湿病临床治疗中成药使用中所存在的常见问题，编写了《中成药临床应用指南·风湿病分册》，对规范风湿病的中成药治疗，对指导风湿病业界医生及基层医生科学、合理、规范使用中成药大有裨益。

王永炎

2017年6月

编写说明

　　《中成药临床应用指南·风湿病分册》一书共 17 章，每章介绍一个病，对其范围、术语定义、流行病学、病因病理、临床表现、诊断、鉴别诊断、治疗和预后等进行论述。其中详述了中成药用药方案的基本原则和分证论治。采用辨病与辨证相结合，体现中医辨证论治的基本原则，重点论述同一病种不同证候的中成药应用，不同病种同一证候的中成药全应用，体现了同病异治、异病同治的原则。该书全面、系统而有重点突出地介绍了风湿病的中成药应用，包括药物组成、功能主治、适应病症、制剂规格、用法用量等内容。书中选录的中成药，主要来源于《国家基本药物目录》《国家基本医疗保险和生育保险目录》《国家中药保护品种》，兼顾临床特点，重视中成药的有效性、安全性及其实用性而选录。

　　该书具有内容翔实、简明扼要、易懂实用的特点，给各级各类从事风湿病治疗的临床医生提供了案头参考。

　　由于作者学识有限，疏漏与谬误难免，敬请广大读者多提批评意见，以便今后提高和完善。

编委会

2017 年 10 月

目 录

第一章 类风湿关节炎

1 范围

本《指南》规定了类风湿关节炎的诊断、辨证和中成药治疗。

本《指南》适用于类风湿关节炎的诊断、辨证和中成药治疗。

2 术语和定义

下列术语和定义适用于本《指南》。

类风湿关节炎是一种常见的自身免疫性疾病，以对称性多关节炎为主要临床表现，以关节滑膜慢性炎症、关节的进行性破坏为特征。其基本病理改变为慢性滑膜炎和血管翳，可侵蚀软骨和骨，造成关节破坏。

3 流行病学

类风湿关节炎可见于世界各地，不同种族患病率不同，目前世界的患病率为0.5%－1%，我国的发病率为0.28%～0.4%。类风湿关节炎发病以女性多见，男女比例为1:（3～4），类风湿关节炎可发生于任何年龄，其围绝经期女性是发病高峰。

4 病因病理

类风湿关节炎是由多种细胞，包括巨噬细胞、T 细胞、B 细胞、成纤维细胞、软骨细胞、中性粒细胞、肥大细胞和树突状细胞等参与发病的复杂疾病，其病因尚不明确，可能与遗传、内分泌、环境、感染等因素相关。

5 临床表现

5.1 关节表现

关节疼痛：关节疼痛和压痛往往是最早的关节症状。最常出现的部位为腕、掌指关节、近端指间关节，其次是趾、膝、踝、肘、肩等关节，多呈持续性和对称性。

关节肿胀：凡受累关节均可肿胀，多因关节腔滑膜炎症或周围软组织炎症引起，病程较长者可因滑膜慢性炎症后的肥厚而引起肿胀。凡受累的关节均可肿胀，最常出现的部位为腕、掌指关节、近端指间关节及膝、踝等关节，亦多呈对称性、持续性，但时轻时重。

晨僵：95% 以上的类风湿关节炎患者均可出现。晨僵可出现在关节疼痛之前，是炎症性关节炎的重要表现，晨僵持续时间和程度与关节炎症的程度成正比，可作为评价病情活动和观察病情变化的指标之一，持续时间太短则无临床意义。其他病因所致的关节炎也可出现晨僵，但不如本病明显和持久。

关节畸形：多见于较晚期患者。因关节软骨或软骨下骨质结构破坏而造成关节纤维性或骨性强直；又因关节周围的肌腱、韧带受损，使关节不能保持在正常位置，出现手指关节的半脱位，如尺侧偏斜、"天鹅颈"畸形、"纽扣花"畸形等。

特殊关节受累表现：颈椎关节受累时，可出现后颈枕部持续性疼痛、颈和四肢无力等症状,甚者在头部活动或受到震动时出现全身电击样感觉;肩、髋关节周围有较多肌腱等软组织包围,很难发现肿胀,最常见的症状是局部疼痛和活动受限。髋关节受累时,可出现臀部及下腰部疼痛;颞颌关节受累时,可出现于1/4的类风湿关节炎患者,早期出现局部疼痛,讲话或咀嚼时加重,严重者有张口受限。

5.2 关节外表现

部分患者可出现关节外系统受累,低热、疲乏、全身不适、体重减轻等全身症状在类风湿关节炎疾病活动时常见,类风湿结节、血管炎、淋巴结肿大、肺间质纤维化、胸膜炎、心包炎、贫血、肾脏损害、神经系统损害等不同程度地出现在类风湿关节炎患者中。

5.3 辅助检查

5.3.1 实验室检查

血常规:病情活动时,可有血小板升高,部分病人可出现贫血,多为正细胞正色素性贫血;红细胞沉降率(ESR)、C反应蛋白(CRP)升高,常标志疾病活动;类风湿因子(RF)虽非类风湿关节炎的特异性标记,干燥综合征患者和部分正常人亦可出现,但高滴度(大于正常上限3倍以上)的RF可作为类风湿关节炎诊断和预后判断的重要依据。一些自身抗体如抗环瓜氨酸肽(CCP)抗体、抗核周因子抗体(APF)、抗角蛋白抗体(AKA)、抗波形蛋白(MCV)抗体及抗Sa抗体等对类风湿关节炎诊断的特异性较RF明显提高,且可在疾病早期出现。

5.3.2 影像学检查

5.3.2.1 关节X线

关节X线检查对类风湿关节炎确诊具有诊断意义,早期为关节周围软组织肿胀,关节附近轻度骨质疏松,继而有关节面破坏、关节间隙变窄、关节面不规则、关节边缘骨质破坏和囊性透光区,骨质疏松明显,晚期可有关节脱位或骨性强直。

根据关节破坏程度,将X线改变分为4期:Ⅰ期:正常或关节端骨质疏松。Ⅱ期:关节端骨质疏松,偶有关节软骨下囊性破坏或骨侵蚀改变。Ⅲ期:明显的关节软骨下囊性破坏,关节间隙狭窄,关节半脱位等畸形。Ⅳ期:除Ⅱ、Ⅲ期改变外,有纤维性或骨性强直。

5.3.2.2 关节核磁共振

核磁共振是本病早期诊断的良好方法,并对判断病情活动性和预后等具有一定意义。MRI最常检查部位是手部,能很好地分辨关节和关节周围软组织病变,包括滑膜炎、肌腱炎、关节周围炎症,并可发现早期炎性浸润所致的骨髓水肿和微小骨侵蚀,适用于早期发现和监测炎性病变。

5.3.2.3 关节超声

彩色多普勒超声在类风湿关节炎的应用进展迅速,可检测关节间隙大小、早期发现滑膜炎、软骨损伤、腱鞘炎症和骨侵蚀等,可帮助早期诊断和进行病情监测。

6 诊断

类风湿关节炎的诊断多参照1987年美国风湿病学(ARA)分类标准或2010年ACR/EULAR类风湿关节炎分类标准。

6.1 1987 年美国风湿病学会修订的"类风湿关节炎分类标准"

（1）晨僵至少 1 小时（≥6 周）。

（2）3 个或 3 个以上关节区的关节炎（≥6 周）。

（3）腕、掌指关节或近端指间关节炎（≥6 周）。

（4）对称性关节炎（≥6 周）。

（5）皮下类风湿结节。

（6）手 X 线改变。

（7）类风湿因子阳性。

有上述七项中四项者，即可诊断为类风湿关节炎。

6.2 2010 年 ACR/EULAR 的"类风湿关节炎分类标准"

（1）受累关节

①1 个大关节（0 分）

②2～10 个大关节（1 分）

③1～3 个小关节（有或没有大关节）（2 分）

④4～10 个小关节（有或没有大关节）（3 分）

⑤超过 10 个关节（至少一个小关节）（5 分）

（2）血清学（至少需要 1 项结果）

①RF 和 CCP（抗环瓜氨酸肽抗体）阴性（0 分）

②RF 和 CCP，至少有一项是低滴度阳性（2 分）

③RF 和 CCP，至少有一项高滴度阳性（3 分）

（3）急性期反应物（至少需要 1 项结果）

①CRP 和 ESR 均正常（0 分）

②CRP 或 ESR 异常（1 分）

（4）滑膜炎持续时间

①<6 周（0 分）

②≥6 周（1 分）

注：在 A～D 内，取病人符合条件的最高分。例如，患者有 5 个小关节和 4 个大关节受累，评分为 3 分。总分≥6 分者，可诊断为类风湿关节炎。

7 鉴别诊断

诊断类风湿关节炎前需要鉴别的主要疾病如下：

7.1 骨关节炎

骨关节炎患者远端指间关节和第一腕掌关节受累多见，掌指关节和腕关节受累少见。骨关节的滑膜炎无类风湿关节炎典型的滑膜增生，ESR 一般正常或轻度增快，RF 阴性。部分类风湿关节炎合并骨关节炎时较难诊断。

7.2 痛风

慢性痛风的患者可以表现为多关节受累、关节肿胀和皮下结节等，但痛风多以下肢关节炎起病，多发生于第一跖趾关节，如病情控制不佳，可发展至上肢小关节。皮下结节成分为尿酸盐结晶，可助鉴别。

7.3 血清阴性脊柱关节病

血清阴性脊柱关节病主要包括强直性脊柱炎、银屑病关节炎、炎性肠病性关节炎以及反应性关节炎等，并以脊柱关节受累为主，可出现周围关节病变；与 HLA-B27 有一定相关性，RF 阴性。这组疾病关节病变的特点多为非对称性关节炎，下肢关节炎多见，大关节受累多见，可伴有肌腱端炎、腊肠指（趾）、眼炎等表现。

7.4 系统性红斑狼疮

系统性红斑狼疮可有关节受累，甚至以关节炎为主要表现。SLE 多伴有皮疹、光过敏、口腔溃疡及血液、肾脏等多系统受累表现；ANA 阳性，可出现抗 Sm 抗体、抗 dsDNA 等特征性抗体，补体降低等。

7.5 干燥综合征

该病也可有关节受累，但多伴有口眼干燥、多发龋齿和腮腺肿大等表现，ANA 多阳性，可出现抗 SSA、抗 SSB 等抗体。

8 治疗

8.1 西医治疗

8.1.1 治疗原则

类风湿关节炎的治疗应遵循规范化治疗的原则，即选择早期、联合用药及个体化治疗方案。研究证明，关节骨质的破坏可在类风湿关节炎发病 3 个月内出现。一旦出现骨质侵蚀及关节畸形则难以逆转。因此，早期诊断并争取在发病 3 个月内开始治疗至关重要。临床治疗以控制关节炎症症状、改善体征，达到临床缓解或降低疾病活动，延缓关节破坏，保持躯体功能，减少并发症，提高生活质量为目的，治疗策略提倡达标治疗。

8.1.2 一般治疗

关节肿痛明显时，应强调休息。当关节肿痛缓解后，应注重病变关节的康复和功能训练。

8.1.3 药物治疗

治疗药物主要包括非甾体抗炎药（NSAIDs）、改善病情的抗风湿药（DMARDs）、生物 DMARDs、糖皮质激素、中药制剂等。

8.1.3.1 非甾体抗炎药

NSAIDs 是一大类抗炎止痛药，其主要机制是抑制炎症部位的环氧化酶活性，减少前列腺素的合成，抑制炎性介质的释放，降低炎症反应。需要注意的是，在类风湿关节炎的治疗中，NSAIDs 起到缓解症状的作用，起效快，但不能控制病情的发展，不能抑制骨破坏的进展。NSAIDs 根据化学结构、对环氧化酶的抑制作用及半衰期长短不同而分为不同类别。根据不同 NSAIDs 的特点选择用药及剂量非常重要，一般先选用一种 NSAID，应用 1~2 周无明显疗效时再换用另一种，避免同时服用两种或两种以上 NSAIDs。同时应注意血常规和肝肾功能的定期监测，肾功能不全者慎用 NSAIDs。

8.1.3.2 改善病情的抗风湿药（DMARDs）：对于类风湿关节炎患者应强调早期应用 DMARDs。病情较重、有多关节受累、伴有关节外表现或早期出现关节破坏等预后不良因素者，应考虑 DMARDs 的联合应用。该类药物起效相对缓慢，但可延缓或阻止关节的侵蚀和破坏。

（1）甲氨蝶呤（MTX）：是类风湿关节炎起始及维持治疗的首选和联合治疗的基石，常用剂量为每周 7.5 ~ 20mg，必要时可与其他 DMARDs 联用。常见的不良反应有恶心、口腔溃疡、脱发、皮疹及肝损害，少数出现骨髓抑制，偶见肺间质病变。适当补充叶酸可减轻 MTX 引起的恶心、黏膜溃疡等不良反应，一般每周 5mg 即可。

（2）来氟米特（LEF）：此药与 MTX 疗效相当，均能抑制类风湿关节炎影像学进展，因此可作为 MTX 的替换药物或用于 MTX 不耐受或有禁忌时。常用剂量为每日 10 ~ 20mg，口服。主要不良反应有腹泻、瘙痒、高血压、肝酶增高、皮疹、脱发和白细胞下降等。药物诱发间质性肺损害的发生率小于 0.1%。因其有致畸作用，故建议用药期间避孕。

（3）柳氮磺吡啶（SSZ）：多用于类风湿关节炎联合治疗，常用剂量为每日 2000 ~ 3000mg。主要副作用有胃肠道反应、皮疹、转氨酶增高，偶有白细胞、血小板减少，对磺胺过敏者慎用。

（4）羟氯喹（HCQ）：起效缓慢，服用 2 ~ 3 个月后见效。用法为每次羟氯喹 200mg，每日 2 次。该药总体不良反应少，但需注意眼安全性。

8.1.3.3 糖皮质激素

糖皮质激素（简称激素）能迅速改善关节肿痛和全身症状。在重症类风湿关节炎伴有心、肺或神经系统等受累的患者，可给予短效激素，其剂量依病情严重程度而定。激素的适应证为：①伴有血管炎等关节外表现的重症类风湿关节炎。②不能耐受 NSAIDs 的类风湿关节炎患者作为"桥梁"治疗。③其他治疗方法效果不佳的类风湿关节炎患者。④伴局部激素治疗指征（可关节腔内注射）。关节腔注射激素有利于减轻关节炎症状，但过频的关节腔穿刺可能增加感染风险，并可发生类固醇晶体性关节炎，一般 1 年内不超过 4 次。

激素治疗类风湿关节炎的原则是小剂量、短疗程。使用激素必须同时应用 DMARDs。在激素治疗过程中，应补充钙剂和维生素 D 以防止骨质疏松。

8.1.3.4 生物制剂

TNF - α 抑制剂是目前临床应用最广泛的生物制剂，包括依那西普（Etanercept）、英利昔单抗（Infliximab）、阿达木单抗（Adalimumab）等，其主要特点是起效快、总体耐受性好，可以抑制骨破坏的进展。

IL - 6 拮抗剂（Tocilizumab）：主要用于中重度类风湿关节炎，对 TNF - α 拮抗剂反应欠佳的患者可能有效。

其他包括 IL - 1 拮抗剂——阿那白滞素、抗 CD20 单抗——利妥昔单抗（Rituxiamb），CTLA4 - Ig——阿巴西普（Abatacept）等。对于活动性感染、活动性结核、肿瘤、充血性心力衰竭及对本品成分过敏者禁用。

8.1.4 康复疗法

（1）关节康复训练：有关节功能障碍者，操作时主要根据对受累关节的功能测试结果及影响活动的因素确定，常选用持续被动运动模式和等张模式。患者每天至少锻炼 30 分钟，注意应在四肢关节不引起疼痛的范围内，每天至少 1 次，1 周可休息 1 ~ 2 天。

（2）骨质疏松康复训练：类风湿关节炎伴发骨质疏松症患者，可使用骨质疏松治疗康复系统进行治疗。

8.2 中医治疗

8.2.1 外治法

（1）中药外敷法：适用于活动期类风湿关节炎，症见关节肿胀、疼痛，或痛有定处，关节屈伸不利，局部发热或皮色发红或暗红。常用药物包括复方雷公藤外敷剂、金黄膏等；中药雷公藤、芒硝、炙乳香、炙没药、薄荷等。

（2）中药离子导入技术：根据病情特点，辨证选择中药，煎煮成200mL每袋，每次使用1袋，通过专门的离子导入设备，将药物通过低中频电流导入肿痛关节，使用导入的药物温度控制在37℃左右，避免水温太高或电流过大，从而引起皮肤烫伤或者患者不适。

（3）穴位贴敷疗法：可采用冬病夏治穴位贴敷，选穴肝俞、肾俞、脾俞等；三九贴敷，选取大椎、丰隆、涌泉等；春秋分穴位贴敷，选穴大椎、双侧外关、双侧肺俞、双侧足三里等。操作：患者取坐位，穴位局部常规消毒后，取药贴于相应穴位，一般贴敷4～6小时可取下，出现皮肤过敏者需及时取下，必要时请皮肤科大夫协助处理。

（4）针灸治疗：对于关节疼痛者，可辨证选用针灸治疗。主穴：行痹取合谷、血海、外关；痛痹取合谷、足三里、曲池；着痹取足三里、阴陵泉、丰隆；热痹取大椎、曲池。在主穴基础上，根据疼痛部位进行选穴。针刺方法：寒湿偏重者，以针为主，针灸并用。热邪偏盛者，则应浅刺、疾刺或刺络放血。久病肝肾亏虚者，使用补法。

（5）针刀疗法：对于关节局部有压痛，或触及结节者，根据病情选用针刀疗法治疗，以减轻疼痛，改善关节功能。操作：常规无菌消毒操作，根据受累关节，选用合适的压痛点或结节处，进行经筋的松解，起到活血化瘀、通络止痛的效果。治疗后可适量活动，改善关节功能。

8.2.2 中成药用药方案

8.2.2.1 辨证选用中成药

8.2.2.1.1 基本原则

类风湿关节炎表现在中医古籍文献中常描述为"痹证"、"历节"、"风湿"、"鹤膝风"等，焦树德教授等确立了"尪痹"的诊断名称。中医治疗以扶正祛邪，因时、因地、因人的三因制宜为基本原则，辨证施治是临床治疗的核心。

8.2.2.1.2 分证论治（表1-1）

表1-1 类风湿关节炎分证论治

证型	辨证要点	治法	中成药
风湿痹阻证	关节疼痛、重着，痛处游走不定，舌质淡红，苔白腻，脉濡或滑	祛风除湿通络止痛	黑骨藤追风活络胶囊、木瓜丸、通络骨质宁膏、骨通贴膏

续表

证型	辨证要点	治法	中成药
寒湿痹阻证	肢体关节冷痛、重着，局部畏寒，得寒痛剧，得热痛减，舌胖，舌质淡黯，苔白腻或白滑，脉弦缓或沉紧	温经散寒祛湿通络	风湿骨痛丸（胶囊）、寒湿痹颗粒（片）、祛风止痛片（胶囊）、追风透骨丸（片）、复方雪莲胶囊、通痹胶囊、活血壮筋丸、复方南星止痛膏、狗皮膏药（改进型）、祖师麻膏药、云南白药气雾剂、云南白药膏、骨通贴膏
湿热痹阻证	关节肌肉肿痛、重着，触之灼热或有热感，舌质红，苔黄腻，脉濡数或滑数	清热除湿宣痹通络	四妙丸、当归拈痛丸、湿热痹颗粒（片）、新癀片、滑膜炎胶囊（颗粒）、豨桐胶囊（丸）、金藤清痹颗粒
痰瘀痹阻证	关节疼痛肿大，晨僵，关节周围或皮下出现结节，舌黯紫，苔白厚或厚腻，脉沉细涩或沉滑	活血行瘀化痰通络	小活络丸、风湿祛痛胶囊、雪山金罗汉止痛涂膜剂、云南白药气雾剂
气血两虚证	关节酸痛或隐痛，伴倦怠乏力，面色不华，舌质淡，苔薄，脉细弱或沉细无力	益气养血通经活络	痹祺胶囊
肝肾不足偏阳虚证	关节肌肉疼痛，关节肿大或僵硬变形，舌红，苔薄白，脉沉弱	温补肝肾强壮筋骨	金天格胶囊、尫痹胶囊（片）、骨龙胶囊、金乌骨通胶囊、益肾蠲痹丸、风湿液、壮骨关节胶囊、蚁参蠲痹胶囊、七味通痹口服液
瘀血阻络证	关节疼痛，或疼痛夜甚、或刺痛，舌质黯，舌边尖有瘀点，苔薄白，脉细涩	活血化瘀舒筋通络	盘龙七片、瘀血痹胶囊（片）、活血止痛软胶囊、祖师麻片、痛舒胶囊、消痛贴膏、麝香活血化瘀膏

以下内容为上表内容的详解，重点强调同病同证情况下，不同中成药选用区别。

（1）风湿痹阻证：肢体关节疼痛、重着，或有肿胀，痛处游走不定，关节屈伸不利，舌质淡红，苔白腻，脉濡或滑。

【辨证要点】关节疼痛、重着，痛处游走不定，舌质淡红，苔白腻，脉濡或滑。

【治法】祛风除湿，通络止痛。

【中成药】黑骨藤追风活络胶囊、木瓜丸、通络骨质宁膏、骨通贴膏（表1-2）。

表 1-2　类风湿关节炎风湿痹阻证可选用中成药

药品名称	药物组成	功能主治	用法用量	注意事项
黑骨藤追风活络胶囊	青风藤、黑骨藤、追风伞	祛风除湿通络止痛	口服一次 3 粒，一日 3 次，2 周为 1 个疗程	1. 忌寒凉及油腻食物 2. 本品宜饭后服用 3. 不宜在服药期间同时服用其他泻火及滋补性中药 4. 热痹者不适用，主要表现为关节肿痛如灼、痛处发热，疼痛窜痛无定处，口干唇燥 5. 有高血压、心脏病、肝病、糖尿病、肾病等慢性病患者慎用 6. 服药 7 天症状无缓解，应去医院就诊 7. 严格按照用法用量服用，年老体弱者应在医师指导下服用 8. 对本品过敏者禁用，过敏体质者慎用 9. 本品性状发生改变时禁止使用 10. 请将本品放在儿童不能接触的地方 11. 如正在使用其他药品，使用本品前请咨询医师或药师
木瓜丸	牛膝、制川乌、制草乌、白芷、海风藤、威灵仙、木瓜、狗脊（制）、当归、川芎、鸡血藤、人参	祛风散寒除湿通络	口服，一次 30 丸，一日 2 次	1. 本品含有毒及活血之品，孕妇忌服 2. 本品性味辛温，主治风寒湿痹，风湿热痹者忌服 3. 本品含川乌、草乌有毒，应在医生指导下服用，不可过量服用
通络骨质宁膏	鲜桑枝、鲜槐枝、鲜榆枝、鲜柳枝、鲜桃枝、青风藤、红花、红土茯苓、生扯龙、草乌、见血飞、海马等 18 味药	祛风除湿活血化瘀	加温软化，贴于患处，每帖连续使用 2～4 天	1. 若出现皮肤过敏或皮疹瘙痒者慎用或停用 2. 不宜长期连续使用
骨通贴膏	丁公藤、麻黄、当归、干姜、白芷、海风藤、乳香、三七、姜黄、辣椒、樟脑、肉桂油、金不换、薄荷脑	祛风散寒活血通络消肿止痛	外用，贴于患处。贴用前，将患处皮肤洗净；7 天为一疗程，或遵医嘱	1. 每次贴用时间不宜超过 12 小时。使用过程中若出现皮肤发红、瘙痒等症状，可适当减少贴用时间。运动员慎用 2. 过敏体质、患处皮肤溃破者及孕妇慎用

（2）寒湿痹阻证：肢体关节冷痛、重着，局部肿胀，关节拘急，屈伸不利，局部畏寒，得寒痛剧，得热痛减，皮色不红，舌胖，舌质淡黯，苔白腻或白滑，脉弦缓或沉紧。

【辨证要点】肢体关节冷痛、重着，局部畏寒，得寒痛剧，舌胖，舌质淡黯，苔白腻或白滑，脉弦缓或沉紧。

【治法】温经散寒，祛湿通络。

【中成药】风湿骨痛丸（胶囊）、寒湿痹颗粒（片）、祛风止痛片（胶囊）、追风透骨丸（片）、复方雪莲胶囊、通痹胶囊、活血壮筋丸、复方南星止痛膏、狗皮膏药（改进型）、祖师麻膏药、云南白药气雾剂、云南白药膏、骨通贴膏（表1-3）。

表1-3　类风湿关节炎寒湿痹阻证可选用中成药

药品名称	药物组成	功能主治	用法用量	注意事项
风湿骨痛丸（胶囊）	制川乌、制草乌、麻黄、红花、木瓜、乌梅肉、甘草	温经散寒通络止痛	口服，水丸，一次10~15粒，一日2次；胶囊剂，一次2~4粒，一日2次	1. 本品含有活血药，有碍胎气，并含有毒药材，孕妇忌服；本品辛热，阴虚火旺，属风湿热痹者忌服 2. 本品含有川乌、草乌有毒，应在医师指导下使用，不可过量服用 3. 本品含麻黄碱，运动员慎用
寒湿痹颗粒（片）	附子（制）、制川乌、麻黄、桂枝、细辛、威灵仙、木瓜、白术（炒）、黄芪、当归、白芍、甘草（制）	祛寒除湿温经通络	口服，颗粒剂，每袋装3g（无糖型）、5g（减糖型），一次1袋，一日3次；片剂，一次4片，一日3次	1. 本品含有毒药材，孕妇忌服 2. 本品性味辛温，主治风寒湿痹，风湿热痹者忌服，身热高烧者禁用 3. 儿童、老年及体弱者慎服 4. 本品含附子、乌头有毒，应在医生指导下使用，不可过量服用 5. 本品含麻黄碱，运动员慎用
祛风止痛片（胶囊）	老鹳草、槲寄生、续断、威灵仙、独活、制草乌、红花	祛风寒补肝肾壮筋骨	口服，片剂，一次6片，一日2次；胶囊剂，一次6粒，一日2次	1. 本品含有毒及活血之品，孕妇忌服；本品性味辛温，热证及关节红肿者慎用 2. 儿童、老弱者慎用 3. 本品含草乌有毒，应在医生指导下服用，不可过量服用
追风透骨丸（片）	制川乌、制草乌、麻黄、桂枝、细辛、白芷、秦艽、防风、羌活、天麻、当归、川芎、赤芍、香附（制）、地龙、乳香（制）、没药（制）、朱砂、茯苓、白术（炒）、制天南星、甘草、赤小豆、甘草	祛风除湿通经活络散寒止痛	口服，水蜜丸，每10丸重1g，一次6g，一日2次；片剂，一次4片，一日2次	1. 本品含有毒及活血破瘀之品，孕妇忌服 2. 本品散寒除湿，湿热痹阻、脾胃湿热者忌用 3. 本品含川乌、草乌有毒，应在医生指导下服用，不可过量服用 4. 本品含朱砂，肾脏病患者慎用 5. 本品含乳香、没药，脾胃虚寒者禁用 6. 本品含麻黄、高血压、冠心病患者慎用 7. 本品含麻黄碱，运动员慎用

药品名称	药物组成	功能主治	用法用量	注意事项
复方雪莲胶囊	雪莲、延胡索、羌活、制川乌、独活、制草乌、木瓜、香加皮	温经散寒祛风除湿化瘀消肿舒筋活络	口服，一次2粒，一日2次，温水或温酒送服，重者加倍	1. 本品性味辛温，为风寒湿所设，若属风湿热痹者忌服 2. 本品含川乌、草乌、香加皮，孕妇忌服 3. 忌食生冷 4. 本品含川乌、草乌有毒，应在医生指导下使用，不可过量服用 5. 本品含香加皮，有强心作用，缺血性心脏病慎用
通痹胶囊	马钱子（制）、白花蛇、人参、当归、穿山甲、制川乌、天麻、全蝎、地龙、丹皮等41味	调补气血祛风除湿活血通络消肿止痛	饭后服，一次1粒，一日2~3次，或遵医嘱	1. 儿童、孕妇禁用 2. 肝肾功能损害与高血压患者慎用 3. 运动员慎用 4. 不可过久服用 5. 忌食生冷油腻食物
活血壮筋丸	制川乌、红花、血竭、乳香（去油）、没药（去油）、土鳖虫、地龙、全蝎、川牛膝、桂枝、人参	祛风活血，壮筋强腰。用于筋骨疼痛，周身麻木，半身不遂，口歪眼斜	口服。一次2丸，一日2次，酒或温开水送服；或遵医嘱	1. 热症者忌服 2. 孕妇及哺乳期妇女禁服。严重心脏病，高血压，肝、肾疾病忌服 3. 本品含乌头碱，应严格在医师指导下按规定量服用。不得任意增加服用量和服用时间 4. 服药后如果出现唇舌发麻、头痛头昏、腹痛腹泻、心烦欲呕、呼吸困难等情况，应立即停药并到医院就医
复方南星止痛膏	生天南星、生川乌、丁香、肉桂、白芷、细辛、川芎、徐长卿、乳香、没药、樟脑、冰片	散寒除湿活血止痛	外贴，选最痛部位，最多贴3个部位，贴24小时，隔日1次，共贴3次	1. 外用药品，含有毒成分不宜长期使用 2. 局部皮损严重者，应对症处理
狗皮膏药（改进型）	生川乌、羌活、独活、威灵仙、青风藤、防己、官桂、丁香、高良姜、乳香、没药、当归、麻黄、冰片、樟脑等29味中药组成	祛风散寒活血止痛	外用，贴敷，每24小时换药1次	外用药品，含有毒成分，不宜长期使用，局部有皮肤过敏者，应对症处理

续表

药品名称	药物组成	功能主治	用法用量	注意事项
祖师麻膏药	祖师麻	祛风除湿 活血止痛	温热软化后，贴于患处	孕妇慎用
云南白药气雾剂	国家保密方。本品含草乌（制）、雪上一支蒿（制），其余成分略	活血散瘀 消肿止痛	外用，喷于患处。使用云南白药气雾剂，一日 3~5 次	1. 本品只限于外用，切勿喷入口、眼、鼻 2. 皮肤过敏者停用 3. 皮肤受损者勿用 4. 使用时勿近明火，切勿受热，应置于阴凉处保存 5. 对酒精及本品过敏者禁用，孕妇忌用，过敏体质者慎用 6. 本品性状发生改变时禁止使用
云南白药膏	国家保密方。本品含草乌（制）、雪上一支蒿（制），其余成分略	活血散瘀 消肿止痛 祛风除湿	每日每处一帖敷患处，不超过 12 小时	1. 皮肤过敏者停用 2. 皮肤受损者勿用 3. 对本品过敏者禁用，孕妇忌用，过敏体质者慎用
骨通贴膏	丁公藤、麻黄、当归、干姜、白芷、海风藤、乳香、三七、姜黄、辣椒、樟脑、肉桂油、金不换、薄荷脑	祛风散寒 活血通络 消肿止痛	外用，贴于患处。贴用前，将患处皮肤洗净；7 天为一疗程，或遵医嘱	1. 每次贴用时间不宜超过 12 小时。使用过程中若出现皮肤发红、瘙痒等症状，可适当减少贴用时间。运动员慎用 2. 过敏体质、患处皮肤溃破者及孕妇慎用

（3）湿热痹阻证：关节肌肉肿痛、重着，触之灼热或有热感，口渴不欲饮，烦闷不安，或有发热，舌质红，苔黄腻，脉濡数或滑数。

【辨证要点】关节肌肉肿痛、重着，触之灼热或有热感，舌质红，苔薄黄，脉滑数或濡数。

【治法】清热除湿，宣痹通络。

【中成药】四妙丸、当归拈痛丸、湿热痹颗粒（片）、新癀片、滑膜炎胶囊（颗粒）、豨桐胶囊（丸）、金藤清痹颗粒（表 1-4）。

表 1-4 类风湿关节炎湿热痹阻证可选用中成药

药品名称	药物组成	功能主治	用法用量	注意事项
四妙丸	黄柏（盐炒）、苍术、薏苡仁、牛膝	清热燥湿	口服，水丸，每 15 粒重 1g，一次 6g，一日 2 次	1. 风寒湿痹、虚寒痿证慎用 2. 方中含牛膝，活血通经，引药下行，有碍胎气，孕妇慎用 3. 服药期间饮食宜清淡易消化之品，忌饮酒，忌食鱼腥、辛辣油腻之品

续表

药品名称	药物组成	功能主治	用法用量	注意事项
当归拈痛丸	羌活、茵陈、猪苓、泽泻、黄芩、苦参、防风、升麻、葛根、白术（炒）、苍术（炒）、党参、当归、知母、甘草	清热利湿祛风止痛	口服，水丸，每18粒重1g，一次9g，一日2次	1. 本品清热利湿，祛风止痛，故寒湿痹证慎用 2. 方中含淡渗利湿之品，有碍胎气，孕妇慎用 3. 服药期间，宜食用清淡易消化之品，忌食辛辣油腻之品，以免助湿生热
湿热痹颗粒（片）	苍术、黄柏、粉萆薢、薏苡仁、汉防己、连翘、川牛膝、地龙、防风、威灵仙、忍冬藤、桑枝	祛风除湿清热消肿通络止痛	口服，颗粒剂，每袋5g（减糖型），3g（无糖型），一次1袋，一日3次；片剂，一次6片，一日3次	1. 本品清热利湿，寒湿痹忌脾胃虚寒者忌用 2. 方中含有活血，渗利之品，有碍胎气，孕妇慎用 3. 服药期间，宜食用清淡易消化之品，忌食辛辣油腻之品，以免助湿生热。宜忌酒
新癀片	肿节风、三七、人工牛黄、猪胆粉、肖梵天花、珍珠层粉、水牛角浓缩粉、红曲、吲哚美辛（每片含吲哚美辛6.8mg）	清热解毒活血化瘀消肿止痛	口服，一次2~4片，一日3次，小儿酌减；或外用，用冷开水调化，敷患处	1. 活动性溃疡、消化道出血、溃疡性结肠炎病史者，癫痫、帕金森病及精神病患者，支气管哮喘，血管神经性水肿者，肝肾功能不全者禁用 2. 孕妇、哺乳期妇女禁用 3. 为减少药物对胃肠道刺激，本品宜饭后服用，或与食物或抑酸剂同服 4. 对本品、阿司匹林或其他非甾体抗炎药过敏者禁用 5. 因本品含西药吲哚美辛，口服时建议避免与其他非甾体抗炎药联用 6. 用于疼痛、咽喉肿痛、牙痛、胁痛、黄疸及无名肿痛时，日用剂量不应超过12片，用于解热，一次用量一般不超过2片，一日不超过3次

续表

药品名称	药物组成	功能主治	用法用量	注意事项
滑膜炎胶囊（颗粒）	夏枯草、防己、泽兰、豨莶草、女贞子、薏苡仁、丹参、功劳叶、土茯苓、当归、黄芪、丝瓜络、川牛膝	清热利湿活血通络	口服，胶囊剂，一次3粒，一日3次；颗粒剂，一次1袋，一天3次	1. 孕妇慎用 2. 糖尿病患者禁用
豨桐胶囊（丸）	豨莶草，臭梧桐叶	清热祛湿祛风止痛	口服，水丸，每10粒重1.6g，一次10粒，一日3次；胶囊剂，口服，一次2~3粒，一日3次	1. 本品苦寒、寒湿痹证不宜服用 2. 忌食猪肝、羊肉、羊血、山芋 3. 服药期间忌食辛辣、油腻之品，以免助湿生热，饮食宜清淡，宜忌酒
金藤清痹颗粒	金银花、青风藤、白花蛇舌草、玄参、白芍、生地黄、山慈菇、鹿衔草、当归、甘草、蜈蚣	清热解毒，活血消肿，通痹止痛。用于类风湿性关节炎活动期，属于毒热内蕴，湿热阻络证。症见关节肿胀，疼痛拒按，晨僵，触之发热，或皮肤发红，身热，汗多，口渴，便干溲黄，舌质红，苔黄腻，脉滑数	开水冲服，一次1袋，一日3次或遵医嘱	尚不明确

（4）痰瘀痹阻证：关节疼痛肿大，晨僵，屈伸不利，关节周围或皮下出现结节，舌黯紫，苔白厚或厚腻，脉沉细涩或沉滑。

【辨证要点】关节疼痛肿大，晨僵，关节周围或皮下出现结节，舌黯紫，苔白厚或厚腻，脉沉细涩或沉滑。

【治法】活血行瘀，化痰通络。

【中成药】小活络丸、风湿祛痛胶囊、雪山金罗汉止痛涂膜剂、云南白药气雾剂（表1-5）。

表 1-5 类风湿关节炎痰瘀痹阻证可选用中成药

药品名称	药物组成	功能主治	用法用量	注意事项
小活络丸	制川乌、制草乌、胆南星、乳香（制）、没药（制）、地龙	祛风散寒化痰祛湿活血止痛	口服，丸剂，每丸重3g，一次1丸，一日2次	1. 本品含有毒及活血药物，孕妇忌服 2. 本品性味辛温，属湿热痹阻或阴血内热者慎用 3. 本品含乳香、没药，脾胃虚弱者慎用 4. 过敏体质慎用 5. 本品含川乌、草乌有毒，不可过量使用 6. 有报道，乌头中毒引起心律失常、药疹、急性胃黏膜出血等
风湿祛痛胶囊	川黄柏、苍术、威灵仙、鸡血藤、蜂房、乌梢蛇、金钱白花蛇、蕲蛇、红花、土鳖虫、乳香、没药、全蝎、蜈蚣、地龙等	燥湿祛痛活血化瘀通络止痛扶正祛邪	口服，一次5粒，一日3次	1. 孕妇忌用 2. 过敏体质者慎用
雪山金罗汉止痛涂膜剂	铁棒槌、延胡索、五灵脂、雪莲花、川芎、红景天、秦艽、桃仁、西红花、冰片、人工麝香	活血、消肿、止痛	涂在患处，一日3次。走珠接触患处，轻轻挤压瓶体将药液涂抹均匀，形成药膜；如将皮肤按摩或热敷后再用药，效果更佳	1. 皮肤破溃处禁用 2. 孕妇禁用 3. 本品不宜长期或大面积使用 4. 儿童、年老体弱者应在医师指导下使用 5. 用药3天，症状无缓解，应去医院就诊 6. 对本品过敏者，过敏体质者慎用
云南白药气雾剂	国家保密方。本品含草乌（制）、雪上一支蒿（制），其余成分略	活血散瘀消肿止痛	外用，喷于患处。使用云南白药气雾剂，一日3~5次	1. 本品只限于外用，切勿喷入口、眼、鼻 2. 皮肤过敏者停用 3. 皮肤受损者勿用 4. 使用时勿近明火，切勿受热，应置于阴凉处保存 5. 对酒精及本品过敏者禁用，孕妇忌用，过敏体质者慎用 6. 本品性状发生改变时禁止使用

（5）气血两虚证：关节酸痛或隐痛，伴倦怠乏力，面色不华，心悸气短，头晕，爪甲色淡，食少纳差，舌质淡，苔薄，脉细弱或沉细无力。

【辨证要点】关节酸痛或隐痛，伴倦怠乏力，面色不华，舌质淡，苔薄，脉细弱或沉细无力。

【治法】益气养血，通经活络。

【中成药】痹祺胶囊（表1-6）。

表1-6 类风湿关节炎气血两虚证可选用中成药

药品名称	药物组成	功能主治	用法用量	注意事项
痹祺胶囊	马钱子，党参、白术、茯苓、丹参、三七、川芎、牛膝、地龙、甘草	益气养血祛风除湿活血止痛	口服，每粒装0.3g，一次4粒，一日2~3次	1. 本品为风湿瘀阻，气血不足之证所设，风湿热痹不宜使用 2. 本品含有毒药物及活血通络之品，孕妇忌用 3. 本品含马钱子，高血压、心脏病、肝肾功能不全、癫痫、破伤风、甲亢病人忌用 4. 本品含士的宁成分，运动员慎用 5. 本品含马钱子，过量使用引起肢体颤抖、惊厥、呼吸困难甚至昏迷，因此不可过服，久服，如出现中毒症状时，应立即停药并采取相应急救措施

（6）肝肾不足偏阳虚证：关节肌肉疼痛，关节肿大或僵硬变形，关节屈伸不利，腰膝酸软无力，关节怕凉，局部发热，舌红，苔薄白，脉沉弱。

【辨证要点】关节肌肉疼痛，关节肿大或僵硬变形，舌红，苔薄白，脉沉弱。

【治法】温补肝肾，强壮筋骨。

【中成药】金天格胶囊、尪痹胶囊（片）、骨龙胶囊、金乌骨通胶囊、益肾蠲痹丸、风湿液、壮骨关节胶囊、蚁参蠲痹胶囊、七味通痹口服液（表1-7）。

表1-7 类风湿关节炎肝肾不足证可选用中成药

药品名称	药物组成	功能主治	用法用量	注意事项
金天格胶囊	人工虎骨粉	具有健骨作用，用于腰背疼痛、腰膝酸软、下肢痿弱、步履艰难等症状的改善	口服，一次3粒，一日3次	1. 未发现明显不良反应，偶见个别患者出现口干 2. 服药期间多饮水

续表

药品名称	药物组成	功能主治	用法用量	注意事项
尪痹胶囊（片）	生地黄、熟地黄、续断、骨碎补、狗脊、羊骨、附子（制）、淫羊藿、独活、桂枝、防风、威灵仙、红花、皂刺、伸筋草、知母、白芍	补肝肾，强筋骨，祛风湿，通经络	口服，颗粒剂，每袋装3g或6g，开水冲服，一次6g，一日3次；片剂，每片重0.25g，一次7~8片，一日3次	1. 属湿热者慎用 2. 方中有活血药，有碍胎气，并含有毒药物，孕妇忌服 3. 服药期间忌食生冷
骨龙胶囊	狗腿骨、穿山龙	散寒镇痛，活血祛风，强筋壮骨	口服，一次4~6粒，一日3次	1. 本品性甘温，湿热痹阻者慎用 2. 本品含有活血的作用，孕妇慎用 3. 服药期间忌食生冷油腻
金乌骨通胶囊	金毛狗脊、淫羊藿、威灵仙、乌梢蛇、土牛膝、木瓜、葛根、姜黄、补骨脂、土党参	滋补肝肾祛风除湿活血通络	口服，一次3粒，一日3次	1. 服药期间忌食生冷油腻 2. 热痹者不适用 3. 有高血压，冠心病、肝病、糖尿病、肾病等慢性病者，在医生指导下服用 4. 服药7天无缓解，应去医院就诊 5. 对本品过敏者慎用
益肾蠲痹丸	生地黄、熟地黄、当归、淫羊藿、全蝎、蜈蚣、蜂房、骨碎补、地龙、乌梢蛇、延胡索、鸡血藤、土鳖虫、鹿衔草、肉苁蓉、老鹳草、徐长卿、苍耳子、寻骨风、虎杖、甘草	温补肾阳益肾壮督搜风剔邪蠲痹通络	口服，一次8g，一日3次	妇女月经经行量多停药，孕妇禁服，过敏体质及湿热甚者慎用该品

续表

药品名称	药物组成	功能主治	用法用量	注意事项
风湿液	独活、寄生、羌活、防风、秦艽、木瓜、鹿角胶、鳖甲胶、牛膝、当归、白芍、川芎、红花、白术、甘草、红曲	补益肝肾养血通络祛风除湿	口服，一次10～15mL，一日2～3次	1. 忌寒凉及油腻食物 2. 本品宜饭后服用 3. 不宜在服药期间同时服用其他泻火及滋补性中药 4. 热痹者不适用，主要表现为关节肿痛如灼、痛处发热、疼痛窜痛无定处，口干唇燥 5. 有高血压、心脏病、肝病、糖尿病、肾病等慢性疾病严重者，应在医师指导下服用 6. 严格按照用法用量服用 7. 儿童、孕妇、月经期妇女禁用 8. 哺乳期妇女、年老体弱者应在医师指导下服用 9. 对酒精及本品过敏者禁用，过敏体质慎用 10. 服药7天症状无缓解，应去医院就诊 11. 本品性状发生改变者，禁止使用
壮骨关节胶囊	熟地黄、淫羊藿、补骨脂、骨碎补、续断、桑寄生、狗脊、乳香（醋炙）、没药（醋炙）、鸡血藤、独活、木香	补益肝肾养血活血舒筋活络理气止痛	口服，一次2粒，一日2次，早晚饭后服用；疗程为1个月	1. 严重肝功能损害者禁用 2. 肝功能异常者慎用，定期检查肝功能 3. 孕妇或哺乳期妇女尚无临床研究资料 4. 30天为1个疗程。目前尚无长期服用的临床资料
蚁参蠲痹胶囊	蚂蚁、人参、丹参、鸡血藤、制川乌、桂枝、透骨草、伸筋草、川桐皮、麸炒苍术、大黄、薏苡仁、泽泻、蜈蚣、酒乌梢蛇	补肾健脾祛风除湿活血通络	口服，一次4粒，一日3次；2个月为1个疗程	1. 心血管疾病患者和肾脏病患者慎用 2. 目前尚无妊娠期和哺乳期妇女使用本品的研究材料 3. 过敏体质慎用
七味通痹口服液	蚂蚁、青风藤、鸡血藤、鹿衔草、石楠藤、千年健、威灵仙	补肾壮骨祛风蠲痹	口服。一次1支，一日3次，宜饭后口服	孕妇忌用

（7）瘀血阻络证：关节疼痛，或疼痛夜甚、或刺痛，肌肤干燥无泽甚或甲错，舌质黯，舌边尖有瘀点，苔薄白，脉细涩。

【辨证要点】关节疼痛，或疼痛夜甚、或刺痛，舌质黯，舌边尖有瘀点，苔薄白，脉细涩。

【治法】活血化瘀，舒筋通络。

【中成药】盘龙七片、瘀血痹胶囊（片）、活血止痛软胶囊、祖师麻片、痛舒胶囊、消痛贴膏、麝香活血化瘀膏（表1-8）。

表1-8 类风湿关节炎瘀血阻络证可选用中成药

药品名称	药物组成	功能主治	用法用量	注意事项
盘龙七片	盘龙七、当归、丹参、重楼、红花、乳香、没药、缬草、木香、过山龙、羊角七、八里麻、支柱蓼、老鼠七、青蛙七、珠子参、秦艽、络石藤、壮筋丹、伸筋草、白毛七、祖师麻、川乌、草乌、铁棒锤、五加皮、竹根七、杜仲、牛膝	活血化瘀祛风除湿消肿止痛滋补肝肾	口服，一次3~4片，一日3次	1. 本品性温，风湿热痹者慎用 2. 本品含川乌、草乌、铁棒锤有毒，应在医生指导下使用，不可过量服用 3. 孕妇及哺乳期妇女忌服 4. 严重心脏病、高血压及肝、肾疾病忌服 5. 服药后如出现唇舌发麻、头痛头晕、腹痛腹泻、心烦欲吐、呼吸困难等情况，应即刻到医院救治
瘀血痹胶囊（片）	乳香、没药、威灵仙、丹参、川芎、当归、红花、川牛膝、姜黄、香附、炙黄芪	活血化瘀通络止痛	口服，胶囊剂，一次6粒，一日3次；片剂，一次5片，一日3次	1. 妇女月经经行量多应停药 2. 孕妇禁服 3. 脾胃虚弱者慎用 4. 过敏体质及湿热甚者慎用该品
活血止痛软胶囊	当归、三七、醋乳香、冰片、土鳖虫、煅自然铜	活血散瘀消肿止痛	用温黄酒或温开水送服。一次3粒，一日2次	1. 孕妇及六岁以下儿童禁用 2. 肝肾功能异常者禁用
祖师麻片	祖师麻	活血化瘀祛风除湿	口服，一次3片，一日3次	1. 本品偏于辛温，风湿热痹忌服 2. 本品为活血化瘀之品，有碍胎气，孕妇慎用，或在医生指导下使用
痛舒胶囊	七叶莲、灯盏细辛、葡萄根、三七、珠子参、栀子、重楼、甘草	活血化瘀舒筋活络化瘀散结消肿止痛	口服，一次3~4粒，一日3次	1. 忌食生冷油腻 2. 不宜在服药期间口服滋补药物 3. 经期及哺乳期妇女慎用，儿童及老人在医生指导下使用 4. 高血压、冠心病等慢性病在医生指导下使用 5. 过敏者慎用 6. 用药3天无缓解，应就诊

续表

药品名称	药物组成	功能主治	用法用量	注意事项
消痛贴膏	本品系藏族验方。由独一味、姜黄等药味加工而成	活血化瘀 消肿止痛	外用。将小袋内润湿剂均匀涂于药垫表面，润湿后直接敷于患处或穴位。每帖敷24小时	1. 孕妇慎用，开放性创伤忌用 2. 本品对皮肤敏感患者可能出现不同程度的刺激反应，如瘙痒、灼热感、疼痛，出现红斑、丘疹 3. 如出现轻度刺激反应，可缩短贴敷时间至8小时 4. 如出现明显水肿、水疱等重度皮肤刺激反应或过敏反应，应立即停药，并在医生指导下使用
麝香活血化瘀膏	麝香、三七、红花、丹参、硼酸、樟脑、血竭、尿素、颠茄流浸膏、盐酸苯海拉明、盐酸普鲁卡因	活血化瘀	贴患处，两日更换1次	对橡胶膏过敏者、皮损患者及孕妇忌用

8.2.2.2 辨病特色用药

雷公藤和白芍制剂、正清风痛宁缓释片等中成药（表1-9），因其具有免疫抑制作用，治疗RA治疗确切。

表1-9 类风湿关节炎辨病特色用药

药品名称	药物组成	功能	用法用量	注意事项
雷公藤多苷片	雷公藤多苷	抗炎止痛、免疫抑制	口服，一次1~2片，一日3次	中药雷公藤味苦、辛，性凉，更适用于类风湿关节炎偏热证的患者。临床不良反应主要表现为消化道反应，血液系统及生殖系统损害三方面。因此，儿童、孕妇忌用，对于有生育需求的RA患者应慎用，老年有严重心血管病者慎用
昆仙胶囊	昆明山海棠、仙灵脾、枸杞子和菟丝子提取物组成	抗炎止痛、免疫抑制	口服，一次2粒，一日3次。建议饭中服，以减轻胃肠道不良反应，胃肠道不耐受者，可减量服用	该药物含有雷公藤甲素，孕妇、哺乳期妇女或患有肝肾功能不全以及严重全身性疾病者禁用，患有骨髓造血功能障碍疾病者禁用，胃、十二指肠溃疡活动期禁用，严重心律失常禁用，严重贫血、白细胞、血小板低下者禁用，处于生长发育期的婴幼儿、青少年及生育年龄有生育要求者禁用，或在权衡利弊后遵医嘱使用

续表

药品名称	药物组成	功能	用法用量	注意事项
白芍总苷胶囊	白芍总苷	抗炎镇痛、免疫调节及对肝细胞的保护作用	口服，一次 2 粒，一日 3 次。常与其他药物联合使用治疗类风湿关节炎	主要不良反应为腹泻
正清风痛宁缓释片	青风藤总碱	镇痛、抗炎，抑制肉芽组织增生作用	口服，一次 1 ~ 4 片，一日 3 次	不良反应为偶见皮肤过敏、胃肠道不适、头晕、头痛，少数患者发生白细胞和血小板减少，罕见嗜睡。孕妇和哺乳期妇女禁用，有哮喘病史及对青藤碱过敏者禁用

9 预后

类风湿关节炎病情缠绵，反复发作，及时、坚持治疗是控制病情的关键。随着药物的开发应用和诊治水平的提升，类风湿关节炎导致的第一颈椎半脱位、下肢慢性溃疡、缩窄性心包炎等情况已非常少见，类风湿关节炎患者的预后取得了显著的改善。但支持这些变化的强有力的数据还需要慢慢积累。

（姜泉 焦娟 罗成贵 唐晓颇）

参考文献

［1］Lv QW, Zhang W, Shi Q, et al. Comparison of Tripterygium wilfordii Hook F with methotrexate in the treatment of active rheumatoid arthritis (TRIFRA): a randomised, controlled clinical trial ［J］. Ann Rheum Dis, 2015, 74 (6): 1078 – 1086.

［2］Wang HL, Jiang Q, Feng XH, et al. Tripterygium wilfordii Hook F versus conventional synthetic disease – modifying anti – rheumatic drugs as monotherapy for rheumatoid arthritis: a systematic review and network meta – analysis ［J］. BMC Complement Altern Med, 2016 (16): 215.

［3］孙萍萍, 张天娇, 许可嘉, 等. 雷公藤及其制剂临床不良反应分布特点随机对照试验的系统评价 ［J］. 世界科学技术: 中医药现代化, 2015, 17 (9): 1899 – 1904.

［4］林昌松, 杨岫岩, 戴冽. 昆仙胶囊治疗类风湿关节炎多中心临床研究 ［J］. 中国中西医结合杂志, 2011, 31 (6): 769 – 774.

［5］Zhu X, Zhang J, Huo R, et al. Evaluation of the efficacy and safety of different Tripterygium preparations on collagen – induced arthritis in rats ［J］. Journal of Ethnopharmacology, 2014, (158): 283.

［6］李海昌, 温成平, 汪梅姣, 等. 白芍总苷联用甲氨蝶呤治疗类风湿关节炎的 Meta 分析 ［J］. 中华中医药杂志, 2012, 27 (4): 1115.

［7］Xiang N, Li XM, Zhang MJ. et al. Total glucossides of paeony can reduce the hepatotoxicity caused by Methotrexate and Leflunomide combination treatmentof active rheumatoid arthritis ［J］. International Immunopharmacology, 2015, (28): 802.

［8］Chen Z, Li XP, Li ZJ. et al. Reduced hepatotoxicity by total glucosides of paeony in combination treatment with leflunomide and methotrexate for patients with active rheumatoid arthritis. International

Immunopharmacology, 2013（15）：474.

［9］王文琴．甲氨蝶呤联合正清风痛宁缓释片治疗类风湿关节炎 120 例．浙江实用医学
［J］, 2010, 15（4）：280 - 281.

［10］Chen XM , Huang RY, Huang QC . Systemic Review and Meta - Analysis of the Clinical Effi-
cacy and Adverse Effects of Zhengqing Fengtongning Combined with Methotrexate in Rheumatoid Arthritis
［J］. Evidence - Based Complementary and Alternative Medicine, 2015, 2015：910376.

［11］Xu M, Liu L, Qi C, et al. Sinomenine Versus NSAIDs for the Treatment of Rheumatoid Ar-
thritis：A Systematic Review and Meta - Analysis ［J］. Planta Med, 2008（74）：1423.

［12］王承德，沈丕安，胡荫奇．实用中医风湿病学 ［M］. 北京：人民卫生出版社, 2009.

第二章 干燥综合征

1 范围

本《指南》规定了干燥综合征的诊断、辨证和中成药治疗。

本《指南》适用于干燥综合征的诊断、辨证和中成药治疗。

2 术语和定义

下列术语和定义适用于本《指南》。

干燥综合征是一种主要累及外分泌腺体的慢性炎症性自身免疫病。临床表现为唾液腺和泪腺受损，功能下降导致的口干、眼干。除此之外，还会累及其他外分泌腺以及腺体外器官，从而出现肺、肾、消化、血液等多系统损害。

干燥综合征属于中医"燥痹"范畴，多由燥邪（外燥、内燥）损伤气血津液而致阴津亏耗、气血亏虚、孔窍失濡、筋脉失养、瘀血痹阻，从而出现口眼干燥、肢体关节疼痛等症状，甚则出现脏器损害。

3 流行病学

干燥综合征在我国患病率为 0.3% ~ 0.7%，女性多见，男女比例为 1：（9 ~ 20），发病高峰年龄多在 40 ~ 50 岁。

4 病因病理

干燥综合征发病机制尚不明确，大多认为与遗传、感染及性激素水平相关。干燥综合征主要累及外分泌腺体，其病理特征是外分泌腺的灶性淋巴细胞浸润，腺体上皮细胞先增生，随之破坏、萎缩，被增生的纤维组织所取代。

5 临床表现

5.1 口干燥症

患者感口干，需频频饮水，甚则进固体食物困难，需用水或流质送下。中年以下起病患者的口干症状不明显。部分患者出现猖獗龋齿，牙齿变黑，呈片状脱落，此为本病特征性改变之一。50%的患者可出现反复腮腺炎，呈自限性。若腮腺持续肿大，应警惕恶性肿瘤出现，也有少数患者出现颌下腺、舌下腺肿大者。因唾液减少导致舌面干燥，光滑无舌苔，舌乳头萎缩，舌裂、舌痛。

5.2 干燥性角结膜炎

患者感眼干，有异物感，严重者欲哭无泪。由于泪液减少，使角结膜失于保护，易出现反复性角膜炎、结膜炎。

5.3 其他腺体受损

鼻、硬腭、气管及支气管、消化道黏膜、阴道黏膜的外分泌腺体均可受累，因各部位腺体分泌液减少而出现相应的干燥症状。

5.4 系统表现

除外分泌腺受损症状外，多数患者可出现乏力、低热等全身症状。部分患者可出现系统损害。

（1）关节肌肉：干燥综合征患者多见骨骼、肌肉症状，包括关节痛、肌肉痛等。关节痛多为非侵蚀性，较少出现关节破坏。继发于类风湿关节炎的患者可出现关节破坏。因肾小管酸中毒而出现低钾血症时，可出现肌肉麻痹。

（2）血管炎：可表现为高球蛋白血症导致的紫癜、雷诺现象。雷诺现象多不严重，不引起指端溃疡。结节性红斑较为少见。

（3）肺：肺部病变主要为肺间质病变，甚则出现弥漫性肺间质纤维化或肺大疱，表现为干咳、气短、胸闷、憋气。严重者，可合并肺感染或呼吸功能衰竭而死亡。

（4）肾：肾脏以远端肾小管损害为主，表现为因肾小管酸中毒引起的低钾血症，严重者出现肾钙化、肾结石及软骨病。少部分患者出现肾小球损害，表现为大量蛋白尿、低蛋白血症甚至肾功能不全。

（5）消化系统：咽部、食道干燥导致吞咽困难，食道功能受限。因胃肠道黏膜层的外分泌腺体破坏可导致浅表性或萎缩性胃炎。约1/5患者出现肝脏损害，部分患者的干燥综合征与自身免疫性肝病共见。

（6）神经系统：神经系统损害较为少见，其病变多与血管炎相关，以周围神经病变和脑神经病变为主。周围神经病变主要累及感觉视神经，出现对称性周围神经病变和多发性单神经炎。脑神经病变主要累及三叉神经，表现单侧或双侧面部麻木和感觉减退，伴角膜溃疡或口腔溃疡。

（7）血液系统：可出现白细胞减少、血小板减少，其淋巴肿瘤的发生率为健康人群的44倍，如多发性骨髓瘤、血管免疫母细胞性淋巴结病（伴巨球蛋白血症）、非霍奇金淋巴瘤等。

6 诊断

6.1 诊断要点

6.1.1 症状与体征

（1）口腔症状：①持续3个月以上感到口干，需频繁饮水，吞咽干性食物困难，需用水送服。②猖獗性龋齿，牙齿呈片状脱。③成人反复腮腺炎或持续腮腺肿大。④舌干燥、无苔，或有裂纹。

（2）眼部症状：①持续3个月以上感到眼干，甚至需用人工泪液每天3次或3次以上。②眼部有异物、磨砂感。

（3）其他部位干燥：鼻腔、皮肤、阴道等部位干燥症状。

6.1.2 辅助检查

（1）眼部检查：①Schirmer I试验（+），即≤5mm/5min。②角膜染色（+），即双眼各自的染点>10个。③泪膜破碎时间（+），即≤10s。

（2）口腔检查：①唾液流率（+），即≤1.5mL/15min。②腮腺造影（+），即可见末端腺体造影剂外溢呈点状、球状的阴影。③唾液腺放射性核素检查（+），即唾液腺吸收、浓聚、排出核素功能差。④唇腺活检（+），即在4mm²组织内至少有50个淋巴细胞聚集于唇腺间质者为1灶，病理示淋巴细胞灶≥1。

（3）抗核抗体：抗SS-A抗体、抗SS-B抗体阳性为本病最常见的自身抗体，抗SS-A、抗SS-B同时出现为本病特异性表现。

（4）血常规：伴血液系统损害患者，可出现白细胞、血小板减低。

（5）尿常规：伴肾脏损害者，可出现尿蛋白；肾小管酸中毒时，可出现尿pH>6。

（6）胸CT：伴肺脏损害患者，可见肺间质病变。

6.2　诊断标准：按照2002年干燥综合征国际分类（诊断）标准，见表2-1和表2-2。

表2-1　干燥综合征分类标准的项目

Ⅰ　口腔症状：3项中有1项或1项以上
　　（1）每日感口干持续3个月以上
　　（2）成年后腮腺反复或持续肿大
　　（3）吞咽干性食物时需用水帮助
Ⅱ　眼部症状：3项中有1项或1项以上
　　（1）每日感到不能忍受的眼干持续3个月以上
　　（2）有反复的沙子进眼或磨砂感觉
　　（3）每日需用人工泪液3次或3次以上
Ⅲ　眼部体征：下述检查任1项或1项以上阳性
　　（1）Schirmer I 试验（+）（≤5mm/5min）
　　（2）角膜染色（+）（≥4 van Bijsterveld 计分法）
Ⅳ　组织学检查：下唇腺病理示淋巴细胞灶≥1（指4mm^{2}组织内至少有50个淋巴细胞聚集于唇腺间质者为1灶）
Ⅴ　唾液腺受损：下述检查任1项或1项以上阳性
　　（1）唾液流率（+）（≤1.5mL/15min）
　　（2）腮腺造影（+）
　　（3）唾液腺放射性核素检查（+）
Ⅵ　自身抗体：抗SS-A抗体或抗SS-B抗体（+）（双扩散法）

表2-2　分类标准项目的具体分类

（1）原发性干燥综合征：无任何潜在疾病的情况下，有下述2条则可诊断。
a. 符合表1-1中4条或4条以上，但必须含有条目Ⅳ（组织学检查）和（或）条目Ⅵ（自身抗体）
b. 条目Ⅲ、Ⅳ、Ⅴ、Ⅵ 4条中任3条阳性
（2）继发性干燥综合征：患者有潜在的疾病（如任一结缔组织病）而符合表1-1的Ⅰ和Ⅱ中任1条，同时符合条目Ⅲ、Ⅳ、Ⅴ中任2条
（3）必须除外情况：颈头面部放疗史，丙型肝炎病毒感染，艾滋病，淋巴瘤，结节病，植物抗宿主病，抗乙酰胆碱药的应用（如阿托品、莨菪碱、溴丙胺太林、颠茄等）

7　鉴别诊断

本病需与类风湿关节炎、系统性红斑狼疮、老年性外分泌腺体功能下降而导致口干、眼干相鉴别。

7.1 类风湿关节炎

类风湿关节炎表现为对称性多关节炎。临床多见小关节对称性疼痛、肿胀，伴晨僵，关节炎呈侵蚀性，常造成骨破坏；实验室检查常见 RF、抗 CCP 阳性，抗 SS－A 抗体、抗 SS－B 抗体阴性。干燥综合征导致的关节炎多为非侵蚀性，且实验室检查抗 SS－A 抗体、抗 SS－B 抗体阳性。

7.2 系统性红斑狼疮

系统性红斑狼疮好发于年轻女性，表现为面部蝶状红斑，光敏感，可伴发热，实验室检查可见抗 ds－DNA 抗体、抗 Sm 抗体阳性，补体 C_3、C_4 降低。干燥综合征好发于老年女性，高热少见，实验室检查可见抗 SS－A 抗体、抗 SS－B 抗体阳性，抗 ds－DNA 抗体、抗 Sm 抗体阳性和补体降低少见。

7.3 老年性外分泌腺体功能下降

老年性外分泌腺体功能下降也可导致口干、眼干症状，但实验室检查抗 SS－A 抗体、抗 SS－B 抗体阴性，且不会出现多系统损害。干燥综合征实验室检查可见抗 SS－A 抗体、抗 SS－B 抗体阳性，且易造成多系统损害。

8 治疗

8.1 西医治疗原则

干燥综合征目前仍无根治疗法，以对症治疗和替代治疗为主。治疗目标有两个：一是改善口干、眼干症状，可采用人工泪液等对症治疗；二是抑制异常免疫反应，阻止免疫病理进程，保护外分泌腺体，预防脏器受累，延长患者寿命，可采用免疫抑制剂、糖皮质激素等治疗。

8.1.1 改善口腔症状：应常饮水、勤漱口、保持口腔清洁。停止吸烟、喝酒，并停止服用引起口干的药物，如阿托品等。可咀嚼无糖口香糖，以刺激唾液腺分泌。出现口腔真菌感染者，应使用碳酸氢钠或抗菌药物漱口。

8.1.2 改善眼干症状：使用人工泪液可减轻干燥症状，并预防角膜损伤。日常应注意避光避风，适当增加空气湿度，也可佩戴防护镜，减少泪液蒸发。

8.1.3 非甾体类抗炎药：出现关节痛可用非甾体类抗炎药治疗，如双氯芬酸、塞来昔布、美洛昔康、尼美舒利等。

8.1.4 羟氯喹：若出现全身症状如乏力、低热、关节疼痛等症状，可使用羟氯喹。羟氯喹能减少患者体内免疫球蛋白水平。该药主要不良反应是造成眼底病变，因此每服药半年或一年应定期眼科检查。

8.1.5 糖皮质激素或（和）免疫抑制剂：如出现血液系统损害、肾损害、肺间质病变、神经系统损害、血管炎等系统损害时，应给予糖皮质激素治疗。病情严重者，可应用糖皮质激素与环磷酰胺、硫唑嘌呤等免疫抑制剂合用。

8.2 中成药用药方案

8.2.1 基本原则

根据病情轻重、疾病类型和疾病人群，辨证使用中成药。

8.2.2 分证论治（表2-3）

表 2 - 3　干燥综合征分证论治

证型	辨证要点	治法	中成药
阴虚津亏证	眼干，口干，牙齿枯脱，皮肤干燥，关节隐痛，干咳少痰。舌红少津，光剥无苔或有裂纹，脉沉细或细数	滋养阴液生津润燥	六味地黄丸、麦味地黄丸、百合固金丸、养阴清肺丸、白芍总苷胶囊
气阴两虚证	眼干，口干，孔窍干燥，皮肤干燥，关节酸痛，神疲乏力，干咳短气，胃脘痞满。舌质淡，边有齿痕或舌有裂纹，苔少或无苔，脉沉细弱	益气养阴生津润燥	生脉饮口服液、云芝菌胶囊
阴虚湿热证	眼干，目赤多眵，口干，咽干，咽痛，关节红肿热痛，潮热盗汗，五心烦热。舌红，苔黄腻，脉弦细数	滋阴润燥清热利湿	知柏地黄丸、四妙丸
燥毒蕴结证	眼干，目赤，口干，咽干，咽痛，齿龈肿痛，发颐或瘰疬。舌红，质干或有裂纹，苔少或黄燥，脉弦细数	清热解毒润燥护阴	八宝丹胶囊、新癀片、蒲地蓝消炎口服液、连花清瘟胶囊、活血消炎丸
阴虚血瘀证	眼干，口干，齿枯脱块，关节疼痛，痛有定处，肢端变白变紫交替。舌质黯红，有瘀斑、瘀点，舌下脉络青紫，苔薄黄燥或无苔，脉沉细涩	活血通络滋阴润燥	正清风痛宁缓释片、痹祺胶囊、六味地黄丸合血府逐瘀口服液（胶囊）、麝香活血化瘀膏

　　以下内容为上表内容的详解，重点强调同病同证情况下，不同中成药选用区别。

　　（1）阴虚津亏证：眼干，口干，牙齿枯脱，皮肤干燥，关节隐痛，干咳少痰，或痰中带血，五心烦热，虚烦不寐，头晕耳鸣，腰膝酸软，潮热盗汗，大便燥结，小便少。舌红少津，光剥无苔或有裂纹，脉沉细或细数。

　　【辨证要点】眼干，口干，牙齿枯脱，皮肤干燥，关节隐痛，干咳少痰。舌红少津，光剥无苔或有裂纹，脉沉细或细数。

　　【治法】滋养阴液，生津润燥。

　　【中成药】六味地黄丸、麦味地黄丸、百合固金丸、养阴清肺丸、白芍总苷胶囊（表 2 - 4）。

表 2 - 4　干燥综合征阴虚津亏证可选用中成药

药品名称	药物组成	功能主治	用法用量	注意事项
六味地黄丸	熟地黄、酒萸肉、牡丹皮、山药、茯苓、泽泻	滋阴补肾。用于肾阴亏损，头晕耳鸣，腰膝酸软，骨蒸潮热，盗汗遗精，消渴	口服，大蜜丸，一次1丸，一日2次	1. 忌不易消化食物 2. 感冒发热病人不宜服用 3. 高血压、心脏病、肝病、糖尿病、肾病等慢性病严重者，应在医师指导下服用 4. 儿童、孕妇、哺乳期妇女应在医师指导下服用 5. 对本品过敏者禁用，过敏体质者慎用 6. 本品性状发生改变时，禁止使用

续表

药品名称	药物组成	功能主治	用法用量	注意事项
麦味地黄丸	熟地黄、酒萸肉、牡丹皮、山药、茯苓、泽泻、麦冬、五味子	滋肾养肺。用于肺肾阴亏，潮热盗汗，咽干，眩晕耳鸣，腰膝酸软	口服，大蜜丸，一次1丸，一日2次	1. 忌不易消化食物 2. 感冒发热病人不宜服用 3. 高血压、心脏病、肝病、糖尿病、肾病等慢性病严重者，应在医师指导下服用 4. 儿童、孕妇、哺乳期妇女应在医师指导下服用 5. 对本品过敏者禁用，过敏体质者慎用
百合固金丸	白芍、百合、川贝母、当归、地黄、甘草、桔梗、麦冬、熟地黄、玄参	养阴润肺，化痰止咳。用于肺肾阴虚，燥咳少痰，痰中带血，咽干喉痛	口服。水蜜丸，一次6g，一日2次。大蜜丸，一次1丸，一日2次	1. 忌烟、酒及辛辣、生冷、油腻食物 2. 支气管扩张、肺脓疡、肺心病、肺结核患者出现咳嗽时应去医院就诊 3. 高血压、心脏病、肝病、糖尿病、肾病等慢性病严重者，应在医师指导下服用 4. 儿童、孕妇、哺乳期妇女、年老体弱者应在医师指导下服用 5. 服药期间，若患者发热体温超过38.5℃，或出现喘促气急者，或咳嗽加重，痰量明显增多者，应去医院就诊 6. 对本品过敏者禁用，过敏体质者慎用 7. 本品性状发生改变时，禁止使用
养阴清肺丸	地黄、麦冬、玄参、川贝母、白芍、牡丹皮、薄荷、甘草	养阴润燥，清肺利咽。用于阴虚肺燥，咽喉干痛，干咳少痰或痰中带血	口服。水蜜丸，一次6g，一日2次。大蜜丸，一次1丸，一日2次	1. 忌烟、酒及辛辣、生冷、油腻食物 2. 支气管扩张、肺脓疡、肺心病、肺结核患者出现咳嗽时，应去医院就诊 3. 糖尿病、高血压、心脏病、肝病、肾病等慢性病严重者，应在医师指导下服用 4. 儿童、孕妇、哺乳期妇女、年老体弱者，应在医师指导下服用 5. 服药期间，若患者发热，体温超过38.5℃，或出现喘促气急，或咳嗽加重、痰量明显增多者，应去医院就诊 6. 对本品过敏者禁用，过敏体质者慎用 7. 本品性状发生改变时，禁止使用

续表

药品名称	药物组成	功能主治	用法用量	注意事项
白芍总苷胶囊	白芍总苷	滋阴养血，具有免疫调节作用	口服，一次0.6g（2粒），一日2~3次	可见软便或腹泻，多数可自行缓解

（2）气阴两虚证：眼干，口干，孔窍干燥，皮肤干燥，关节酸痛，神疲乏力，倦怠嗜卧，干咳短气，纳呆，胃脘痞满，大便溏泻或秘结，少尿或无尿。舌质淡，边有齿痕或舌有裂纹，苔少或无苔，脉沉细弱。

【辨证要点】眼干，口干，孔窍干燥，皮肤干燥，关节酸痛，神疲乏力，干咳短气，胃脘痞满。舌质淡，边有齿痕或舌有裂纹，苔少或无苔，脉沉细弱。

【治法】益气养阴，生津润燥。

【中成药】生脉饮口服液、云芝菌胶囊（表2-5）。

表2-5 干燥综合征气阴两虚证可选用中成药

药品名称	药物组成	功能主治	用法用量	注意事项
生脉饮口服液	红参、麦冬、五味子	益气复脉，养阴生津。用于气阴两亏，心悸气短，脉微自汗	口服，一次10mL，一日3次	忌辛辣、生冷、油腻食物
云芝菌胶囊	云芝菌培养物	调整免疫功能。用于慢性病毒性肝炎，也可用于早期肝硬化	口服，一次3粒，一日3次	对本品或牛乳过敏者禁用

（3）阴虚湿热证：眼干，目赤多眵，口干，咽干，咽痛，关节红肿热痛，潮热盗汗，五心烦热，腰膝酸软，虚烦少眠，胃脘痞满，大便黏，小便黄。舌红，苔黄腻，脉弦细数。

【辨证要点】眼干，目赤多眵，口干，咽干，咽痛，关节红肿热痛，潮热盗汗，五心烦热。舌红，苔黄腻，脉弦细数。

【治法】滋阴润燥，清热利湿。

【中成药】知柏地黄丸、四妙丸（表2-6）。

表2-6 干燥综合征阴虚湿热证可选用中成药

药品名称	药物组成	功能主治	用法用量	注意事项
知柏地黄丸	知母、熟地黄、黄柏、山茱萸（制）、山药、牡丹皮、茯苓、泽泻	滋阴清热。用于阴虚火旺，潮热盗汗，口干咽痛，耳鸣遗精，小便短赤	口服，一次8丸，一日3次	1. 孕妇慎服 2. 虚寒性病证，表现为怕冷、手足凉、喜热饮者不适用 3. 不宜和感冒类药同时服用 4. 本品宜空腹或饭前服用，开水或淡盐水送服 5. 对本品过敏者禁用，过敏体质者慎用

续表

药品名称	药物组成	功能主治	用法用量	注意事项
四妙丸	苍术、牛膝、黄柏（盐炒）、薏苡仁	清热祛湿。用于湿热下注所致的痹病。症见足膝红肿，筋骨疼痛	口服，一次6g，一日2次	孕妇慎用

（4）燥毒蕴结证：眼干，目赤，口干，咽干，咽痛，齿龈肿痛，发颐或瘰疬，关节热痛，口苦口臭，皮肤红斑，大便干结、小便黄赤。舌红，质干或有裂纹，苔少或黄燥，脉弦细数。

【辨证要点】眼干，目赤，口干，咽干，咽痛，齿龈肿痛，发颐或瘰疬。舌红，质干或有裂纹，苔少或黄燥，脉弦细数。

【治法】清热解毒，润燥护阴。

【中成药】八宝丹胶囊、新癀片、蒲地蓝消炎口服液、连花清瘟胶囊、活血消炎丸（表2-7）。

表2-7 干燥综合征燥毒蕴结证可选用中成药

药品名称	药物组成	功能主治	用法用量	注意事项
八宝丹胶囊	牛黄、蛇胆、羚羊角、珍珠、三七、麝香	清利湿热，活血解毒，祛毒止痛。适用于湿热蕴结所致发热、黄疸、小便黄赤、恶心呕吐、纳呆、胁痛腹胀、舌苔黄腻或厚腻干白；或湿热下注所致尿道灼热刺痛、小腹胀痛，以及传染性病毒性肝炎、急性胆囊炎、急性泌尿系感染等见有上述证候者	口服。1~8岁，一次0.15~0.3g；8岁以上，一次0.6g，一日2~3次。温开水送服	孕妇忌服，运动员慎用
新癀片	人工牛黄、肿节风、猪胆汁膏、肖梵天花、珍珠层粉、水牛角浓缩粉、三七、红粬、吲哚美辛	清热解毒，活血化瘀，消肿止痛。用于热毒瘀血所致的咽喉肿痛、牙痛、痹痛、胁痛、黄疸、无名肿毒等症	口服，一次2~4片，一日3次。外用，冷开水调化敷患处	胃及十二指肠溃疡、肾功能不全者及孕妇慎用
蒲地蓝消炎口服液	蒲公英、板蓝根、苦地丁、黄芩	清热解毒，抗炎消肿。用于疖肿、腮腺炎、咽炎、扁桃体炎等	口服，一次10mL，一日3次。如有沉淀，摇匀后服用	禁忌及注意事项尚不明确

续表

药品名称	药物组成	功能主治	用法用量	注意事项
连花清瘟胶囊	连翘、金银花、炙麻黄、炒苦杏仁、石膏、板蓝根、绵马贯众、鱼腥草、广藿香、大黄、红景天、薄荷脑、甘草	清瘟解毒宣肺泄热	口服，一次4粒，一日3次	1. 忌烟、酒及辛辣、生冷、油腻食物 2. 不宜在服药期间同时服用滋补性中药 3. 风寒感冒者不适用 4. 高血压、心脏病患者慎用。有肝病、糖尿病、肾病等慢性病严重者，应在医师指导下服用 5. 儿童、孕妇、哺乳期妇女、年老体弱及脾虚便溏者应在医师指导下服用 6. 对本品过敏者禁用，过敏体质者慎用 7. 运动员慎用
活血消炎丸	乳香（醋炙）、没药（醋炙）、石菖蒲浸膏、黄米（蒸熟）、牛黄	活血解毒消肿止痛	温黄酒或温开水送服，一次3g，一日2次	孕妇慎服，对本品过敏者禁用

（5）阴虚血瘀证：眼干，口干，齿枯脱块，关节疼痛，肢体刺痛，痛有定处，肌肤瘀斑瘀点，肢端变白变紫交替，皮下脉络隐隐，大便干结，尿少溲黄。舌质黯红，有瘀斑、瘀点，舌下脉络青紫，苔薄黄燥或无苔，脉沉细涩。

【辨证要点】眼干，口干，齿枯脱块，关节疼痛，痛有定处，肢端变白变紫交替。舌质黯红，有瘀斑、瘀点，舌下脉络青紫，苔薄黄燥或无苔，脉沉细涩。

【治法】活血通络，滋阴润燥。

【中成药】正清风痛宁缓释片、痹祺胶囊、六味地黄丸合血府逐瘀口服液（胶囊）、麝香活血化瘀膏（表2-8）。

表2-8 干燥综合征阴虚血瘀证可选用中成药

药品名称	药物组成	功能主治	用法用量	注意事项
正清风痛宁缓释片	盐酸青藤碱	祛风除湿活血通络利水消肿	口服，一次1片，一日2次	1. 孕妇或哺乳期妇女忌用 2. 有哮喘病史及对青藤碱过敏者禁用 3. 定期复查血象（建议每两周检查1次），并注意观察血糖和胆固醇 4. 如出现皮疹或少数患者发生白细胞减少等副作用时，应立即停药，症状即可消失

药品名称	药物组成	功能主治	用法用量	注意事项
痹祺胶囊	马钱子（调制粉）、地龙、党参、茯苓、白术、甘草、川芎、丹参、三七、牛膝	益气养血，祛风除湿，活血止痛。用于气血不足，风湿瘀阻，肌肉关节酸痛，关节肿大、僵硬、变形，或肌肉萎缩，气短乏力；风湿、类风湿关节炎，腰肌劳损，软组织损伤属上述证候者	口服，一次4粒，一日2~3次	1. 高血压病患者及孕妇忌服 2. 运动员慎用
六味地黄丸	熟地黄、酒萸肉、牡丹皮、山药、茯苓、泽泻	滋阴补肾。用于肾阴亏损，头晕耳鸣，腰膝酸软，骨蒸潮热，盗汗遗精，消渴	口服，大蜜丸，一次1丸，一日2次	1. 忌不易消化食物 2. 感冒发热病人不宜服用 3. 高血压、心脏病、肝病、糖尿病、肾病等慢性病严重者，应在医师指导下服用 4. 儿童、孕妇、哺乳期妇女应在医师指导下服用 5. 对本品过敏者禁用，过敏体质者慎用 6. 本品性状发生改变时，禁止使用
血府逐瘀口服液（胶囊）	桃仁、红花、当归、川芎、地黄、赤芍、牛膝、柴胡、枳壳、桔梗、甘草	活血化瘀，行气止痛。用于瘀血内阻，头痛或胸痛，内热憋闷，失眠多梦，心悸怔忡，急躁善怒	口服液：口服，一次1支，一日3次；胶囊：口服，一次6粒，一日2次，一个月为1个疗程	忌食辛冷食物，孕妇禁用
麝香活血化瘀膏	人工麝香、三七、红花、丹参、硼酸、樟脑、血竭、尿素、颠茄流浸膏、盐酸苯海拉明、盐酸普鲁卡因	活血化瘀，消炎止痛。用于关节扭伤，软组织挫伤，急性腰扭伤，腰肌劳损，肩周炎，未溃冻疮，结节性红斑	贴患处。二日更换1次	对橡胶膏过敏、皮损者及孕妇忌用

9 预后

早期干预、早期治疗后，本病预后较好。轻度内脏损害者，经过恰当治疗，病情可得到控制，达到缓解，但需持续治疗，停止治疗后疾病易复发。严重脏器损害者，如进行性肺纤维化、肾小球受损、肾功能不全、中枢神经系统病变、恶性淋巴瘤等患者预后较差，影响患者寿命。

（刘维　薛斌　张博　金玥）

参考文献

［1］中华医学会.临床诊疗指南风湿病分册［M］.北京：人民卫生出版社.2007.

［2］刘维.中西医结合风湿免疫病学［M］.武汉：华中科技大学出版社.2009.

［3］高学敏，李庆业.实用中成药［M］.北京：中国科学技术出版社.1991.

第三章　系统性红斑狼疮

1　范围

本《指南》规定了系统性红斑狼疮的诊断、辨证和中成药治疗。

本《指南》适用于系统性红斑狼疮的诊断、辨证和中成药治疗。

2　术语和定义

下列术语和定义适用于本《指南》。

系统性红斑狼疮（systemic lupus erythematosus，SLE）是自身免疫介导的，以免疫性炎症为突出表现的弥漫性结缔组织病。其临床表现多种多样，病情往往呈缓解和恶化交替进行。血清中出现以抗核抗体（ANA）为代表的多种自身抗体和多系统受累是 SLE 的主要临床特点。

3　流行病学

SLE 好发于育龄女性，多见于15～45岁年龄段，男女之比为1∶（7～9）。美国多地区的流行病学调查显示，SLE 的发病率为12～14.6/万人；我国在上海纺织女工中进行的大系列一次性调查，显示 SLE 的发病率为70/10万人，女性则高达113/10万人。

4　病因病理

SLE 发病原因尚不完全清楚，可能与遗传因素、内分泌、环境因素、病毒感染和药物作用有关。

5　临床表现

本病临床表现复杂多变，多呈隐匿起病，开始仅累及1～2个系统，表现为轻度的关节炎、皮疹、隐匿性肾炎、血小板减少性紫癜等，部分患者长期稳定在亚临床状态或轻型狼疮，部分患者可由轻型突然变为重症，更多则由轻型逐渐出现多系统损害；也有一些患者一发病就累及多个系统，甚至出现狼疮危象。SLE 的病程多表现为病情加重与缓解交替出现。

5.1　全身症状

SLE 常常表现为发热，可能是 SLE 活动的表现，但应除外感染、肿瘤等因素，尤其是在糖皮质激素及免疫抑制剂的治疗过程中出现的发热。易疲劳是 SLE 常见但又容易被忽视的症状，其往往是狼疮活动的先兆。

5.2　皮肤及黏膜表现

在鼻及双颧部出现蝶形分布的红斑是 SLE 的特征性改变。其他皮肤损害还可包括脱发、光过敏、甲周及手足掌面红斑、盘状红斑、结节性红斑、网状青斑、雷诺现象等。SLE 皮疹无明显瘙痒。如有明显瘙痒者，提示可能与过敏相关。在糖皮质激素及免疫抑制剂的治疗过程中出现瘙痒性皮疹，应当注意真菌感染的可能。同时，若在此过程中出现不明原因的局部皮肤灼热疼痛，则可能是带状疱疹的先兆。SLE常可出现口腔溃疡或口腔黏膜糜烂。若在免疫抑制剂或抗生素治疗过程中出现的口腔糜烂，则应考虑口腔真菌感染的可能。

5.3 关节及肌肉表现

SLE中出现关节炎和关节痛者，可达95%以上，可先于其他系统损害几个月至几年出现，有时甚至被误诊为类风湿关节炎。有82%的病人出现近端指间关节（痛），常表现为对称性、游走性、多关节受累，其疼痛程度往往超过关节的客观所见，其他易受累关节依次为膝、腕、掌指关节、踝、肘、肩、跖趾关节、髋关节，而远端指间关节受累较少见。关节畸形虽不常见，但典型的天鹅颈样畸形、尺侧偏斜和软组织松弛确有发生。

5.4 肾脏损害

肾脏是SLE最常见的受累器官，肾小球、肾小管及肾血管均可受累。临床出现五年之内肾脏受累率可达75%，而肾活检则证实近100%的病人有肾脏损害。

狼疮性肾炎是一个慢性过程，时有加重和缓解。临床表现与肾小球肾炎相类似，从隐匿性的狼疮性肾炎到尿毒症均能见到。轻型可无症状，或有高血压和夜尿增多，血尿、蛋白尿多为间歇性。肾病综合征可有大量蛋白尿、低蛋白血症及水肿，也可有高血压和肾功能损害。急进性肾小球肾炎少见。病人在短时间内出现少尿性肾衰，病理呈新月体肾炎，常在严重弥漫性、增殖性肾小球肾炎的基础上发展而来。

5.5 呼吸系统表现

在呼吸系统中，胸膜受累最为常见，有45%～60%的病人有胸痛，16%～50%的病人有胸腔积液，有时可能是狼疮的首发症状；慢性间质性肺病常见于类风湿关节炎、硬皮病、多发性肌炎/皮肌炎等，也可见于SLE，表现为进行性短气、干咳、啰音，胸片示弥散性网状或网状结节影，以两肺下野明显，肺功能检查呈限制性通气功能障碍，肺总量、用力肺活量、肺一氧化碳弥散量均降低；肺动脉高压少见但预后不良的并发症，通常起病隐匿，早期不易发觉，以后可出现气促、心悸、疲乏和胸痛等症状。并发肺动脉高压的SLE患者，一般多为年轻女性，有雷诺、肾脏受累现象，类风湿因子及循环狼疮抗凝物阳性。

5.6 神经系统损害

又称神经精神狼疮。轻者，仅有偏头痛、性格改变、记忆力减退或轻度认知障碍；重者，可表现为脑血管意外、昏迷、癫痫持续状态等。中枢神经系统受累，包括无菌性脑膜炎、脑血管病、脱髓鞘综合征、头痛、运动障碍、脊髓病、癫痫发作、急性精神错乱、焦虑、认知障碍、情绪失调、精神障碍；周围神经系统表现，包括格林-巴利综合征、植物神经功能紊乱、单神经病变、重症肌无力、颅神经病变、神经丛病变、多发性神经炎病变等。存在一种或一种以上的上述表现，除外感染、药物等继发因素，并结合影像学、脑脊液、脑电图等检查，可诊断神经精神狼疮。

5.7 心血管系统表现

以心包炎最常见，可有心包积液，但心包填塞或缩窄性心包炎非常少见。心包受累可无临床症状，大部分经超声心动图、胸部 X 线摄片或尸检才发现心包肥厚或积液。临床表现有胸骨后疼痛，严重者可有呼吸困难、心动过速等症状。8% ~25%的病人可有心肌炎，表现为休息时也有心动过速，且与体温不成比例，心电图异常，心脏肥大等。狼疮病人心肌梗死的发生率也比正常人群高。

5.8　消化系统表现

非特异性表现有食欲不振、恶心、呕吐。狼疮性肠系膜性血管炎可致腹痛、腹泻、血便，这时应与肠道炎症和菌群紊乱相区别，大便培养一般无病菌生长，大便涂片显示无菌群紊乱，肠镜检查可见肠黏膜下血管炎。血管炎严重时，可致肠穿孔，甚至死亡。此外，腹膜炎、腹水、肝功能异常、胰腺炎也时有发生。

5.9　造血及淋巴系统表现

贫血和/或白细胞减少和/或血小板减少常见。贫血可能为慢性贫血或肾性贫血。短期内出现重度贫血常是自身免疫性溶血所致，多有网织红细胞升高，Coombs 试验阳性。SLE 可出现白细胞减少，但治疗 SLE 的细胞毒药物也常引起白细胞减少，需要鉴别。本病所致的白细胞减少，一般发生在治疗前或疾病复发时，多数对激素治疗敏感；而细胞毒药物所致的白细胞减少，其发生与用药相关，恢复也有一定规律。血小板减少与血清中抗血小板抗体、抗磷脂抗体以及骨髓巨核细胞成熟障碍有关。部分患者在起病初期或疾病活动期可伴有淋巴结肿大和/或脾肿大。

6　诊断

6.1　多系统受累表现

具备上述两个以上系统的症状和有自身免疫的证据，应警惕狼疮。早期不典型 SLE 可表现为：原因不明的反复发热，抗炎退热治疗往往无效；多发和反复发作的关节痛和关节炎，往往持续多年而不发生畸形；持续性或反复发作的胸膜炎、心包炎；抗生素或抗结核治疗不能治愈的肺炎；不能用其他原因解释的皮疹、网状青状、雷诺现象；肾脏疾病或持续不明原因的蛋白尿；血小板减少性紫癜或溶血性贫血；不明原因的肝炎；反复自然流产或深静脉血栓形成或脑卒中发作等。对这些早期不典型 SLE 的表现，需要提高警惕，避免诊断和治疗上的延误。

6.2　诊断标准

目前普遍采用美国风湿病学会（ACR）1997 年推荐的 SLE 分类标准（表 3 -1）。该分类标准的 11 项中，符合 4 项或 4 项以上者，在除外感染、肿瘤和其他结缔组织病后，可诊断为 SLE。其敏感性和特异性分别为 95% 和 85%。需强调指出的是，患者病情的初始或许不具备分类标准中的 4 条，一般随着病情的进展方可出现其他项目的表现。11 条分类标准中，免疫学异常和高滴度抗核抗体更具有诊断意义。此外研究还发现，如阳性项目增加到 5、6 或 7 项，其特异性将分别达到 97.4%、99.6% 及 100%；初诊时只具备 3 项标准，但伴有低补体血症时，亦应怀疑 SLE；如抗核抗体阴性，基本可排除 SLE。

表 3 – 1   美国风湿病学会（ACR）推荐的 SLE 分类标准（1997）

（1）颊部红斑：固定红斑，扁平或高起，在两颧突出部位
（2）盘状红斑：片状高起于皮肤的红斑，粘附有角质脱屑和毛囊栓；陈旧病变可发生萎缩性瘢痕
（3）光过敏：对日光有明显的反应，引起皮疹，从病史中得知或医生观察到
（4）口腔溃疡：经医生观察到的口腔或鼻咽部溃疡，一般为无痛性
（5）关节炎：非侵蚀性关节炎，累及 2 个或更多的外周关节，有压痛，肿胀或积液
（6）浆膜炎：胸膜炎或心包炎
（7）肾脏病变：尿蛋白 > 0.5g/24h 或（ + + + ），或管型（红细胞、血红蛋白、颗粒或混合管型）
（8）神经病变：癫痫发作或精神病，除外药物或已知的代谢紊乱
（9）血液学疾病：溶血性贫血，或白细胞减少，或淋巴细胞减少，或血小板减少
（10）免疫学异常：抗 ds – DNA 抗体阳性，或抗 Sm 抗体阳性，或抗磷脂抗体阳性（后者包括抗心磷脂抗体、或狼疮抗凝物阳性、或至少持续 6 个月的梅毒血清试验假阳性）
（11）抗核抗体 在任何时候和未用药物诱发"药物性狼疮"的情况下，抗核抗体滴度异常

在实际工作中，虽然要首先考虑对分类标准的满足程度，但也应注意是否存在其他症状，这些症状虽然未包括在诊断中，但在 SLE 中较常见，如脱发、雷诺现象等。此外，还要排除其他疾病。

7   鉴别诊断

7.1   类风湿关节炎

初起以关节症状起病，尤其是类风湿因子（RF）阳性的 SLE 患者，容易被误诊为类风湿关节炎。SLE 的关节疼痛、肿胀、晨僵等症状均较轻，晨僵持续时间短，为非侵袭性，基本不出现关节畸形。

7.2   多发性肌炎

SLE 肌痛轻，肌酶谱正常，肌电图无异常。多发性肌炎出现肾脏病变少见，抗 ds – DNA 抗体、抗 Sm 抗体均阴性。

7.3   结节性多动脉炎

结节性多动脉炎可有皮肤、关节和肾脏受累，与 SLE 有相似表现，但结节性多动脉炎的皮肤改变多为皮下结节，大关节肿痛，血白细胞数常升高，抗核抗体（ANA）阴性。

7.4   感染

SLE 发热与合并感染的鉴别。80% 的患者活动期有发热症状，大多数为低、中度发热，需与感染相鉴别。抗生素治疗无效，相关免疫学检查有助于鉴别诊断。

7.5   血小板减少性紫癜

约 3% 的 SLE 患者以血小板减少性紫癜起病，不伴或很少有 SLE 的其他症状，很容易误诊为原发性血小板减少性紫癜。骨髓检查、抗核抗体检测及其他免疫学指标有助于鉴别诊断。

8　治疗

8.1　西医治疗

8.1.1　治疗原则

①早发现，早治疗；②脏器受损程度的评估；③初次彻底治疗，使之不再复发；④治疗方案及药物剂量必须个体化，监测药物的不良反应；⑤定期检查，维持治疗；⑥恢复社会活动及提高生活质量。

8.1.2　一般治疗

（1）患者宣教：正确认识疾病，消除恐惧心理，明白规律用药的意义，学会自我认识疾病的活动征象，配合治疗，遵从医嘱，定期随诊。知道长期随访的必要性，避免过多的紫外线照射，使用防紫外线用品，避免过度劳累。

（2）对症治疗和去除各种影响疾病的预后因素，如注意控制高血压，防治各种感染等。

8.1.3　药物治疗

目前还没有根治的办法，但恰当的治疗可以使大多数患者达到病情缓解。强调早期诊断和早期治疗，以避免或延缓不可逆的组织脏器的病理损害。SLE 是一种高度异质性的疾病，临床医生应根据病情的轻重程度，掌握好治疗的风险与效益之比。既要清楚药物的不良反应，又要明白药物给患者带来的生机。

（1）轻型 SLE 的治疗：患者虽有疾病活动，但症状轻微，仅表现为光过敏、皮疹、关节炎或轻度浆膜炎，无明显内脏损害。药物治疗包括：①非甾体抗炎药（NSAIDs）：可用于控制关节炎。应注意消化道溃疡、出血，肾和肝功能等方面的不良反应。②抗疟药：羟氯喹 0.2～0.4g/d。用药超过 6 个月者，应每半年检查眼底。有心动过缓或有传导阻滞者，禁用抗疟药。③沙利度胺：对抗疟药不敏感的顽固性皮损可选择，常用量 50～100 mg/d，1 年内有生育意向的患者忌用。④可短期局部应用激素治疗皮疹，但脸部应尽量避免使用强效激素类外用药。一旦使用，也不应超过 1 周。⑤小剂量激素（泼尼松≤10 mg/d）有助于控制病情。⑥权衡利弊，必要时可用硫唑嘌呤、甲氨蝶呤等免疫抑制剂。

（2）中度活动型 SLE 的治疗：个体化糖皮质激素治疗是必要的，通常泼尼松剂量 0.5～1mg/kg·d。需要联用其他免疫抑制剂，如：①甲氨蝶呤：为二氢叶酸还原酶拮抗剂，通过抑制核酸的合成而发挥细胞毒作用。剂量 7.5～15mg，每周 1 次。主要用于以关节炎、肌炎、浆膜炎和皮肤损害为主的 SLE。其不良反应有胃肠道反应、口腔黏膜糜烂、肝功能损害、骨髓抑制，偶见甲氨蝶呤导致的肺炎和肺纤维化。②硫唑嘌呤：为嘌呤类似物，可通过抑制 DNA 合成而发挥淋巴细胞的细胞毒作用。用法：1～2.5mg/kg·d，常用剂量 50～100 mg/d。不良反应包括骨髓抑制、胃肠道反应、肝功能损害等。少数对硫唑嘌呤极敏感者，用药短期就可出现严重脱发和造血危象，引起严重粒细胞和血小板缺乏症，轻者停药后血象多在 2～3 周内恢复正常，重者则需按粒细胞缺乏或急性再生障碍性贫血处理，以后不宜再用。

（3）重型 SLE 的治疗：治疗主要分 2 个阶段，即诱导缓解和巩固治疗。诱导缓解目的在于迅速控制病情，阻止或逆转内脏损害，力求疾病完全缓解，但应注意过分免疫抑制诱发的并发症，尤其是感染。常用药物包括：①糖皮质激素：通常重型SLE的激素标准剂量是泼尼松 1mg/kg·d，病情稳定后 2 周或疗程 8 周内，开始以每 1~2 周减 10% 的速度缓慢减量，减至泼尼松 0.5 mg/kg·d 后，减药速度按病情适当调慢；如果病情允许，泼尼松维持治疗的剂量尽量 <10 mg。在减药过程中，如果病情不稳定，可暂时维持原剂量不变或酌情增加剂量或加用免疫抑制剂联合治疗，可选用的免疫抑制剂如环磷酰胺、硫唑嘌呤、甲氨蝶呤等联合应用，以便更快地诱导病情缓解和巩固疗效，并能避免长期使用较大剂量激素所导致的严重不良反应。SLE 的激素疗程较漫长，应注意保护下丘脑—垂体—肾上腺轴，避免使用对该轴影响较大的地塞米松等长效和超长效激素。激素的不良反应除感染外，还包括高血压、眼底病、高血糖、高脂血症、低钾血症、骨质疏松、无菌性骨坏死、白内障、体重增加、水钠潴留等。治疗开始应记录血压、血糖、血钾、血脂、骨密度，胸部 X 线片等作为评估基线，并定期随访。②环磷酰胺：是主要作用于 S 期的细胞周期非特异性烷化剂，通过影响 DNA 合成而发挥细胞毒作用。其对体液免疫的抑制作用较强。能抑制 B 细胞增殖和抗体生成，且抑制作用较持久，是治疗重症 SLE 的有效药物之一，尤其是在狼疮性肾炎（LN）和血管炎的患者中，环磷酰胺与激素联合治疗能有效地诱导疾病缓解，阻止和逆转病变的发展，改善远期预后。目前普遍采用的标准环磷酰胺冲击疗法是：$0.5 ~ 1.0 g/m^2$ 体表面积，加入生理盐水 250 mL 中静脉滴注，每 3~4 周 1 次。多数患者 6~12 个月后病情缓解。而在巩固治疗阶段，常需要继续环磷酰胺冲击治疗，延长用药间歇期至 3 个月 1 次维持 1~2 年。大剂量冲击前，需查血常规。除白细胞减少和诱发感染外，环磷酰胺冲击治疗的不良反应包括性腺抑制（尤其是女性的卵巢功能衰竭）、胃肠道反应、脱发、肝功能损害，少见远期致癌作用（主要是淋巴瘤等血液系统肿瘤）、出血性膀胱炎、膀胱纤维化和长期口服而致膀胱癌。③霉酚酸酯（MMF）：为次黄嘌呤单核苷酸脱氢酶抑制剂，可抑制嘌呤合成途径，从而抑制淋巴细胞活化。治疗 LN 有效，能够有效地控制Ⅳ型LN 活动；其不良反应总体低于环磷酰胺，但尚不能替代环磷酰胺。其常用剂量为 1~2g/d，分 2 次口服。值得注意的是，随着 MMF 剂量的增加，感染风险也随之增加。④环孢素：可特异性抑制 T 淋巴细胞产生白细胞介素（IL）–2，发挥选择性细胞免疫抑制作用，是一种非细胞毒免疫抑制剂。对 LN（特别是 V 型 LN）有效，环孢素剂量 3~5 mg/kg·d，分 2 次口服。用药期间注意肝、肾功能及高血压、高尿酸血症、高血钾等。有条件者，应测血药浓度，随之调整剂量。当血肌酐较用药前升高 30% 时，需要减药或停药。

（4）其他治疗：国内有临床试验提示，来氟米特对增生性 LN 有效；国内外的研究进展也提示，利妥昔（抗 CD20 单克隆抗体）对部分难治性重症 SLE 有效，并可塑成为新的 SLE 诱导缓解药物；血浆置换、自体干细胞移植不宜列入 SLE 诊疗常规，视患者具体情况选择应用。

8.2　中成药用药方案

8.2.1　基本原则

SLE 在中医学中类似于"阴阳毒""蝴蝶斑""日晒疮""痹证""温毒发斑"等病证。其病因病机以素体禀赋不足、肾精亏损为本，感受外界热毒之邪、瘀血阻滞为标，虚实互为因果，并随着病情的变化，可表现为多种证候类型。治疗上以解毒祛瘀滋肾为基本原则，并根据不同证型随证治之。

8.2.2　分证论治（表 3 – 2）

表 3 – 2　系统性红斑狼疮可选用中成药

证型	辨证要点	治法	中成药
风湿热痹证	关节红肿热痛，舌质红，苔黄腻，脉滑或滑数	祛风化湿清热通络	湿热痹颗粒（片）、滑膜炎颗粒、豨桐胶囊（丸）、四妙丸、当归拈痛丸（颗粒）、风痛安胶囊
热毒炽盛证	高热，斑疹鲜红，面赤，烦躁，小便黄赤，大便秘结，舌质红，苔黄燥，脉滑数或洪数	清热解毒凉血消斑	抗狼疮散、新癀片、清开灵颗粒、清热解毒胶囊、安宫牛黄丸
痰热郁肺证	胸闷，咳嗽气喘，咯痰黏稠，舌质暗红，苔黄腻，脉滑数	宣肺化痰祛瘀平喘	清金止嗽化痰丸、蛇胆川贝液、强力枇杷露、橘红丸
瘀热内阻证	低热起伏，渴不欲饮，口苦口干，唇甲紫绀，困乏纳差，小便混浊，大便秘结，舌质暗红，苔黄腻或白腻，脉涩或弦数	清热活血化瘀通络	抗狼疮散、新癀片、滑膜炎颗粒
饮邪凌心证	胸闷气短，心悸怔忡，面晦唇紫，喘促不宁，下肢凹陷性水肿，舌质暗红，苔灰腻，脉细数或细涩结代	利水宁心益气行血	百令胶囊、芪苈强心胶囊
阴虚内热证	持续低热，盗汗，面颧潮红，口干咽燥，眼睛干涩或视物模糊，舌质红，苔少，脉细或细数	滋阴清热解毒祛瘀	抗狼疮散、白芍总苷胶囊、六味地黄丸、知柏地黄丸、左归丸、生脉饮口服液
气血亏虚证	神疲乏力，自汗，头晕眼花，舌质淡红，苔薄白，脉细弱	益气养血	白芍总苷胶囊、八珍丸、四物合剂、归脾丸、补中益气丸、十全大补口服液
脾肾阳虚证	肢体浮肿，畏寒肢冷，腹满，纳呆，腰酸，尿少，舌质淡红、边有齿痕或舌体嫩胖，苔薄白，脉沉细	温肾健脾化气行水	百令胶囊、昆仙胶囊、金匮肾气丸、济生肾气丸

以下内容为上表内容的详解，重点强调同病同证情况下，不同中成药选用区别。

（1）风湿热痹证：关节红肿热痛，四肢肌肉酸痛或困重，舌质红，苔黄腻，脉滑或滑数。

【辨证要点】关节红肿热痛，舌质红，苔黄腻，脉滑或滑数。

【治法】祛风化湿，清热通络。

【中成药】湿热痹颗粒（片）、滑膜炎颗粒、豨桐胶囊（丸）、四妙丸、当归拈痛丸（颗粒）、风痛安胶囊（表 3 – 3）。

表3-3 系统性红斑狼疮风湿热痹证可选用中成药

药品名称	药物组成	功能主治	用法用量	注意事项
湿热痹颗粒（片）	黄柏、苍术、粉萆薢、薏苡仁、汉防己、连翘、川牛膝、地龙、防风、威灵仙、忍冬藤、桑枝	清热除湿消肿通络祛风止痛	口服，一次6g（颗粒）或4～6片（片），一次2～3次	1. 孕妇禁用 2. 寒湿痹、脾胃虚寒者慎用 3. 服药期间，宜食用清淡，忌食辛辣食物和酒 4. 对动物蛋白质过敏者慎用
滑膜炎颗粒	夏枯草、防己、薏苡仁、土茯苓、丝瓜络、豨莶草、泽兰、丹参、当归、川牛膝、女贞子、功劳叶、黄芪	清热利湿活血通络	口服，一次1袋，一日3次	1. 孕妇慎用 2. 本品能清热燥湿，故寒湿痹阻、脾胃虚寒者慎用 3. 服药期间，宜食用清淡易消化之品，忌食辛辣油腻之品，以免助热生湿 4. 小儿、年老体虚者，应在医师指导下服用 5. 长期服用，应向医师咨询 6. 药品性状发生改变时，禁止服用 7. 如正在服用其他药品，使用本品前应咨询医师或药师
豨桐胶囊（丸）	豨莶草、臭梧桐叶	清热祛湿散风止痛	口服，一次2～3粒（胶囊）或10粒（丸），一日3次	1. 寒湿痹病慎用 2. 服药期间饮食宜清淡。忌食猪肝、羊肉、羊血、番薯和辛辣食物，并忌酒
四妙丸	苍术、牛膝、黄柏（盐炒）、薏苡仁	清热利湿	口服，一次6g，一日2～3次	服药期间，宜食用清淡易消化之品，忌食辛辣
当归拈痛丸（颗粒）	当归，苦参，泽泻、茵陈、葛根、升麻、猪苓、白术、黄芩、葛根、人参、羌活、防风、知母	益气健脾清热利湿通络止痛	口服，一次6g，一日2～3次	服药期间，宜进清淡饮食，忌食辛辣刺激
风痛安胶囊	石膏、黄柏、汉防己、薏苡仁、连翘、木瓜、滑石、通草、桂枝、姜黄、忍冬藤、海桐皮	清热利湿活血通络	口服，一次3～5粒，一日3次	孕妇、体弱年迈及脾胃虚寒者慎用

（2）热毒炽盛证：高热，斑疹鲜红，面赤，烦躁，甚或谵语神昏，关节肌肉酸痛，小便黄赤，大便秘结，舌质红，苔黄燥，脉滑数或洪数。

【辨证要点】高热，斑疹鲜红，面赤，烦躁，小便黄赤，大便秘结，舌质红，苔黄燥，脉滑数或洪数。

【治法】清热解毒，凉血消斑。

【中成药】抗狼疮散、新癀片、清开灵颗粒、清热解毒胶囊、安宫牛黄丸（表3-4）。

表3-4 热毒炽盛证可选用中成药

药品名称	药物组成	功能主治	用法用量	注意事项
抗狼疮散	紫草、牡丹皮、地黄、羚羊角、红参、黄芪（蜜炙）、防风、山茱萸、茯苓、泽泻、水牛角、土茯苓、北沙参、野菊花、大黄（酒制）、甘草（蜜炙）	清热凉血解毒散瘀益气养阴	口服，一次1袋，一日1次	1. 本品应在医师指导下使用 2. 本品可与激素和其他抗感染、利尿等对症治疗的药物配合使用，或在病情允许的情况下单独使用 3. 凡属于热毒瘀结，气阴两虚证的患者，使用本品时无论是否已用激素，一定要在医生指导之下，视病情决定激素的加减，切不可突然停用，以防止骤停激素引起反跳 4. 在应用本品治疗期间，如出现病情波动时，应及时加用其他治疗措施 5. 如欲停用本品，建议视病情逐渐减量 6. 避免精神刺激、日晒、劳累、感冒和胃肠道感染
新癀片	肿节风、人工牛黄、肖梵天花、水牛角浓缩粉、吲哚美辛	清热解毒活血化瘀消肿止痛	口服，一次2~4片，一日3次	1. 胃及十二指肠溃疡、肝肾功能不全者及孕妇、哺乳期妇女慎用 2. 对本品或阿司匹林及其他非甾类药物过敏者禁用
清开灵颗粒	胆酸、珍珠母、猪去氧胆酸、栀子、水牛角、板蓝根、黄芩苷、金银花	清热解毒镇静安神	口服，一次3~6g（一次1~2袋），一日2~3次	久病体虚患者如出现腹泻时，应慎用
清热解毒胶囊	石膏、金银花、玄参、地黄、连翘、栀子、甜地丁、黄芩、龙胆、板蓝根、知母、麦冬	清热解毒	口服，一次2~4粒，一日3次	1. 对本品过敏者禁用 2. 孕妇忌服 3. 脾胃虚寒，症见腹痛、喜暖、泄泻者慎用 4. 不宜在服药期间同时服滋补性中药 5. 忌烟、酒及辛辣、生冷、油腻食物

续表

药品名称	药物组成	功能主治	用法用量	注意事项
安宫牛黄丸	牛黄、水牛角浓缩粉、人工麝香、珍珠、朱砂、雄黄、黄连、黄芩、栀子、郁金、冰片	清热解毒镇惊开窍	口服，一次1丸，一日1次	1. 孕妇慎用 2. 服药期间饮食宜清淡，忌食辛辣油腻之品 3. 本品处方中含朱砂、雄黄，不宜过量久服，肝肾功能不全者慎用 4. 在治疗过程中如出现肢寒畏冷，面色苍白，冷汗不止，脉微欲绝，由闭证变为脱证时，应立即停药 5. 高热神昏，中风昏迷等口服本品困难者，当鼻饲给药

（3）痰热郁肺证：胸闷，咳嗽气喘，咯痰黏稠，心烦失眠，咽干口燥，舌质暗红，苔黄腻，脉滑数。

【辨证要点】胸闷，咳嗽气喘，咯痰粘稠，舌质暗红，苔黄腻，脉滑数。

【治法】宣肺化痰，祛瘀平喘。

【中成药】清金止嗽化痰丸、蛇胆川贝液、强力枇杷露、橘红丸（表3-5）。

表3-5　系统性红斑狼疮痰热郁肺证可选用中成药

药品名称	药物组成	功能主治	用法用量	注意事项
清金止嗽化痰丸	黄芩、熟大黄、知母、天花粉、麦冬、化橘红、浙贝母、枳壳（去瓤麸炒）、桑白皮（蜜炙）、苦杏仁（去皮炒）、前胡、百部、桔梗、甘草	清肺，化痰，止嗽	口服，一次6g，一日2~3次	1. 孕妇忌服 2. 风寒咳嗽者勿服 3. 忌与含乌头药物同服 4. 忌食辛辣、油腻食物
蛇胆川贝液	蛇胆汁、平贝母。辅料为杏仁水、薄荷脑、蔗糖、蜂蜜、苯甲酸、羟苯乙酯	祛风止咳除痰散结	口服，一次10mL，一日2次	1. 对本品过敏者禁用 2. 孕妇、体质虚弱者慎用 3. 忌食辛辣、油腻食物
强力枇杷露	枇杷叶、罂粟壳、百部、白前、桑白皮、桔梗、薄荷脑。辅料为蔗糖、防腐剂（苯甲酸钠）	清热宣肺止咳祛痰	口服，一次15mL，一日3次	1. 对本品过敏者禁用 2. 儿童、孕妇、哺乳期妇女禁用；糖尿病患者禁服 3. 不宜在服药期间同时服用滋补性中药 4. 忌烟、酒及辛辣、生冷、油腻食物 5. 本品不宜长期服用
橘红丸	化橘红、陈皮、半夏（制）、茯苓、甘草、桔梗、苦杏仁、紫苏子（炒）、紫菀、款冬花、瓜蒌皮、浙贝母、地黄、麦冬、石膏	清肺，化痰，止咳	口服，一次2丸，一日2次	1. 对本品过敏者禁用 2. 忌食辛辣，油腻食物

（4）瘀热内阻证：低热起伏，渴不欲饮，口苦口干，唇甲紫绀，少腹或下腹胀痛拒按，带下黄稠有秽臭，困乏纳差，小便混浊，大便秘结，舌质暗红，苔黄腻或白腻，脉弦数。

【辨证要点】低热起伏，渴不欲饮，口苦口干，唇甲紫绀，困乏纳差，小便混浊，大便秘结，舌质暗红，苔黄腻或白腻，脉涩或弦数。

【治法】清热活血，化瘀通络。

【中成药】抗狼疮散、新癀片、滑膜炎颗粒（表3-6）。

表3-6　系统性红斑狼疮瘀热内阻证可选用中成药

药品名称	药物组成	功能主治	用法用量	注意事项
抗狼疮散	紫草、牡丹皮、地黄、羚羊角、红参、黄芪（蜜炙）、防风、山茱萸、茯苓、泽泻、水牛角、土茯苓、北沙参、野菊花、大黄（酒制）、甘草（蜜炙）	清热凉血解毒散瘀益气养阴	口服，一次1袋，一日1次	1. 本品应在医师指导下使用 2. 本品可与激素和其他抗感染、利尿等对症治疗的药物配合使用，或在病情允许的情况下单独使用 3. 凡属于热毒瘀结，气阴两虚证患者使用本品时，无论是否使用激素，一定要在医生指导之下，视病情决定激素的加减，切不可突然停用，以防止骤停激素引起反跳 4. 在应用本品治疗期间，一旦出现病情波动则应及时加用其他治疗措施 5. 如欲停用本品，建议视病情逐渐减量 6. 避免精神刺激、日晒、劳累、感冒和胃肠道感染
新癀片	肿节风、人工牛黄、肖梵天花、水牛角浓缩粉、吲哚美辛	清热解毒活血化瘀消肿止痛	口服，一次2～4片，一日3次	胃及十二指肠溃疡、肝肾功能不全者及孕妇、哺乳期妇女慎用。对本品或阿司匹林及其他非甾类药物过敏者禁用

续表

药品名称	药物组成	功能主治	用法用量	注意事项
滑膜炎颗粒	夏枯草、防己、薏苡仁、土茯苓、丝瓜络、豨莶草、泽兰、丹参、当归、川牛膝、女贞子、功劳叶、黄芪	清热利湿活血通络	口服，一次1袋，一日3次	1. 孕妇慎用 2. 本品能清热燥湿，故寒湿痹阻、脾胃虚寒者慎用 3. 服药期间，宜食用清淡易消化之品，忌食辛辣油腻之品，以免助热生湿 4. 小儿、年老体虚者，应在医师指导下服用 5. 长期服用时，应向医师咨询 6. 药品性状发生改变时，禁止服用 7. 如正在服用其他药品，在使用本品前请咨询医师或药师

（5）饮邪凌心证：胸闷，气短，心悸怔忡，心烦神疲，面晦唇紫，肢端怕凉隐痛，重者喘促不宁，下肢凹陷性水肿，舌质暗红，苔灰腻，脉细数或细涩结代。

【辨证要点】胸闷气短，心悸怔忡，面晦唇紫，喘促不宁，下肢凹陷性水肿，舌质暗红，苔灰腻，脉细数或细涩结代。

【治法】利水宁心，益气行血。

【中成药】百令胶囊、芪苈强心胶囊（表3-7）。

表3-7 系统性红斑狼疮饮邪凌心证可选用中成药

药品名称	药物组成	功能主治	用法用量	注意事项
百令胶囊	发酵冬虫夏草菌粉	补肺肾益精气	口服，一次2~6粒，一日3次	忌辛辣、生冷、油腻食物
芪苈强心胶囊	黄芪、人参、附子、丹参、葶苈子、泽泻、玉竹、桂枝、红花、香加皮、陈皮	益气温阳活血通络利水消肿	口服，一次4粒，一日3次	如果正在服用其他治疗心衰的药物时，不宜突然停用

（6）阴虚内热证：持续低热，盗汗，面颧潮红，局部斑疹暗褐，口干咽燥，腰膝酸软，脱发，眼睛干涩或视物模糊，月经不调或闭经，舌质红，苔少或光剥，脉细或细数。

【辨证要点】持续低热，盗汗，面颧潮红，口干咽燥，眼睛干涩或视物模糊，舌质红，苔少，脉细或细数。

【治法】滋阴清热，解毒祛瘀。

【中成药】抗狼疮散、白芍总苷胶囊、六味地黄丸、知柏地黄丸、左归丸、生脉饮口服液（表3-8）。

表3-8 系统性红斑狼疮湿热内蕴证可选用中成药

药品名称	药物组成	功能主治	用法用量	注意事项
抗狼疮散	紫草、牡丹皮、地黄、羚羊角、红参、黄芪（蜜炙）、防风、山茱萸、茯苓、泽泻、水牛角、土茯苓、北沙参、野菊花、大黄（酒制）、甘草（蜜炙）	清热凉血解毒散瘀益气养阴	口服，一次1袋，一日1次	1. 本品应在医师指导下使用 2. 本品可与激素或其他抗感染、利尿等对症治疗的药物配合使用或在病情允许的情况下单独使用 3. 凡属于热毒瘀结，气阴两虚证患者，在使用本品时，无论是否使用激素，一定要在医生指导之下，视病情决定激素的加减，切不可突然停用，以防止骤停激素引起反跳 4. 在应用本品治疗期间，如出现病情波动时，应及时加用其他治疗措施 5. 如欲停用本品，建议视病情逐渐减量 6. 避免精神刺激、日晒、劳累、感冒和胃肠道感染
白芍总苷胶囊	白芍总苷	养血益阴和营	口服，一次2~4粒，每日2~3次	脾胃虚寒，脾胃功能差，大便次数多、便溏患者小心使用
六味地黄丸	熟地黄、酒萸肉、牡丹皮、山药、茯苓、泽泻	滋阴补肾	口服，大蜜丸，一次1丸，一日2次；水蜜丸，一次6g，一日2次；浓缩丸，一次8丸，一日2次	1. 对本品过敏者禁用 2. 体实及阳虚者慎用 3. 脾虚、气滞、食少纳呆者慎用 4. 感冒者慎用 5. 服药期间，饮食宜清淡，忌辛辣、油腻之品
知柏地黄丸	知母、熟地黄、黄柏、山茱萸（制）、山药、牡丹皮、茯苓、泽泻	滋阴清热	口服，大蜜丸，一次1丸，一日2次；水蜜丸，一次6g，一日2次；浓缩丸，一次8丸，一日2次；小蜜丸，一次9g，一日2次	1. 对本品过敏者禁用 2. 气虚发热及实热者不宜用 3. 脾虚便溏、气滞中满者不宜用 4. 阳虚畏寒肢冷者不宜用 5. 孕妇慎用 6. 服药期间，饮食宜清淡，忌辛辣、油腻之品
左归丸	熟地黄、菟丝子、牛膝、龟板胶、鹿角胶、山药、山茱萸、枸杞子	滋肾补阴	口服，一次9g，一日2次	1. 孕妇忌服 2. 儿童禁用 3. 对本品过敏者禁用 4. 感冒病人不宜服用 5. 忌油腻食物

药品名称	药物组成	功能主治	用法用量	注意事项
生脉饮口服液	人参、麦冬、五味子	益气复脉养阴生津	口服，一次 10mL，一日 3 次	忌辛辣、生冷、油腻食物

（7）气血亏虚证：神疲乏力，心悸，气短，自汗，头晕眼花，舌质淡红，苔薄白，脉细弱。

【辨证要点】神疲乏力，自汗，头晕眼花，舌质淡红，苔薄白，脉细弱。

【治法】益气养血。

【中成药】白芍总苷胶囊、八珍丸、四物合剂、归脾丸、补中益气丸、十全大补口服液（表 3 - 9）。

表 3 - 9　系统性红斑狼疮气血亏虚证可选用中成药

药品名称	药物组成	功能主治	用法用量	注意事项
白芍总苷胶囊	白芍总苷	养血益阴和营	口服，一次2~4粒，每日2~3次	脾胃虚寒，脾胃功能差，大便次数多、便溏患者小心使用
八珍丸	党参、白术（炒）、茯苓、熟地黄、当归、白芍、川芎、甘草	补气益血	口服，一次 6g，一日 2 次	1. 对本品及其成分过敏者禁用 2. 孕妇慎用 3. 感冒者慎用 4. 忌饮烈酒、浓茶、咖啡，忌食油腻、辛辣刺激食物
四物合剂	当归、川芎、白芍、熟地黄	调经养血	口服，一次 10~15mL，一日 3 次	1. 忌生冷饮食 2. 不宜和感冒药同时服用
归脾丸	党参、白术（炒）、黄芪（炙）、茯苓、远志（制）、酸枣仁（炒）、龙眼肉、当归、木香、大枣（去核）、甘草（炙）	益气健脾养血安神	口服，大蜜丸，一次 8~10 丸，一日 3 次	1. 对本品过敏者禁用 2. 忌油腻食物 3. 外感或实热内盛者不宜服用 4. 本品宜饭前服用
补中益气丸	黄芪（蜜炙）、党参、甘草（蜜炙）、白术（炒）、当归、升麻、柴胡、陈皮、生姜、大枣	补中益气	口服，一次 8~10 丸，一日 3 次	1. 对本品过敏者禁用 2. 本品不适用于恶寒发热表证及暴饮暴食、脘腹胀满实证者 3. 不宜和感冒类药同时服用 4. 服本药时，不宜同时服用藜芦或其制剂 5. 本品宜空腹或饭前服为佳，亦可在进食同时服

续表

药品名称	药物组成	功能主治	用法用量	注意事项
十全大补口服液	党参、白术（炒）、茯苓、甘草（炙）、当归、川芎、白芍（酒炒）、熟地黄、黄芪（炙）、肉桂.	温补气血	口服，一次1瓶，一日2~3次	1. 对本品过敏者禁用 2. 孕妇忌用 3. 外感风寒、风热及实热内盛者，不宜服用 4. 不宜和感冒类药同时服用 5. 服本药时，不宜同时服用藜芦、赤石脂及其制剂 6. 本品宜饭前服用或进食同时服 7. 忌食生冷、油腻食物

（8）脾肾阳虚证：面目四肢浮肿，面色无华，畏寒肢冷，腹满，纳呆，腰酸，尿浊，尿少或小便清长，舌质淡红边有齿痕或舌体嫩胖，苔薄白，脉沉细。

【辨证要点】肢体浮肿，畏寒肢冷，腹满，纳呆，腰酸，尿少，舌质淡红边有齿痕或舌体嫩胖，苔薄白，脉沉细。

【治法】温肾健脾，化气行水。

【中成药】百令胶囊、昆仙胶囊、金匮肾气丸、济生肾气丸（表3-10）。

表3-10　系统性红斑狼疮脾肾阳虚证可选用中成药

药品名称	药物组成	功能主治	用法用量	注意事项
百令胶囊	发酵冬虫夏草菌粉	补肺肾益精气	口服，一次2~6粒，一日3次	忌辛辣、生冷、油腻食物
昆仙胶囊	昆明山海棠、淫羊藿、枸杞子、菟丝子	补肾通络祛风除湿	口服，一次2粒，一日3次	1. 孕妇、哺乳期妇女或患有肝、肾功能不全及严重全身性疾病者禁用 2. 处于生长发育期的婴幼儿、青少年及生育年龄有生育要求者禁用。或全面权衡利弊后遵医嘱使用 3. 患有骨髓造血障碍疾病者禁用 4. 胃、十二指肠溃疡活动期禁用 5. 严重心律失常禁用 6. 严重贫血及白细胞、血小板低下者禁用

续表

药品名称	药物组成	功能主治	用法用量	注意事项
金匮肾气丸	地黄、山药、山茱萸（酒炙）、茯苓、牡丹皮、泽泻、桂枝、附子（制）、牛膝（去头）、车前子（盐炙）	温补肾阳化气行水	口服。大蜜丸，一次1丸，一日2次；水蜜丸，一次20粒（4g）~25粒（5g），一日2次	1. 孕妇忌服 2. 湿热壅盛，风水泛滥水肿者，不宜服用 3. 本品含附子，不可过服、久服 4. 服药期间，饮食宜清淡，忌食生冷食物
济生肾气丸	熟地黄、山茱萸（制）、牡丹皮、山药、茯苓、泽泻、肉桂、附子（制）、牛膝、车前子	温肾化水利水消肿	口服。大蜜丸，一次1丸，一日2~3次；水蜜丸，一次6g，一日2~3次	1. 孕妇忌服 2. 湿热壅盛，风水泛滥水肿者，不宜服用 3. 本品含附子，不可过服、久服 4. 服药期间，饮食宜清淡，忌食生冷食物 5. 本品含钾量高，与保钾利尿药安体舒通、氨苯蝶啶合用时，防止高血钾症 6. 避免与磺胺类药物同时服用

8.2.3 辨病特色用药

雷公藤制剂、昆明山海棠片、正清风痛宁缓释片等中成药因免疫抑制作用机制相对明确，故对SLE的治疗有确切的疗效（表3-11）。

表3-11 系统性红斑狼疮辨病使用中成药

药品名称	药物组成	功能主治	用法用量	注意事项
雷公藤多苷片	雷公藤	功能祛风除湿，活血通络，消肿止痛，杀虫解毒。主治关节肿痛，皮疹鲜红	口服，一次1~2片，一日2~3次	1. 孕妇禁用 2. 肝病、严重心血管病和老年患者慎用 3. 白细胞及血小板减少或贫血者慎用 4. 服药期间可引起月经紊乱，精子活力及数目减少，影响生育，故生育年龄有孕育要求者不宜服用 5. 服药后出现面部浮肿、蛋白尿、红细胞管型、肌酐和尿素氮升高者，应立即停药，及时处理 6. 宜饭后服用

续表

药品名称	药物组成	功能主治	用法用量	注意事项
雷公藤片	雷公藤	功能祛风除湿，活血通络，消肿止痛，杀虫解毒	口服，一次2~3片，一日2~3次	1. 孕妇禁用 2. 肝病、严重心血管病和老年患者慎用 3. 白细胞及血小板减少或贫血者慎用 4. 服药期间可引起月经紊乱，精子活力及数目减少，影响生育，故生育年龄有孕育要求者不宜服用 5. 服药后出现面部浮肿、蛋白尿、红细胞管型、肌酐和尿素氮升高者，应立即停药，及时处理 6. 宜饭后服用
昆明山海棠片	昆明山海棠	功能祛风除湿，舒筋活络，清热解毒	口服。一次2片，一日2~3次	1. 孕妇、哺乳期妇女或患有肝脏疾病等严重全身疾病者禁用 2. 处于生长发育期的幼儿、青少年及生育年龄有孕育要求者不宜使用，或全面权衡利弊后遵医嘱使用 3. 患有骨髓造血障碍疾病者禁用 4. 胃、十二指肠溃疡活动期禁用 5. 严重心律紊乱者禁用
正清风痛宁缓释片	青风藤中提取的有效成分盐酸青藤碱	功能祛风湿、通经络、利水消肿	口服，一次1~2片，一日2次	1. 孕妇及哺乳期妇女忌服 2. 有哮喘病史及对青藤碱过敏者禁用

9　预后

SLE 的预后与过去相比已有显著提高，1 年存活率 96%，5 年存活率 90%，10 年存活率已超过 80%。急性期患者的死亡原因主要是 SLE 的多脏器严重损害和感染，尤其是伴有严重神经精神狼疮和急进性 LN 者；慢性肾功能不全和药物（尤其是长期使用大剂量激素）的不良反应，包括冠心病等，是 SLE 远期死亡的主要原因。

（范永升　吴德鸿　李正富）

参考文献

[1] 中华医学会，唐福林. 临床诊疗指南·风湿病分册. 北京：人民卫生出版社，2006.

[2] Harley J B, Alarcón－Riquelme M E, Criswell L A, *et al.* Genome－wide association scan in women with systemic lupus erythematosus identifies susceptibility variants in ITGAM, PXK, KIAA1542 and other loci. Nat Genet, 2008, 40 (2): 204－210.

［3］Chan K L, Mok C C. Development of systemic lupus erythematosus in a male – to – female transsexual: the role of sex hormones revisited. Lupus, 2013, 22（13）: 1399 – 1402.

［4］Mellors R C, Mellors J W. Type C RNA virus – specific antibody in human systemic lupus erythematosus demonstrated by enzymoimmunoassay. Proceedings of the National Academy of Sciences, 1978, 75（5）: 2463 – 2467.

［5］吴东海，王国春. 临床风湿病学. 北京: 人民卫生出版社, 2008.

［6］中华医学会风湿病学分会. 系统性红斑狼疮诊断及治疗指南. 中华风湿病学杂志, 2010, 14（5）: 342 – 346.

［7］李夏玉. 范永升教授辨治系统性红斑狼疮的学术思想及临证经验研究. 上海中医药大学, 2011.

第四章　炎性肌病（多发性肌炎/皮肌炎）

1　范围

本《指南》规定了炎性肌病（多发性肌炎/皮肌炎）的诊断、辨证和中成药治疗。

本《指南》适用于炎性肌病（多发性肌炎/皮肌炎）的诊断、辨证和中成药治疗。

2　术语和定义

下列术语和定义适用于本《指南》。

炎性肌病是一组异质性、系统性、自身免疫性风湿病，以四肢近端肌肉受累为主，对称性肌无力为其突出表现，常同时累及其他器官。其中以多发性肌炎和皮肌炎最为常见。

3　流行病学

我国多发性肌炎/皮肌炎的发病率尚不十分清楚，国外报告的发病率为（0.6～1）/万，女性多于男性，皮肌炎比多发性肌炎更多见。多发性肌炎主要见于成人，儿童罕见。皮肌炎可见于成人和儿童。

4　病因病理

多发性肌炎/皮肌炎的发病与自身免疫相关，患者体内存在自身抗体反应，包括肌炎特异性抗体。现代研究提示，免疫机制（细胞免疫和体液免疫）及非免疫机制（内质网应激和缺氧）均与肌炎患者的肌损伤和功能障碍有关。目前病因未明，认为与遗传、环境等因素相关。在一定的遗传背景下，特定的环境因素可能是肌炎的始动因素。已知人类白细胞抗原Ⅰ类和Ⅱ类基因的多态性是包括肌炎在内的多种自身免疫性疾病的遗传危险因素。通常与肌炎有关的环境因素，包括感染因素如细菌、病毒、寄生虫感染及非感染因素如药物、食物、紫外线、硅胶植入、肿瘤等。

5　临床表现

多发性肌炎/皮肌炎常呈亚急性起病，在数周至数月内出现对称性的四肢近端肌肉无力，仅少数患者（特别是皮肌炎）可急性起病。多发性肌炎/皮肌炎常伴有全身性的表现，如乏力、厌食、体重下降和发热等。

5.1　症状和体征

5.1.1　骨骼肌受累的表现

对称性四肢近端肌无力是多发性肌炎/皮肌炎的特征性表现。约50%的患者可同时伴有肌痛或肌压痛。远端肌无力不常见，随着病程的延长，可出现肌萎缩。

5.1.2　皮肤受累的表现

皮肌炎除了肌肉受累外，还有特征性的皮肤受累表现，包括向阳性皮疹、Gottron 征、披肩征、甲周红斑、甲褶毛细血管扩张、皮肤过度角化等。皮肤血管炎和脂膜炎也是皮肌炎较常见的皮肤损害；另外还可有手指的雷诺现象、手指溃疡及口腔黏膜红斑。部分患者还可出现肌肉硬结、皮下小结或皮下钙化等改变。

5.1.3 皮肤和骨骼肌外受累的表现

肺部受累表现为间质性肺炎、肺纤维化、胸膜炎、胸腔积液等。消化道受累表现为吞咽困难、饮水呛咳、反酸、食管炎、咽下困难、上腹胀痛和吸收障碍等。心脏受累最常见的表现是心律不齐和传导阻滞；较少见的严重表现是充血性心力衰竭和心包填塞。肾脏受累表现如蛋白尿、血尿、管型尿。关节表现为关节痛或关节炎，通常见于疾病的早期。

5.2 辅助检查

5.2.1 一般检查

患者可有轻度贫血、白细胞增多，红细胞沉降率（ESR）和 C 反应蛋白可以正常或升高。血清免疫球蛋、免疫复合物以及 α_2 和 γ 球蛋白可增高，补体 C_3、C_4 可减少。急性肌炎患者血中肌红蛋白含量增加。当有急性广泛的肌肉损害时，患者可出现肌红蛋白尿、血尿、蛋白尿、管型尿等。

5.2.2 肌酶谱检查

多发性肌炎/皮肌炎患者急性期血清肌酶明显增高，如肌酸磷酸激酶（CK）、醛缩酶、天冬氨酸转氨酶（AST）、丙氨酸转氨酶（ALT）及乳酸脱氢酶（LDH）等，其中临床最常见的是 CK 增高，它的改变对肌炎最为敏感，升高的程度与肌肉损伤的程度平行。

5.2.3 自身抗体

多发性肌炎/皮肌炎体内存在多种自身抗体，抗体抗 Jo - 1 抗体、抗 SRP 抗体、抗 Mi - 2 抗体、抗核抗体（ANA）、类风湿因子（RF）可出现阳性。

5.2.4 肌电图

90% 的活动性患者可出现肌电图异常，约 50% 的患者可表现为典型三联征改变，晚期患者可出现神经源性损害的表现，呈神经源性和肌源性损害混合相表现。

5.2.5 肌肉病理

皮肌炎肌活检标本的普通苏木素 - 伊红（HE）染色常表现为肌纤维大小不一、变性、坏死和再生，以及炎性细胞的浸润。免疫组织化学检测可见肌细胞表达 MHC - I 分子，浸润的炎性细胞主要为 CD_8^+T 细胞，呈多灶状分布在肌纤维周围及肌纤维内，这是皮肌炎较特征性的表现，也是诊断皮肌炎最重要的病理标准。

皮肌炎的肌肉病理特点是炎症分布位于血管周围或在束间隔及其周围，而不在肌束内。浸润的炎性细胞以 B 细胞和 $CD4^+T$ 细胞为主。肌纤维损伤和坏死通常涉及部分肌束或束周而导致束周萎缩，是皮肌炎的特征性表现。

6 诊断

目前临床上大多数医生对多发性肌炎/皮肌炎的诊断仍然采用 1975 年 Bohan/Peter 建议的诊断标准（简称 B/P 标准），见表 4 - 1。该标准会导致对皮肌炎的过度诊断，它不能将皮肌炎与包涵体肌炎（IBM）等其他炎性肌病相鉴别。因此欧洲神经肌肉疾病中心和美国肌肉研究协作组（ENMC）在 2004 年提出了另一种分类诊断标准，见表 4 - 2。

表 4-1　Bohan／Peter 建议的多发性肌炎／皮肌炎诊断标准

1. 对称性近端肌无力表现：肩胛带肌和颈前伸肌对称性无力，持续数周至数月，伴或不伴食道或呼吸道肌肉受累。

2. 肌肉活检异常：肌纤维变性、坏死，细胞吞噬、再生、嗜碱变性，核膜变大，核仁明显，筋膜周围结构萎缩，纤维大小不一，伴炎性渗出。

3. 血清肌酶升高：如 CK、醛缩酶、ALT、AST 和 LDH。

4. 肌电图示肌源性损害：肌电图有三联征改变：即时限短、小型的多相运动电位；纤颤电位，正弦波；插入性激惹和异常的高频放电。

5. 典型的皮肤损害：①眶周皮疹：眼睑呈淡紫色，眶周水肿；②Gottron 征：掌指及近端指间关节背面的红斑性鳞屑疹；③膝、肘、踝关节，面部，颈部和上半身出现的红斑性皮疹。

判定标准：确诊皮肌炎应符合 1~4 条中的任何 3 条标准；可疑皮肌炎符合 1~4 条中的任何 2 条标准；确诊皮肌炎应符合第 5 条加 1~4 条中的任何 3 条；拟诊皮肌炎应符合第 5 条及 1~4 条中的任何 2 条；可疑皮肌炎应符合第 5 条及 1~4 条中的任何 1 条标准。

表 4-2　国际肌病协作组建议的炎性肌病分类诊断标准

诊断要求	诊断标准
1. 临床标准 包含标准： A. 常 >18 岁发作，非特异性肌炎及皮肌炎可在儿童期发作 B. 亚急性或隐匿性发作 C. 肌无力：对称性近端 > 远端，颈屈肌 > 颈伸肌 D. 皮肌炎典型的皮疹：眶周水肿性紫色皮疹；Gottron 征，颈部 V 型征，披肩征 排除标准： A. IBM 的临床表现：非对称性肌无力，腕/手屈肌与三角肌同样无力或更差，伸膝和（或）踝背屈与屈髋同样无力或更差 B. 眼肌无力，特发性发音困难，颈伸 > 颈屈无力 C. 药物中毒性肌病，内分泌疾病（甲状腺功能亢进症，甲状旁腺功能亢进症，甲状腺功能低下），淀粉样变，家族性肌营养不良病或近端运动神经病 2. 血清 CK 水平升高 3. 其他实验室标准 A. 肌电图检查 包含标准：（Ⅰ）纤颤电位的插入性和自发性活动增加，正相波或复合的重复放电；（Ⅱ）形态测定分析显示存在短时限，小幅多相性运动单位动作电位（MUAPs）； 排除标准：（Ⅰ）肌强直性放电提示近端肌强直性营养不良或其他传导通道性病变；（Ⅱ）形态分析显示为长时限，大幅多相性 MUAPs；（Ⅲ）用力收缩所募集的 MUAP 类型减少 B. 磁共振成像（MRI） STIR 显示肌组织内弥漫或片状信号增强（水肿）	多发性肌炎（皮肌炎） 确诊皮肌炎： 1. 符合所有临床标准，除外皮疹 2. 血清 CK 升高 3. 肌活检包括 A，除外 C，D，H，I 拟诊皮肌炎（Drobable 皮肌炎）： 1. 符合所有临床标准，除外皮疹 2. 血清 CK 升高 3. 其他实验室标准中的 1/3 条 4. 肌活检标准包括 B，除外 C，D，H，I 多发性肌炎（皮肌炎） 确诊皮肌炎： 1. 符合所有临床标准 2. 肌活检包括 C 拟诊皮肌炎： 1. 符合所有临床标准 2. 肌活检标准包括 D 或 E，或 CK 升高，或其他实验室指标的 1/3 条 无肌病性皮肌炎： 1. 皮肌炎典型的皮疹：眶周皮疹或水肿，Gottron 征，V 型征，披肩征 2. 皮肤活检证明毛细血管密度降低，沿真皮 - 表皮交界处 MAC 沉积，MAC 周伴大量角化细胞 3. 没有客观的肌无力 4. CK 正常 5. EMG 正常

诊断要求	诊断标准
C. 肌炎特异性抗体 4. 肌活检标准 A. 炎性细胞（T细胞）包绕和浸润至非坏死肌内膜 B. CD8$^+$T细胞包绕非坏死肌内膜但浸润至非坏死肌内膜不确定，或明显的MHC-I分子表达 C. 束周萎缩 D. 小血管膜攻击复合物（MAC）沉积，或毛细血管密度降低，或光镜见内皮细胞中有管状包涵体，或束周纤维MHC-I表达 E. 血管周围、肌束膜有炎性细胞浸润 F. 肌内膜散在的CD8$^+$T细胞浸润，但是否包绕或浸润至肌纤维不肯定 G. 大量的肌纤维坏死为突出表现，炎性细胞不明显或只有少量散布在血管周，肌束膜浸润不明显 H. MAC沉积于小血管或EM见烟斗柄状毛细管，但内皮细胞中是否有管状包涵体不确定 I. 可能是IBM表现：镶边空泡、碎片性红纤维、细胞色素过氧化物酶染色阴性 J. MAC沉积于非坏死肌纤维内膜，及其他提示免疫病理有关的肌营养不良	6. 如果做肌活检，无典型的皮肌炎表现 可疑无皮炎性皮肌炎（possible 皮肌炎 sine dermatitis）： 1. 符合所有临床标准，除外皮疹 2. 血清CK升高 3. 其他实验室指标的1/3条 4. 肌活检标准中符合C或D 非特异性肌炎： 1. 符合所有临床标准，除外皮疹 2. 血清CK升高 3. 其他实验室指标的1/3条 4. 肌活检包括E或F，并除外所有其他表现 免疫介导的坏死性肌病： 1. 符合所有临床标准，除外皮疹 2. 血清CK升高 3. 其他实验室指标的1/3条 4. 肌活检标准包括G，除外所有其他表现

7 鉴别诊断

多种疾病可引起皮肤及肌肉病变。如果有典型的皮疹和肌无力的表现，皮肌炎一般不难诊断。临床上最容易误诊的是皮肌炎，它需要与多种类型的肌病作鉴别，主要包括：感染相关性肌病、IBM、甲状腺相关性肌病、代谢性肌病、药物性肌病、激素性肌病、肌营养不良症、嗜酸性粒细胞增多性肌炎以及肿瘤相关性肌病等。

8 治疗

8.1 西医治疗原则

多发性肌炎/皮肌炎是一组异质性疾病，临床表现多种多样且因人而异，治疗方案也应遵循个体化的原则。药物治疗包括糖皮质激素、免疫抑制剂、静脉注射免疫球蛋白、生物制剂、血浆置换等。

8.2 中成药用药方案

8.2.1 基本原则

本病属于中医学的"肌痹""痹病""痿病"等范畴。本病病位在肢体肌肉，多因风湿之邪侵于肌肤，困阻卫阳，致卫阳不能温煦；或因七情内伤，郁久化热生毒，致使阴阳气血失衡，气机不畅，瘀阻经络，正不胜邪，毒邪犯脏所致。本病初期多表现为风湿毒邪壅盛，治疗宜祛邪解毒；在中、后期则常表现为虚证，治当扶正为主，兼以祛邪。同时在各期都应加通络和营之品，以达到营血调和，经络畅达，通痹防痿之功。根据病情轻重、辨证类型，辨证使用中成药。

8.2.2 分证论治（表4-3）

表4-3 炎性肌病（多发性肌炎/皮肌炎）分证论治

证型	辨证要点	治法	中成药
毒热炽盛证	发热，肌肉关节疼痛无力，皮肤痈疡疔毒，便干尿赤，舌红绛，苔黄厚，脉数	凉血解毒活血止痛	清开灵口服液（片、胶囊、软胶囊、颗粒）、抗病毒口服液（片、软胶囊、浓缩丸）、新癀片等
湿热蕴结证	发热，肌肉疼痛，重着无力，腹胀纳差，大便黏软不爽，小便赤，舌质红，苔黄腻，脉滑数	清热除湿和营通络	四妙丸、湿热痹片、滑膜炎片（胶囊）等
阴虚内热证	消瘦，肌肉关节疼痛痿软无力，心烦梦多，低热盗汗，小便黄少，大便干，舌质红，苔黄，脉细数	清热养阴通络	知柏地黄丸（浓缩丸、片）、六味地黄丸（浓缩丸、片、胶囊）、杞菊地黄丸、麦味地黄口服液等
气血两虚证	病程较久，进展缓慢，神疲，肌肉酸痛无力，甚则肌肉渐脱，皮肤干燥，心悸气短，食少懒言，头晕自汗，失眠健忘，舌淡胖，苔白，脉细弱	气血双补	人参养荣丸、人参归脾丸、十全大补丸（片、颗粒）、贞芪扶正颗粒等
阴阳两虚证	病程较久，肌肉酸痛无力，肢体麻木不仁，皮肤干燥，畏寒或气短，腰酸腿软，舌质淡，苔白，脉沉细	滋阴壮阳	金匮肾气丸（片）、龟芪参口服液、防衰益寿丸等

以下内容为上表内容的详解，重点强调同病同证情况下，不同中成药选用区别。

（1）毒热炽盛证：发热，肌肉关节疼痛无力，皮肤痈疡疔毒，便干尿赤，舌红绛，苔黄厚，脉数。

【辨证要点】发热，肌肉关节疼痛无力，皮肤痈疡疔毒，便干尿赤，舌红绛，苔黄厚，脉数。

【治法】凉血解毒，活血止痛。

【中成药】清开灵口服液（片、胶囊、软胶囊、颗粒）、抗病毒口服液（片、软胶囊、浓缩丸）、新癀片等（表4-4）。

表4-4 炎性肌病（多发性肌炎/皮肌炎）毒热炽盛证可选用中成药

药品名称	药物组成	功能主治	用法用量	注意事项
清开灵口服液（片、胶囊、软胶囊、颗粒）	胆酸、珍珠母、猪去氧胆酸、栀子、水牛角、板蓝根、黄芩苷、金银花	清热解毒，镇静安神。用于外感风热时毒、火毒内盛所致高热不退、烦躁不安、咽喉肿痛、舌质红绛、苔黄脉数者；上呼吸道感染、病毒性感冒、急性化脓性扁桃体炎、急性咽炎、急性支气管炎、高热等病症属上述证候者	口服液：口服，一次20～30mL，一日2次 片剂：口服，一次1～2粒，一日3次 胶囊：口服，一次2～4粒，一日3次 软胶囊：口服，一次1～2粒，一日3次 颗粒剂：口服，一次1～2袋，一日2～3次	久病体虚患者如出现腹泻时慎用

续表

药品名称	药物组成	功能主治	用法用量	注意事项
抗病毒口服液（片、软胶囊、浓缩丸）	板蓝根、石膏、芦根、生地黄、郁金、知母、石菖蒲、广藿香、连翘	清热祛湿，凉血解毒。用于风热感冒，温病发热及上呼吸道感染、流感、腮腺炎等病毒性感染性疾病	口服液：口服，一次10mL，一日2～3次 片剂：口服，一次4～6片，一日3次 软胶囊：口服，一次4粒，一日3次 浓缩丸：口服，一次2.5g，一日2～3次	1. 孕妇、哺乳期妇女禁用 2. 忌烟、酒及辛辣、生冷、油腻食物 3. 不宜在服药期间同时服用滋补性中药
新癀片	肿节风、三七、人工牛黄、肖梵天花、珍珠层粉等	清热解毒，活血化瘀，消肿止痛。用于热毒瘀血所致的咽喉肿痛、牙痛、痹痛、胁痛、黄疸、无名肿毒等症	口服，一次2～4片，一日3次 外用。用冷开水调化，敷患处	1. 胃及十二指肠溃疡者、肾功能不全者及孕妇慎用 2. 对吲哚美辛过敏者忌用

（2）湿热蕴结证：发热，肌肉疼痛，重着无力，腹胀纳差，大便黏软不爽，小便赤，舌质红，苔黄腻，脉滑数。

【辨证要点】发热，肌肉疼痛，重着无力，腹胀纳差，大便黏软不爽，小便赤，舌质红，苔黄腻，脉滑数。

【治法】清热除湿，和营通络。

【中成药】四妙丸、湿热痹片、滑膜炎片（胶囊）等（表4-5）。

表4-5　炎性肌病（多发性肌炎/皮肌炎）湿热蕴结证治可选用中成药

药品名称	药物组成	功能主治	用量用法	注意事项
四妙丸	苍术、牛膝、黄柏、薏苡仁	清热利湿。用于湿热下注所致的痹病，症见足膝红肿，筋骨疼痛	口服，一次6g，一日2次	服药期间，宜食用清淡易消化之品，忌食辛辣
湿热痹片	苍术、忍冬藤、地龙、连翘、黄柏、薏苡仁、防风、川牛膝、粉草薢、桑枝、防己、威灵仙	祛风除湿，清热消肿，通络定痛。用于湿热痹证，其症状为肌肉或关节红肿热痛，有沉重感，步履艰难，发热，口渴不欲饮，小便黄淡	口服，一次6片，一日3次	尚不明确
滑膜炎片（胶囊）	夏枯草、功劳叶、女贞子、丹参、防己、薏苡仁、川牛膝、黄芪、丝瓜络、土茯苓等	清热利湿，活血通络。用于急、慢性滑膜炎及膝关节术后的患者	片剂：口服，一次4片，一日3次 胶囊：口服，一次3粒，一日3次	1. 糖尿病患者忌服 2. 孕妇慎用

（3）阴虚内热证：消瘦，肌肉关节疼痛痿软无力，局部皮肤暗红或不明显，心

烦梦多，低热盗汗，小便黄少，大便干，舌质红，苔黄，脉细数。

【辨证要点】消瘦，肌肉关节疼痛痿软无力，心烦梦多，低热盗汗，小便黄少，大便干，舌质红，苔黄，脉细数。

【治法】清热养阴通络。

【中成药】知柏地黄丸（浓缩丸、片）、六味地黄丸（浓缩丸、片、胶囊）、杞菊地黄丸、麦味地黄口服液等（表4-6）。

表4-6 炎性肌病（多发性肌炎/皮肌炎）阴虚内热证可选用中成药

药品名称	药物组成	功能主治	用法用量	注意事项
知柏地黄丸（浓缩丸、片）	知母、黄柏、熟地黄、山茱萸、牡丹皮、山药、茯苓、泽泻	滋阴降火。用于阴虚火旺，潮热盗汗，口干咽痛，耳鸣遗精，小便短赤	水蜜丸：口服，一次6g，一日2次 浓缩丸：口服。一次8丸，一日3次 片剂：口服。一次6片，一日4次	1. 孕妇慎服 2. 虚寒性病证患者不适用 3. 不宜和感冒类药同时服用 4. 本品宜空腹或饭前服用开水或淡盐水送服
六味地黄丸（浓缩丸、片、胶囊）	熟地黄、山茱萸、牡丹皮、山药、茯苓、泽泻	滋阴补肾。用于肾阴亏损，头晕耳鸣，腰膝酸软，骨蒸潮热，盗汗遗精	水蜜丸：口服。一次9g，一日2次 浓缩丸：口服。一次8丸，一日3次 片剂：口服。一次8片，一日2次 胶囊：口服。一次1粒，一日2次	1. 忌辛辣食物 2. 不宜在服药期间服感冒药 3. 服药期间出现食欲不振，胃脘不适，大便稀，腹痛等症状时，应去医院就诊 4. 孕妇、小儿应在医师指导下服用
杞菊地黄丸	熟地黄、山茱萸、山药、牡丹皮、茯苓、泽泻、枸杞子、菊花	滋肾养肝。用于肝肾阴亏的眩晕、耳鸣、目涩畏光、视物昏花	口服。一次9g，一日2次	1. 忌不易消化食物 2. 感冒发热病人不宜服用 3. 高血压、心脏病、肝病、糖尿病、肾病等慢性病严重者应在医师指导下服用 4. 儿童、孕妇、哺乳期妇女应在医师指导下服用
麦味地黄口服液	麦冬、五味子、熟地黄、山茱萸（制）、牡丹皮、山药、茯苓、泽泻	滋肾养肺。用于肺肾阴亏，潮热盗汗，咽干，眩晕耳鸣，腰膝酸软	口服，一次10mL，一日2次	1. 忌油腻食物 2. 感冒病人不宜服用

（4）气血两虚证：病程较久，进展缓慢，神疲，肌肉酸痛无力，不能久立，甚

则肌肉渐脱，皮肤干燥，心悸气短，食少懒言，头晕自汗，失眠健忘，舌淡胖，苔白，脉细弱。

【辨证要点】病程较久，进展缓慢，神疲，肌肉酸痛无力，甚则肌肉渐脱，皮肤干燥，心悸气短，食少懒言，头晕自汗，失眠健忘，舌淡胖，苔白，脉细弱。

【治法】气血双补。

【中成药】人参养荣丸、人参归脾丸、十全大补丸（片、颗粒）、贞芪扶正颗粒等（表 4 - 7）。

表 4 - 7　炎性肌病（多发性肌炎/皮肌炎）气血两虚证可选用中成药

药品名称	药物组成	功能主治	用法用量	注意事项
人参养荣丸	人参、白术、茯苓、炙甘草、当归、熟地、白芍、炙黄芪、陈皮、远志、肉桂、五味子	温补气血。用于心脾不足，气血两亏，形瘦神疲，食少便溏，病后虚弱	口服，一次 1 袋，一日 2～3 次	1. 忌不易消化食物 2. 感冒发热病人不宜服用 3. 高血压、心脏病、肝病、糖尿病、肾病等慢性病严重者应在医师指导下服用 4. 儿童、孕妇、哺乳期妇女应在医师指导下服用
人参归脾丸	人参、白术、茯苓、炙甘草、当归、炙黄芪、木香、远志、龙眼肉、酸枣仁	益气补血，健脾养心。用于心脾两虚，气血不足所致的心悸、怔忡，失眠健忘，食少体倦，面色萎黄以及脾不统血所致的便血、崩漏、带下诸症	口服，一次 1 袋，一日 2～3 次	1. 不宜和感冒类药同时服用 2. 不宜喝茶和吃萝卜，以免影响药效 3. 服本药时不宜同时服用藜芦、五灵脂、皂荚或其他制剂 4. 高血压患者或正在接受其他药物治疗者应在医师指导下服用 5. 本品宜饭前服用或进食同时服 6. 身体壮实不虚者忌服
十全大补丸（片、颗粒）	党参、白术、茯苓、炙甘草、当归、川芎、白芍、熟地黄、炙黄芪、肉桂	温补气血。用于气血两虚，面色苍白，气短心悸，头晕自汗，体倦乏力，四肢不温，月经量少	水蜜丸：口服，一次 6g，一日 2～3 次 片剂：口服，一次 6 片，一日 2 次 颗粒：口服，一次 1 袋，一日 2 次	1. 孕妇忌服 2. 忌食生冷、油腻食物 3. 外感风寒、风热，实热内盛者不宜服用 4. 本品宜饭前服用或进食同时服

药品名称	药物组成	功能主治	用法用量	注意事项
贞芪扶正颗粒	黄芪、女贞子	有提高人体免疫功能，保护骨髓和肾上腺皮质功能；用于各种疾病引起的虚损；配合手术、放射线、化学治疗，促进正常功能的恢复	口服，一次1袋，一日2次	1. 过敏体质者慎用 2. 注意加强营养，多食乳类、蛋类、瘦肉类、豆制品类，及新鲜的瓜果、蔬菜等，不要食用辛辣、油腻食物；戒烟酒 3. 服药期间，要舒畅情志，忌忧思恼怒，防忧郁，以免加重病情 4. 服药期间，注意休息，避免劳累，保证充足的睡眠和适量的活动

（5）阴阳两虚证：病程较久，肌肉酸痛无力，肢体麻木不仁，皮肤干燥，畏寒或气短，腰酸腿软，舌质淡苔白，脉沉细。

【辨证要点】病程较久，肌肉酸痛无力，肢体麻木不仁，皮肤干燥，畏寒或气短，腰酸腿软，舌质淡，苔白，脉沉细。

【治法】滋阴壮阳。

【中成药】金匮肾气丸（片）、龟芪参口服液、防衰益寿丸等，其中金匮肾气丸（片）适合于偏阳虚者（表4-8）。

表4-8 炎性肌病（多发性肌炎/皮肌炎）阴阳两虚证可选用中成药

药品名称	药物组成	功能主治	用法用量	注意事项
金匮肾气丸（片）	地黄、山茱萸、牡丹皮、山药、茯苓、泽泻、桂枝、附子、牛膝、车前子	温补肾阳，化气行水。用于肾虚水肿，腰膝酸软，小便不利，畏寒肢冷	水蜜丸：口服，一次4~5g，一日2次 片剂：口服，一次4片，一日2次	1. 忌房欲、气恼 2. 忌食生冷物
龟芪参口服液	人参，鹿茸，黄芪，龟甲胶，熟地黄，牛膝，山药，丹参，枸杞子，菟丝子，五味子，桑寄生	益气养血，滋阴助阳，适用于气血不足，阴阳两虚。症见心悸气短，神疲乏力，少食倦怠，腰膝酸软，头晕耳鸣，失眠健忘	口服，一次1支，一日2次	孕妇忌服，儿童禁用

续表

药品名称	药物组成	功能主治	用法用量	注意事项
防衰益寿丸	人参、党参、五味子（醋制）、当归、远志（甘草炙）、黄芪（蜜炙）、白术（麸炒）、枸杞子、甘草（蜜炙）、山茱萸（酒炙）、玉竹、龙眼肉等	滋阴助阳，培元固本。用于气血阴阳亏虚所致的面色无华，气短懒言，神疲乏力，畏寒肢冷，健忘失眠，多梦，五心烦热，盗汗或自汗，头目眩晕，食欲不振，便溏或便秘，月经不调，小便频数或夜尿多	口服，睡前服1丸	1. 儿童、孕妇、哺乳期妇女禁用 2. 感冒发热者禁服，忌辛辣、生冷、油腻食物 3. 外感停服 4. 脾胃虚弱，呕吐泄泻，腹胀便溏、咳嗽痰多者慎用 5. 口干舌燥，痔漏出血酌减服量 6. 高血压、心脏病、肝病、糖尿病、肾病等慢性病严重者应在医师指导下服用 7. 服量应由小剂量开始，逐渐增加至规定剂量，以服药后无口干舌燥为准。春夏季节服量可减少5粒

8.2.3 辨病特色用药

雷公藤片、雷公藤多苷片、昆明山海棠片、昆仙胶囊、正清风痛宁片（缓释片、胶囊）、白芍总苷胶囊等经现代药理研究具有免疫抑制作用，可根据病情选用。其中雷公藤片、雷公藤多苷片、昆明山海棠片适用于偏热性证候，寒性证候不适用；昆仙胶囊、正清风痛宁片（缓释片、胶囊）适用于偏寒性证候，热性证候不适用；白芍总苷胶囊寒热证型均可使用，脾虚便溏者慎用（表4-9）。

表4-9 炎性肌病（多发性肌炎/皮肌炎）辨病特色用药

药品名称	药物组成	功能主治	用法用量	注意事项
雷公藤片	雷公藤提取物	抗炎及免疫抑制作用。主要用于治疗类风湿关节炎等	口服，一次1~2片，一日2~3次	1. 孕妇忌用 2. 心、肝、肾功能不全患者，严重贫血患者，胃及十二指肠活动性溃疡患者慎用 3. 用药过程中应定期检查血、尿常规，肝、肾功能及心电图等，青年男性定期检查精液 4. 因本药有一定的毒性，故不宜服用过量

续表

药品名称	药物组成	功能主治	用法用量	注意事项
雷公藤多苷片	雷公藤多苷	祛风解毒、除湿消肿、舒筋通络。有抗炎及抑制细胞免疫和体液免疫等作用。用于风湿热瘀，毒邪阻滞所致的类风湿性关节炎，肾病综合征，白塞病三联症，麻风反应，自身免疫性肝炎等	口服，按体重每1kg每日1~1.5mg，分3次饭后服用	1. 儿童、育龄期有孕育要求者、孕妇和哺乳期妇女禁用 2. 心、肝、肾功能不全者禁用；严重贫血、白细胞和血小板降低者禁用 3. 胃、十二指肠溃疡活动期患者禁用 4. 严重心律失常者禁用 5. 宜饭后服用
昆明山海棠片	昆明山海棠	祛风除湿，舒筋活络，清热解毒。用于类风湿性关节炎，红斑狼疮等	口服，一次3~5片，一日3次	1. 孕妇、哺乳期妇女或患有肝脏疾病等严重全身疾病者禁用 2. 处于生长发育期的婴幼儿、青少年及生育年龄有孕育要求者不宜使用，或全面权衡利弊后遵医嘱使用 3. 患有骨髓造血障碍的疾病者禁用 4. 胃、十二指肠溃疡活动期禁用 5. 严重心律紊乱者禁用 6. 为观察本品可能出现的不良反应，用药期间应注意定期随诊及检、复查血、尿常规及心电图和肝肾功能
昆仙胶囊	昆明山海棠、淫羊藿、枸杞子、菟丝子	补肾通络，祛风除湿。主治类风湿关节炎属风湿痹阻兼肾虚证。症见关节肿胀疼痛，屈伸不利，晨僵，关节压痛，关节喜暖畏寒，腰膝酸软，舌质淡，苔白，脉沉细	口服。一次2粒，一日3次，饭后服用	1. 孕妇、哺乳期妇女或患有肝、肾功能不全以及严重全身性疾病者禁用 2. 处于生长发育期的婴幼儿、青少年及生育年龄有生育要求者禁用。或全面权衡利弊后遵医嘱使用 3. 患有骨髓造血障碍疾病者禁用 4. 胃、十二指肠溃疡活动期禁用 5. 严重心律失常禁用 6. 心功能不全慎用 7. 严重贫血、白细胞、血小板低下者禁用 8. 服药期间禁饮烈酒 9. 为观察本品可能出现的不良反应，服药过程中，定期随诊、检查、复查血、尿常规，心电图和肝肾功能

续表

药品名称	药物组成	功能主治	用法用量	注意事项
正清风痛宁片（缓释片、胶囊）	盐酸青藤碱	祛风除湿，活血通络，消肿止痛。用于风寒湿痹证。症见肌肉酸痛，关节肿胀、疼痛，屈伸不利，麻木僵硬等及风湿与类风湿性关节炎具有上述症候者	片剂：口服，一次1～4片，一日3次　缓释片：口服，一次1～2片，一日2次　胶囊：口服，一次3粒，一日3次	1. 孕妇或哺乳期妇女忌用 2. 有哮喘病史及对青藤碱过敏者禁用 3. 定期复查血象，并注意观察血糖和胆固醇
白芍总苷胶囊	白芍总苷	用于类风湿关节炎等	口服。一次2粒，一日2～3次	脾虚便溏者慎用

9　预后

早期诊断，合理治疗，本病可获较满意的长时间缓解，患者可从事正常的工作、学习，享有与正常人相同的生活质量。尤其是儿童患者更佳。成人患者可死于严重的进行性肌无力、吞咽困难、营养不良以及吸入性肺炎或反复肺部感染所致的呼吸衰竭。并发心、肺病变者，病情往往严重，而且治疗效果不好。儿童通常死于肠道的血管炎。合并恶性肿瘤的肌炎患者，其预后一般取决于恶性肿瘤的预后。

（郑新春　汪荣盛　何东仪）

参考文献

［1］中华医学会风湿病学分会. 多发性肌炎和皮肌炎诊断及治疗指南. 中华风湿病学杂志，2010，14（12）：828－831.

［2］中华中医药学会. 肌痹（ZYYXH/T354—2012）. 风湿病与关节炎，2012，1（4）：77－79.

［3］中华中医药学会. 多发性肌炎诊疗指南. 中国中医药现代远程教育，2011，9（11）：152－153.

［4］（美）尔斯坦著；粟占国，唐福林译. 凯利风湿病学（第8版）. 北京：北京大学医学出版社，2011.

［5］陈德兴. 中成药学. 上海：上海科学技术出版社，2009.

第五章 硬皮病

1 范围

本《指南》规定了硬皮病的诊断、辨证和中成药治疗。

本《指南》适用于硬皮病的诊断、辨证和中成药治疗。

2 术语和定义

下列术语和定义适用于本《指南》。

硬皮病，是一种原因尚不明确，临床上以局限性或弥漫性皮肤增厚和纤维化为特征的全身性自身免疫病，可影响心、肺、消化道和肾等内脏器官。系统性硬皮病又叫系统性硬化症。

3 流行病学

据流行病学调查显示，本病在我国结缔组织性疾病中的发病率仅次于类风湿性关节炎和系统性红斑狼疮。本病可发生于任何年龄，但以中、青年女性较为常见，男性亦可发病，女性约为男性的 3~4 倍。硬皮病发病表现出种族差异，就人种而论黑种人发病率要高于白种人，同时不同人群中发病年龄也存在差异。

4 病因病理

病因尚不清楚，可能与多个致病因素有关，包括遗传因素和环境因素。

本病受损组织中的病理改变为胶原的增殖，组织的纤维化。皮肤弹性纤维破坏，表皮及附属器萎缩，真皮及皮下组织钙盐沉着。内脏损害主要为间质及血管壁的胶原纤维增生，增厚及硬化。

5 临床表现

5.1 雷诺现象

表现为系统性硬皮病的最早症状，因肢端小动脉痉挛闭塞而出现，以阵发性四肢肢端（主要是手指）对称的间歇发白、紫绀和潮红为其临床特点，常为情绪激动和受寒冷所诱发。

5.2 皮肤改变

5.2.1 肿胀期

皮肤多为无痛性非凹陷性水肿，有紧绷感，手指呈腊肠样，皮损由双手逐渐向前臂及躯干进展，数周至数月可进入硬化期。

5.2.2 硬化期

皮肤的局部温度降低，坚实发亮，皮肤增厚变硬，失去弹性，不能用手捏起，面部呈面具样改变，表情呆板，张口困难。

5.2.3 萎缩期

皮肤逐渐萎缩变薄，皮下组织及肌肉也开始出现萎缩，毛发脱落，出汗减少，鼻翼萎缩，口唇变薄，形成放射状沟纹，胸廓皮肤发紧，呼吸困难。可以出现色素沉着或减退。

5.3 皮下组织钙化症

局部的慢性炎症可导致皮下软组织的钙化，手指、肘等容易受伤部位是钙化的好发部位。

5.4 骨和关节

多关节痛和肌肉疼痛常为早期症状，也可出现明显的关节炎，由于皮肤增厚且与其下关节紧贴，致使关节挛缩和功能受限。晚期可出现肌肉萎缩。长期慢性指（趾）缺血，可发生指端骨溶解。

5.5 系统损害

胃肠道、食管亦可受累，可出现消化系统的一系列症状。心脏受累，可出现心肌炎、心包炎和心力衰竭。肺脏可出现肺的纤维化。晚期肾脏亦可受累，表现为肾衰竭。

5.5.1 消化系统

消化道受累为 SSc 的常见表现。仅次于皮肤受累和雷诺现象。消化道的任何部位均可受累，其中食管受累最为常见。

（1）口腔：张口受限，齿龈退缩，牙齿脱落，牙槽突骨萎缩。

（2）食管：食管下部扩约肌功能受损，可导致胸骨后灼热感，反酸。长期可引起糜烂性食管炎、出血、食管下段狭窄等并发症。下 2/3 食管蠕动减弱可引起吞咽困难、吞咽痛。

（3）小肠：常可引起轻度腹痛、腹泻、体质量下降和营养不良。偶可出现假性肠梗阻，表现为腹痛、腹胀和呕吐。肠壁黏膜肌层变性，空气进入肠壁黏膜下面之后，可发生肠壁囊样积气征。

（4）大肠：大肠受累临床症状往往较轻。可发生便秘、下腹胀满，偶有腹泻。由于肠壁肌肉萎缩，在横结肠、降结肠可有较大开口的特征性肠炎（憩室）。如肛门括约肌受累，可出现直肠脱垂和大便失禁。

（5）肝脏和胰腺：肝脏病变不常见，但原发性胆汁性肝硬化的出现往往都与局限性皮肤型 SSc 有关。胰腺外分泌机能不全可引起吸收不良和腹泻。

5.5.2 肺部

病初最常见的症状为运动时气短，活动耐受量减低；后期出现干咳。肺间质纤维化和肺动脉血管病变常同时存在。肺间质纤维化常以嗜酸性肺泡炎为先导。在肺泡炎期，高分辨率 CT 可显示肺部呈毛玻璃样改变，支气管肺泡灌洗可发现灌洗液中细胞增多。胸部 x 线片示肺间质纹理增粗，严重时呈网状结节样改变，在基底部最为显著。肺功能检查示限制性通气障碍，肺活量减低，肺顺应性降低，气体弥散量减低。体检可闻及细小爆裂音，特别是在肺底部。

5.5.3 心脏

临床表现为气短、胸闷、心悸、水肿。临床检查可有室性奔马律、窦性心动过速、充血性心力衰竭，偶可闻及心包摩擦音。超声心动图显示约半数病例有心包肥厚或积液。

5.5.4　肾脏

临床表现不一，部分患者有多年皮肤及其他内脏受累而无肾损害的临床现象；有些在病程中出现肾危象，即突然发生严重高血压，急进性肾功能衰竭。如不及时处理，常于数周内死于心力衰竭及尿毒症。虽然肾危象初期可无症状，但大部分患者感疲乏加重，出现气促、严重头痛、视物模糊、抽搐、神志不清等症状。实验室检查发现肌酐正常或增高、蛋白尿和（或）镜下血尿，可有微血管溶血性贫血和血小板减少。

5.5.5　神经系统病变

在弥漫性皮肤型 SSc 的早期阶段可出现正中神经受压、腕管综合征。在急性炎症期后，这些症状常能自行好转。SSc 可出现孤立或多发单神经炎（包括脑神经），对称性周围神经病变。

5.5.6　甲状腺功能低下

20% ~40% 的患者有甲状腺功能减退，这与甲状腺纤维化或自身免疫性甲状腺炎有关，病理表现为淋巴细胞浸润。半数患者血清中可有抗甲状腺抗体。

5.6　CREST 综合征

是系统性硬化症的一种亚型，即患者具有皮下钙质沉积（calcinosis）、雷诺现象（Raynaud phenomenon）、食管功能障碍（Esophageal dysfunction）、肢端硬化（sclero-dactyly）、毛细血管扩张（telangiectmsis）的简称。

6　诊断

6.1　症状和体征

6.1.1　雷诺现象

表现为阵发性四肢肢端（主要是手指）对称的间歇发白、紫绀和潮红，常为情绪激动和受寒冷所诱发。

6.1.2　皮肤表现

早期皮肤呈非凹陷性水肿，手指呈腊肠样紧绷，由双手逐渐向前臂扩展；之后皮肤增厚硬化，失去弹性，不能用手捏起，面具脸，表情呆板；最后皮肤逐渐萎缩变薄，皮下组织及肌肉也开始出现萎缩，鼻翼萎缩，口唇变薄，形成放射状沟纹，色素沉着或减退。手指、肘等部位容易出现皮下钙化。

6.1.3　关节表现

早期即有多关节痛和肌肉疼痛；皮肤增厚与其下关节紧贴，致使关节挛缩和功能受限；长期慢性指（趾）缺血，可发生指端骨溶解。

6.1.4　消化系统

消化道的任何部位均可受累。口腔出现齿龈退缩，牙齿脱落，牙槽突骨萎缩。食管受累最为常见，有吞咽干食困难，胸骨后灼热、反酸，长期可引起糜烂性食管炎、出血、食管下段狭窄等并发症。小肠硬化引起消化不良、腹泻、营养不良等。结肠蠕动减慢造成腹胀、便秘和腹泻交替。

6.1.5　其他系统

肺部受累最常见运动时气短，活动耐受量减低，后期出现干咳，体检可闻及细小爆裂音，特别是在肺底部。肺功能检查示限制性通气障碍，肺活量减低，气体弥散量减低。肾脏临床表现不一，初期可无症状，但大部分患者感疲乏加重，有些在病程中出现肾危象，即突然发生严重高血压，急进性肾功能衰竭，处理不及时，常于数周内死于心力衰竭及尿毒症。

6.2 辅助检查

6.2.1 实验室检查

（1）常规实验室检查：一般无特殊异常。红细胞沉降率（ESR）可正常或轻度增快。贫血可由消化道溃疡、吸收不良、肾脏受累所致，一般情况下少见。可有轻度血清白蛋白降低，球蛋白增高，可有多株高 γ 球蛋白血症和冷球蛋白血症。血中纤维蛋白原含量增高。

（2）免疫学检查：血清抗核抗体阳性率达90%以上，核型为斑点型、核仁型和抗着丝点型。抗 Scl-70 抗体是 SSc 的特异性抗体，阳性率为15%～20%。此外，抗着丝点抗体、抗 RNA 聚合酶 I、Ⅲ 抗体、抗 nRNP 抗体、抗 PM/Scl 抗体亦有不同阳性率；抗 SSA 抗体和（或）抗 SSB 抗体存在于 SSc 与干燥综合征重叠的患者；约30%的患者类风湿因子阳性。

6.2.2 影像学检查

X 线检查可有两肺纹理增强，也可见网状或结节状致密影，以肺底为著，或有小的囊状改变。高分辨率 CT 是检测和随访间质性肺病的主要手段，只要可能应该检查。钡餐检查可显示食管、胃肠道蠕动减弱或消失，下端狭窄，近侧增宽，小肠蠕动亦减少，近侧小肠扩张，结肠袋可呈球形改变。双手指端骨质吸收，软组织内有钙盐沉积。

6.3 诊断标准

6.3.1 SSc 分类标准

目前临床上常用的标准是1980年美国风湿病学会（ACR）提出的 SSc 分类标准，该标准包括以下条件：

（1）主要条件：近端皮肤硬化：手指及掌指（跖趾）关节近端皮肤增厚、紧绷、肿胀。这种改变可累及整个肢体、面部、颈部和躯干（胸、腹部）。

（2）次要条件：①指硬化：上述皮肤改变仅限手指。②指尖凹陷性瘢痕或指垫消失：由于缺血导致指尖凹陷性瘢痕或指垫消失。③双肺基底部纤维化：在立位胸部 X 线片上，可见条状或结节状致密影。以双肺底为著，也可呈弥漫斑点或蜂窝状肺，但应除外原发性肺病所引起的这种改变。

判定：具备主要条件或2条或2条以上次要条件者。可诊为 SSc。雷诺现象、多发性关节炎或关节痛、食管蠕动异常、皮肤活检示胶原纤维肿胀和纤维化、血清有抗核抗体、抗 Scl-70 抗体和抗着丝点抗体阳性均有助于诊断。

6.3.2 2013 年 ACR/EULAR 系统性硬皮病新的分类标准（表 5-1）

表 5-1　2013 年 ACR/EULAR 系统性硬皮病分类标准

指标	子指标	权重/得分
双手手指皮肤增厚并延伸至邻近的掌指关节近端（充分条件）	-	9

续表

指标	子指标	权重/得分
手指皮肤增厚（只计数较高的分值）	手指肿胀	2
	指端硬化（离掌指关节较远但离指间关节较近）	4
指尖病变（只计数较高的分值）	指尖溃疡	2
	指尖点状瘢痕	3
毛细血管扩张	—	2
甲壁毛细血管异常	—	2
肺动脉高压和/或间质性肺疾病（最高分值2分）	肺动脉高压	2
	间质性肺疾病	2
雷诺现象	—	3
SSc 相关的自身抗体（抗着丝点抗体，抗拓扑异构酶Ⅰ抗体 [抗 Scl - 70]，抗 RNA 聚合酶Ⅲ）（最高分值3分）	抗着丝点抗体	3
	抗拓扑异构酶Ⅰ抗体	3
	抗 RNA 聚合酶Ⅲ	3

总分值由每一个分类中的最高比重（分值）相加而成，总分≥9 分的患者被分类为系统性硬皮病。

7　鉴别诊断

7.1　雷诺综合征

硬皮病早期出现雷诺现象，与雷诺综合征表现相似，雷诺综合征少有皮肤硬化或骨变化，但部分雷诺综合征可以发展为硬皮病，需随访观察。

7.2　成人硬肿病

以皮肤深层、筋膜和肌肉的木质样变为特点。皮损多从头颈开始向肩背部发展，真皮深层肿胀和僵硬。局部无色素沉着，亦无萎缩及毛发脱落表现，有自愈倾向。手足很少受累，无雷诺现象及系统病变。

7.3　嗜酸性筋膜炎

多起病于 40 岁左右，男性多于女性，剧烈活动可诱发。表现为肢体皮肤的肿胀、硬紧，并伴肌肉酸痛、乏力、发热。损害特征为皮下深部组织硬肿，边缘局限或弥漫不清。此病不伴有雷诺现象，不侵犯内脏，抗核抗体阴性，血中嗜酸性粒细胞可以增加。

7.4　混合性结缔组织病（MCTD）

是指一组具有系统性红斑狼疮、硬皮病、皮肌炎或多发性肌炎等病的混合表现的风湿免疫性疾病。包括雷诺现象，面、手非凹陷性浮肿，手指呈腊肠状肿胀，发热，非破坏性多关节炎，肌无力或肌痛等症状。抗 U1RNP 抗体呈高滴度阳性反应。混合性结缔组织病部分可逐渐发展为系统性硬皮病。

8　治疗

8.1　西医治疗

8.1.1　治疗原则

早期治疗的目的在于阻止新的皮肤和脏器受累。而晚期的目的在于改善已有的症状、维持脏器功能。一般治疗原则：注意戒烟、保暖，避免外伤，注意休息，加强营养，加强关节功能锻炼，避免剧烈精神刺激。

8.1.2 药物治疗

8.1.2.1 抗炎及免疫调节治疗

（1）糖皮质激素：糖皮质激素对本症效果不显著。通常对于皮肤病变的早期（水肿期）、关节痛、肌肉病变、浆膜炎及间质性肺病的炎症期有一定疗效。剂量为泼尼松30～40mg/d，连用数周，渐减至维持量5～10 mg/d。

（2）免疫抑制剂：常用的有环磷酰胺、环孢素A、硫唑嘌呤、甲氨蝶呤等，有报道对皮肤关节和肾脏病变有一定疗效，与糖皮质激素合并应用，常可提高疗效和减少糖皮质激素用量等。

8.1.2.2 血管病变的治疗

（1）SSc相关的指端血管病变（雷诺现象和指端溃疡）：应戒烟，手足避冷保暖。常用的药物为二氢吡啶类钙离子拮抗剂，如硝苯地平（10～20mg，每日3次），可以减少SSc相关的雷诺现象的发生和严重程度，常作为SSc相关的雷诺现象的一线治疗药物。静脉注射前列环素0.5～3 ng/（kg·min），连续使用3～5天，可用于治疗SSc相关的严重的雷诺现象和局部缺血。

（2）SSc相关的肺动脉高压：主要措施包括：①氧疗：对低氧血症患者应给予吸氧。②利尿剂和强心剂：地高辛用于治疗收缩功能不全的充血性心力衰竭；此外，右心室明显扩张，基础心率＞100次/分，合并快速心房颤动等也是应用地高辛的指征。对于合并右心功能不全的肺动脉高压患者，初始治疗应给予利尿剂。但应注意肺动脉高压患者有低钾倾向，补钾应积极且需密切监测血钾。③肺动脉血管扩张剂：目前临床上应用的血管扩张剂有：钙离子拮抗剂、前列环素及其类似物、内皮素－1受体拮抗剂及5型磷酸二酯酶抑制剂等。

钙离子拮抗剂：只有急性血管扩张药物试验结果阳性的患者才能应用钙离子拮抗剂治疗。对这类的患者应根据心率情况选择钙离子拮抗剂。基础心率较慢的患者选择二氢吡啶类，基础心率较快的患者则选择地尔硫革。开始应用从小剂量开始。在体循环血压没有明显变化的情况下，逐渐递增剂量，争取数周内增加到最大耐受剂镀，然后维持应用。应用1年以上者还应再次进行急性血管扩张药物试验重新评价患者是否持续敏感，只有长期敏感者才能继续应用。

前列环素类药物：目前国内只有吸入性伊洛前列素上市。该药可选择性作用于肺血管。对于大部分肺动脉高压患者，该药可以较明显降低肺血管阻力，提高心排血量。半衰期为20～25分钟，起效迅速，但作用时间较短。每天吸入治疗次数为6～9次。每次剂镀至少在5～20μg。长期应用该药。可降低肺动脉压力和肺血管阻力，提高运动耐量，改善生活质量。

内皮素－1受体拮抗剂：内皮素－1主要由内皮细胞分泌，是一种强的内源性血管收缩剂。临床试验研究表明内皮素－1受体拮抗剂可改善肺动脉高压患者的临床症状和血流动力学指标。提高运动耐量，改善生活质量和生存率。推荐用法是初始剂量62.5mg，每日2次，连用4周，后续剂量125mg，每日2次，维持治疗。该药已经被欧洲和美国指南认为是治疗心功能Ⅲ级肺动脉高压患者的首选治疗。其不良反应主要表现为肝损害，治疗期间应至少每月监测 1 次肝功能。

5 型磷酸二酯酶抑制剂：西地那非是一种强效、高选择性 5 型磷酸二酯酶抑制剂。西地那非在欧洲被推荐用于治疗 SSc 相关的肺动脉高压，推荐初始剂量 20 mg，每日 3 次。常见不良反应包括头痛、面部潮红等，但一般可耐受。

一氧化氮：一氧化氮是血管内皮释放的血管舒张因子，具有调节血管张力、血流、炎症反应和神经传导等广泛的生物学作用。长期吸入一氧化氮可能对肺动脉高压有一定疗效，但仍需要进一步的随机对照试验以评估其安全性和有效性。

8.1.2.3　SSc 相关肾危象

肾危象是 SSc 的重症。应使用血管紧张素转换酶抑制剂（ACEI）控制高血压。即使肾功能不全透析的患者，仍应继续使用 ACEI。激素与 SSc 肾危象风险增加相关，使用激素的患者应密切监测血压和肾功能。

8.1.2.4　抗纤维化治疗

虽然纤维化是 SSc 病理生理的特征性表现。但迄今为止尚无一种药物（包括 D 青霉胺）被证实对纤维化有肯定的疗效。转化生长因子（TGF）-13 在 SSc 的纤维化发病机制中起重要作用，但 TGF-β 拮抗剂对 SSc 纤维化是否有效尚有待进一步研究。

（1）SSc 相关的皮肤受累：有研究显示青霉胺抑制胶原的合成，可改善早期弥漫性 SSc 的皮肤硬化，而对其他脏器受累无效。因此，青霉胺被推荐用于治疗弥漫性 SSc 的早期皮肤症状。其他药物如环孢素 A、他克莫司、松弛素和静脉丙种球蛋白（IVIG）对皮肤硬化可能也有一定改善作用。

（2）SSc 的间质性肺病和肺纤维化：环磷酰胺被推荐用于治疗 SSc 的间质性肺病，环磷酰胺冲击治疗对控制活动性肺泡炎有效。近期的非对照性实验显示抗胸腺细胞抗体和霉酚酸酯对早期弥漫性病变包括间质性肺病可能有一定疗效。另外，乙酰半胱氨酸对肺间质病变可能有一定的辅助治疗作用。

8.1.2.5　其他脏器受累的治疗

SSc 的消化道受累很常见。质子泵抑制剂对胃食管反流性疾病、食管溃疡和食管狭窄有效。胃平滑肌萎缩可导致胃轻瘫和小肠运动减弱，促动力药物如甲氧氯普胺和多潘立酮可用于治疗 SSc 相关的功能性消化道动力失调，如吞咽困难、胃食管反流性疾病、饱腹感等。胃胀气和腹泻提示小肠细菌过度生长，治疗可使用抗生素，但需经常变换抗生素种类，以避免耐药。

8.1.2.6　局部用药

手指出现局部溃疡时，应注意清创，外用抗生素促进愈合。卡泊三醇软膏外用治疗硬皮病局部皮肤损害有一定疗效，但疗程相对较长。应用润滑剂对皮损有益。

中药外洗、熏蒸，可以直接作用于皮损和关节局部，缓解皮肤硬变程度，改善关节活动。

8.1.3　物理疗法

（1）康复训练：应用在条状或泛发性硬皮病患者中，可以明显防止关节挛缩、恢复关节的运动和肌力。

（2）光照疗法：低剂量 UVA 照射治疗局限性硬皮病有效，部分患者的皮损消退。

8.1.4 外科治疗

关节和肌腱挛缩严重时，可以应用外科疗法；条状硬皮病患者脂肪缺失严重时可以作脂肪自体移植手术。

8.1.5 其他治疗

（1）移植疗法：针对 SSc 导致的多系统损害，干细胞移植、肺移植、肾移植成为有效的治疗方法。

（2）血浆置换（plasma exchange，PE）：PE 可快速清除致炎因子、降低血浆中炎性介质的浓度、增强机体的网状内皮细胞系统清除功能、补充机体所需物质。PE 在去除致病因子的同时，也刺激 B 细胞补偿性过度增生，血循环中抗体及循环免疫复合物在 PE 后 3~4 天内恢复或超过 PE 前水平，致病情反跳甚至加重，而此时的 B 细胞也易为细胞毒药物选择性杀伤。因此，PE 后即用免疫抑制剂如细胞毒类药物 CTX 可抑制抗体的产生。

（3）针灸治疗：针刺、艾灸以及拔罐疗法具有温通经络、调整阴阳气血的作用，对于改善皮肤硬变具有一定作用。

8.2 中成药用药方案

8.2.1 基本原则

根据系统性硬化的症状表现，归属于中医"痹证""皮痹""肌痹"等范畴。此病中医认为其发病机制是肺、脾、肾等脏气功能失常，营卫失调，气血不和，腠理不密；风、寒、湿之邪乘虚侵袭，正气为邪所阻，不能宣行而留滞，痹于皮肤则发为皮痹。其致病原因，外因是风寒湿热等外邪侵袭，其中以寒邪为主；内因则是脏腑失调，责之肺、脾、肾三脏。

本虚标实为本病的病机特点，因此扶正祛邪是皮痹的治疗大法。临床治疗时应辨寒热虚实及辨所累及脏腑，选择相应治法，酌情用药。扶正以益气养血、温补肺脾肾为主，祛邪以祛风散寒、清热除湿、活血化痰通络为主。

寒湿阻络，治以解肌散寒，宣肺通络；湿热阻络，治以清热除湿，蠲痹通络；瘀血阻络治以活血化瘀，软坚通络；气血两虚治以益气养血，温经通络；肺脾气虚治以补肺扶脾，培土生金，和血通络；脾肾阳虚治以补益脾肾、温阳散寒。

8.2.2 分证论治（表 5 – 2）

表 5 – 2 硬皮病分证论治

证型	辨证要点	治法	中成药
寒侵肌肤证	皮肤肿胀发硬，肢端苍白，形寒怕冷，舌淡红，苔薄白，脉沉细弱	解肌散寒宣肺通络	寒湿痹片、风湿骨痛胶囊、舒筋活络丸、通痹胶囊、祛风止痛胶囊、复方夏天无片、追风透骨丸、云南白药气雾剂

证型	辨证要点	治法	中成药
湿热阻络证	皮肤紧张而肿，肤色红，触之热，发热，舌质红，苔黄腻，脉滑数	清热除湿蠲痹通络	四妙丸、湿热痹片、如意珍宝丸、当归拈痛丸、风痛安胶囊、风湿祛痛胶囊、新癀片
瘀血阻络证	皮肤硬化刺痛，指端青紫，皮损色暗，急躁易怒，舌质紫暗或瘀斑，苔薄白，脉弦涩	活血化瘀软坚通络	盘龙七片、瘀血痹胶囊（颗粒）、痛舒片、血府逐瘀胶囊（口服液）、通痹胶囊、扎冲十三味丸
气血两虚证	皮肤干燥，萎缩而薄，面色无华，神疲乏力，舌质淡，苔薄，脉细弱无力	益气养血温经通络	痹祺胶囊、人参再造丸、大活络丸、养血荣筋丸、通痹胶囊
肺脾气虚证	皮肤板硬、干枯、萎缩，毛发脱落，胸闷气短、咳嗽，倦怠乏力，舌胖淡嫩，苔薄白，脉细弱	补肺扶脾培土生金活血通络	百令胶囊、补中益气丸（合剂）、参苓白术颗粒、六君子丸、人参健脾丸
脾肾阳虚证	皮肤硬化、变薄，面具脸，畏寒肢冷，腰膝酸软，舌淡胖有齿痕，苔白，脉沉细	补益脾肾温阳散寒	尪痹片、风湿液、益肾蠲痹丸、金匮肾气丸、壮骨关节胶囊、蚁参蠲痹胶囊、七味通痹口服液、金乌骨通胶囊

以下内容为上表内容的详解，重点强调同病同证情况下，不同中成药选用区别。

（1）寒侵肌肤证：皮肤发硬，光亮肿胀，按之无凹陷，皮纹消失，形寒怕冷，肢端青紫、苍白，面色㿠白，舌淡红，苔薄白，脉沉细弱。

【辨证要点】皮肤肿胀发硬，肢端苍白，形寒怕冷，舌淡红，苔薄白，脉沉细弱。

【治法】解肌散寒，宣肺通络。

【中成药】寒湿痹片、风湿骨痛胶囊、舒筋活络丸、通痹胶囊、祛风止痛胶囊、复方夏天无片、追风透骨丸、云南白药气雾剂（表5-3）。

表5-3　硬皮病寒侵肌肤证可选用中成药

药品名称	药物组成	功能主治	用法用量	注意事项
寒湿痹片	制附子、制川乌、黄芪、桂枝、麻黄、炒白术、当归、白芍、威灵仙、木瓜、细辛、甘草	祛寒除湿，温通经络。用于肢体关节疼痛，疲困或肿胀，局部畏寒，风湿性关节炎	口服，0.25克/片，一次4片，一日3次	1. 孕妇忌服、身热高烧者禁用 2. 忌烟、酒及辛辣、生冷、油腻食物 3. 不宜和感冒类药同时服用 4. 凡脾胃虚弱，食入难消，呕吐泄泻，腹胀便溏，咳嗽痰多者慎用

续表

药品名称	药物组成	功能主治	用法用量	注意事项
风湿骨痛胶囊	制川乌、制草乌、红花、木瓜、乌梅、麻黄、甘草	温经散寒，通络止痛。主治寒湿闭阻经络所致的痹病，症见腰脊疼痛，四肢关节冷痛；风湿性关节炎见上述证候者	一次2~4粒，一日2次	孕妇忌服。运动员慎用
舒筋活络丸	五加皮、威灵仙、羌活、豨莶草、胆南星、川芎、独活、桂枝、木瓜、当归、牛膝、地枫皮	驱风祛湿，舒筋活络。用于一般骨节风痛，腰膝酸痛	口服，一次1~2丸，一日1~2次	孕妇忌用。忌烟、酒及辛辣、生冷、油腻食物。高血压、心脏病、肝病、糖尿病、肾病等慢性病严重者应咨询医师后服用
通痹胶囊	马钱子（制）、白花蛇、蜈蚣、全蝎、地龙、僵蚕、乌梢蛇、天麻、人参、黄芪、当归、羌活、独活等	祛风胜湿，活血通络，散寒止痛，调补气血。用于寒湿闭阻，瘀血阻络，气血两虚所致痹病，症见关节冷痛，屈伸不利；风湿性关节炎，类风湿性关节炎见有上述证候者	口服，每粒0.31g，一次1粒，一日2~3次，饭后服用或遵医嘱	1. 孕妇、儿童禁用 2. 肝肾功能损害与高血压患者慎用 3. 运动员慎用 4. 不可过量久服 5. 忌食生冷油腻食物
祛风止痛胶囊	老鹳草、槲寄生、续断、威灵仙、独活、制草乌、红花	祛风寒，补肝肾，壮筋骨。用于风寒湿邪闭阻，肝肾亏虚所致痹病。症见关节肿胀，腰膝疼痛，四肢麻木	口服，一次6粒，一日2次	孕妇忌服
复方夏天无片	夏天无、夏天无总碱、制草乌、豨莶草、安痛藤、鸡血藤、鸡矢藤、威灵仙、广防己、五加皮、羌活、秦艽、蕲蛇、麻黄、独活、全蝎、僵蚕、马钱子（制）、防风、苍术、乳香（制）、没药（制）、木香、川芎、丹参、当归、三七、冰片、牛膝	祛风逐湿，舒筋活络，行血止痛。主治风湿瘀血阻滞，经络不通引起的关节肿痛、肢体麻木、屈伸不利、步履艰难；风湿性关节炎、坐骨神经痛、脑血栓形成后遗症及小儿麻痹后遗症见上述证候者	口服，一次2片，一日3次，每片0.32g	1. 孕妇禁用，运动员慎用 2. 不宜久服

续表

药品名称	药物组成	功能主治	用法用量	注意事项
追风透骨丸	制川乌、白芷、制草乌、香附（制）、甘草、白术（炒）、没药（制）、麻黄、川芎、乳香（制）、秦艽、地龙、当归、茯苓、赤小豆、羌活、天麻、赤芍、细辛、防风、天南星（制）、桂枝、甘松	祛风除湿，通经活络，散寒止痛。主治风寒湿痹，肢节疼痛，肢体麻木	口服，一次6g，一日2次	风热痹者及孕妇忌服
云南白药气雾剂	国家保密方。本品含草乌（制）、雪上一支蒿（制），其余成分略	活血散瘀消肿止痛	外用，喷于患处。使用云南白药气雾剂，一日3~5次	1. 本品只限于外用，切勿喷入口、眼、鼻 2. 皮肤过敏者停用 3. 皮肤受损者勿用 4. 使用时勿近明火，切勿受热，应置于阴凉处保存 5. 对酒精及本品过敏者禁用，孕妇忌用，过敏体质者慎用 6. 本品性状发生改变时禁止使用

（2）湿热阻络证：局部皮肤变厚或紧张，手指皮肤浮肿，肤色红，触之热，皮肤疼痛，关节肿痛，发热，甚至指端皮肤溃疡。舌质红，苔黄腻，脉滑数。

【辨证要点】皮肤紧张而肿，肤色红，触之热，发热，舌质红，苔黄腻，脉滑数。

【治法】清热除湿，蠲痹通络。

【中成药】四妙丸、湿热痹片、如意珍宝丸、当归拈痛丸、风痛安胶囊、风湿祛痛胶囊、新癀片（表5-4）。

表5-4 硬皮病湿热阻络证可选用中成药

药品名称	药物组成	功能主治	用法用量	注意事项
四妙丸	苍术、牛膝、黄柏（盐炒）、薏苡仁	清热利湿。用于湿热下注所致的痹病，症见足膝红肿，筋骨疼痛	口服，一次6g，一日2次	孕妇慎用

药品名称	药物组成	功能主治	用法用量	注意事项
湿热痹片	苍术、忍冬藤、地龙、连翘、黄柏、薏苡仁、防风、川牛膝、粉萆薢、桑枝、防己、威灵仙	祛风除湿，清热消肿，通络定痛。用于湿热痹证。其症状为肌肉或关节红肿热痛，有沉重感、步履艰难、发热、口渴不欲饮、小便黄淡	口服，一片0.25g，一次6片，一日3次	1. 忌食辛辣、油腻之物 2. 风寒湿痹者不得服用 3. 孕妇忌服
如意珍宝丸	珍珠母、沉香、石灰华、金礞石、红花、螃蟹、丁香、毛诃子（去核）、肉豆蔻、豆蔻、余甘子、草果、香旱芹、檀香、黑种草子、降香、诃子、高良姜、甘草膏、肉桂、乳香、木香、决明子、水牛角、黄葵子、短穗兔耳草、藏木香、人工麝香、牛黄	清热，醒脑开窍，舒经通络。用于瘟热、陈旧热症，四肢麻木，瘫痪，口眼歪斜，神志不清，痹证，痛风，肢体强直，关节不利	口服。一次4~5丸，一日2次	1. 忌酸、冷、酒 2. 运动员慎用
当归拈痛丸	当归、葛根、党参、苍术（炒）、升麻、苦参、泽泻、白术（炒）、知母、防风、羌活、黄芩、猪苓、茵陈、甘草	清热利湿，祛风止痛。主治湿热闭阻所致的痹病，症见关节红肿热痛，或足胫红肿热痛；亦可用于疮疡	口服，成人一次9g，一日2次	孕妇及风寒湿闭阻痹病者慎用；忌食辛辣油腻食物
风痛安胶囊	石膏、黄柏、汉防己、薏苡仁、连翘、木瓜、滑石、通草、桂枝、姜黄、忍冬藤、海桐皮	关节红肿热痛，皮疹色鲜红，或连成斑片，小便黄赤，大便干结	口服，一次3~5粒，一日3次	
风湿祛痛胶囊	川黄柏、苍术、威灵仙、鸡血藤、蜂房、乌梢蛇、金钱白花蛇、蕲蛇、红花、土鳖虫、没药（炒）、乳香（炒）、独活、全蝎、蜈蚣、地龙、羌活、桂枝、姜黄	燥湿祛风，活血化瘀，通络止痛。用于痹痛寒热错杂证，症见肌肉关节疼痛，肿胀，关节活动受限，晨僵，局部发热等	口服，一次5粒，一日3次	1. 餐后30分钟口服 2. 孕妇忌用 3. 过敏性体质者慎用

药品名称	药物组成	功能主治	用法用量	注意事项
新癀片	肿节风、三七、人工牛黄、肖梵天花、珍珠层粉等	清热解毒、活血化瘀、消肿止痛。用于热毒瘀血所致的咽喉肿痛、牙痛、痹痛、胁痛、黄疸、无名肿毒等症	口服，一次2~4片，一日3次，小儿酌减外用，用冷开水调化，敷患处	有消化道出血史者忌用

（3）瘀血阻络证：皮肤硬化萎缩，硬肿刺痛，指端青紫，皮损处色紫暗，肌肤甲错，关节活动不利，性急易怒，胸闷不舒，女子月经不调或夹有血块，舌质紫暗或瘀斑，苔薄白，脉弦涩。

【辨证要点】皮肤硬化刺痛，指端青紫，皮损色暗，急躁易怒，舌质紫暗或瘀斑，苔薄白，脉弦涩。

【治法】活血化瘀，软坚通络。

【中成药】盘龙七片、瘀血痹胶囊（颗粒）、痛舒片、血府逐瘀胶囊（口服液）、通痹胶囊、扎冲十三味丸（表5-5）。

表5-5　硬皮病瘀血阻络证可选用中成药

药品名称	药物组成	功能主治	用法用量	注意事项
盘龙七片	盘龙七、川乌、草乌、当归、杜仲、秦艽、铁棒锤、红花、五加皮、牛膝、过山龙、丹参等29味	活血化瘀，祛风除湿，消肿止痛。用于风湿性关节炎、腰肌劳损、骨折及软组织损伤	口服，一次3~4片，一日3次	孕妇及高血压病患者慎用
瘀血痹胶囊（颗粒）	乳香（炙）、威灵仙、红花、丹参、没药（炙）、川芎、川牛膝、当归、姜黄、香附（炙）、黄芪（炙）等十余味中药材	活血化瘀，通络定痛。用于瘀血阻络的痹证。症见肌肉关节疼痛剧烈，多呈刺痛感，部位固定不移，痛处拒按，可有硬节或瘀斑	口服。瘀血痹胶囊一次6粒，一日3次；瘀血痹颗粒，一袋10g，一次一袋，一日3次	孕妇禁用。有出血倾向者慎用
痛舒片	七叶莲、灯盏细辛、玉葡萄根、三七、珠子参、栀子、重楼、甘草	活血化瘀，舒筋活络，化瘀散结，消肿止痛。用于跌打损伤，风湿性关节痛，肩周炎，痛风性关节痛，乳腺小叶增生	口服。一次3~4片，一日3次	孕妇忌用
血府逐瘀胶囊（口服液）	桃仁、红花、当归、川芎、地黄、赤芍、牛膝、柴胡、枳壳、桔梗、甘草	活血化瘀，行气止痛。用于淤血内阻，头痛或胸痛，内热憋闷，失眠多梦，心悸怔忡，急躁善怒	血府逐瘀胶囊，口服，一次6粒，一日2次；血府逐瘀口服液，口服，一次1支，一日3次	忌食辛冷食物；孕妇禁用

续表

药品名称	药物组成	功能主治	用法用量	注意事项
通痹胶囊	马钱子（制）、白花蛇、蜈蚣、全蝎、地龙、僵蚕、乌梢蛇、天麻、人参、黄芪、当归、羌活、独活等	祛风胜湿，活血通络，散寒止痛，调补气血。主治寒湿闭阻，淤血阻络，气血两虚所致的痹证，症见关节冷痛，屈伸不利；风湿性关节炎、类风湿性关节炎见上述证候者	一次2片，一日2~3次，饭后服	1. 孕妇、儿童禁用 2. 肝肾功能损坏与高血压患者慎用 3. 不可过量、久服 4. 忌食生冷、油腻食物
扎冲十三味丸	诃子、制草乌、石菖蒲、木香、人工麝香、珊瑚（制）、珍珠（制）、丁香、肉豆蔻、沉香、禹粮土、磁石（煅）、甘草	祛风通窍，舒筋活血，镇静安神。用于半身不遂，左瘫右痪，口眼歪斜，四肢麻木，腰腿不利，言语不清，筋骨疼痛，神经麻痹，风湿、关节疼痛	口服。一次5~9粒，一日1次。晚间临睡前	1. 孕妇忌服 2. 运动员慎用 3. 年老体弱者慎用

（4）气血两虚证：皮肤干燥，变硬变薄，甚至皮肤萎缩，肌肤麻木不仁，肌肉削瘦，毛发干枯稀疏，面色无华，爪甲不荣，乏力倦怠，舌质淡，苔薄，脉细弱无力。

【辨证要点】皮肤干燥，萎缩而薄，面色无华，神疲乏力，舌质淡，苔薄，脉细弱无力。

【治法】益气养血，温经通络。

【中成药】痹祺胶囊、人参再造丸、大活络丸、养血荣筋丸、通痹胶囊（表5-6）。

表5-6 硬皮病气血两虚证可选用中成药

药品名称	药物组成	功能主治	用法用量	注意事项
痹祺胶囊	马钱子（调制粉）、地龙、党参、茯苓、白术、甘草、川芎、丹参、三七、牛膝	益气养血，祛风除湿，活血止痛。用于气血不足，风湿瘀阻，肌肉关节酸痛，关节肿大、僵硬变形，或肌肉萎缩，气短乏力；风湿、类风湿性关节炎，腰肌劳损，软组织损伤属上述证候者	口服，一次4粒，一日2~3次	1. 高血压病患者、孕妇忌服 2. 运动员慎用

续表

药品名称	药物组成	功能主治	用法用量	注意事项
人参再造丸	人参、蕲蛇（酒炙）、广藿香、檀香、母丁香、玄参、细辛、香附（醋制）、地龙、熟地黄、三七、乳香（醋制）、青皮、豆蔻、防风、制何首乌、川芎、片姜黄、黄芪、甘草、黄连、茯苓、赤芍、大黄、桑寄生、葛根、麻黄、骨碎补（炒）、全蝎、豹骨（制）、僵蚕（炒）、附子（制）、琥珀、龟甲（醋制）、粉草薢、白术（麸炒）、沉香、天麻、肉桂、白芷、没药（醋制）、当归、草豆蔻、威灵仙、乌药、羌活、橘红、六神曲（麸炒）、朱砂、血竭、人工麝香、冰片、牛黄、天竺黄、胆南星、水牛角浓缩粉	益气养血，祛风化痰，活血通络。用于气虚血瘀、风痰阻络所致的中风，症见口眼歪斜、半身不遂、手足麻木、疼痛、拘挛、言语不清	口服，一次1丸，一日2次	1. 孕妇禁忌 2. 肝肾功能不全者慎用 3. 运动员慎用
大活络丸	蕲蛇、乌梢蛇、威灵仙、两头尖、麻黄、贯众、甘草、羌活、肉桂、广藿香、乌药、黄连、熟地黄、大黄、木香、沉香、细辛、赤芍、没药（制）、丁香、乳香（制）、僵蚕（炒）、天南星（制）、青皮、骨碎补（烫、去毛）、豆蔻、安息香、黄芩、香附（醋制）、玄参、白术（麸炒）、防风、龟甲（醋淬）、葛根、豹骨（油酥）、当归、血竭、地龙、水牛角浓缩粉、人工麝香、松香、体外培育牛黄、冰片、红参、制草乌、天麻、全蝎、何首乌共48味	祛风止痛、除湿豁痰、舒筋活络。用于缺血性中风引起的偏瘫，风湿痹证（风湿性关节炎）引起的疼痛、筋脉拘急腰腿疼痛及跌打损伤引起的行走不便和胸痹心痛证	口服，一次1丸，一日1~2次	1. 肾脏病患者、孕妇、新生儿禁用 2. 本品含有马兜铃科植物细辛，在医生指导下使用，定期复查肾功能

续表

药品名称	药物组成	功能主治	用法用量	注意事项
养血荣筋丸	当归、鸡血藤、何首乌（黑豆酒炙）、赤芍、续断、桑寄生、铁丝威灵仙（酒炙）、伸筋草、透骨草、油松节、盐补骨脂、党参、炒白术、陈皮、木香、赤小豆	养血荣筋，祛风通络。主治陈旧性跌打损伤，症见筋骨疼痛，肢体麻木，肌肉萎缩，关节不利	口服，一次1～2丸，一日2次	孕妇禁用
通痹胶囊	马钱子（制）、白花蛇、蜈蚣、全蝎、地龙、僵蚕、乌梢蛇、天麻、人参、黄芪、当归、羌活、独活等	祛风胜湿，活血通络，散寒止痛，调补气血。主治寒湿闭阻，淤血阻络，气血两虚所致的痹证，症见关节冷痛，屈伸不利；风湿性关节炎、类风湿性关节炎见上述证候者	一次2片，一日2～3次，饭后服	1. 孕妇、儿童禁用 2. 肝肾功能损坏与高血压患者慎用 3. 不可过量、久服 4. 忌食生冷、油腻食物

（5）肺脾气虚证：皮肤板硬、干枯、萎缩，皮纹消失，毛发脱落，伴胸闷气短、咳嗽，倦怠乏力，纳食不振，或有胃脘胀满。舌胖淡嫩，边有齿印，苔薄白，脉细弱。

【辨证要点】皮肤板硬、干枯、萎缩，毛发脱落，胸闷气短，咳嗽，倦怠乏力，舌胖淡嫩，苔薄白，脉细弱。

【治法】补肺扶脾，培土生金，活血通络。

【中成药】百令胶囊、补中益气丸（合剂）、参苓白术颗粒、六君子丸、人参健脾丸（表5-7）。

表5-7　硬皮病肺脾气虚证可选用中成药

药品名称	药物组成	功能主治	用法用量	注意事项
百令胶囊	地发酵冬虫夏草菌粉	补肺肾，益精气，用于肺肾两虚引起的咳嗽、气喘、咯血、腰酸背痛；慢性支气管炎、慢性肾功能不全的辅助治疗	口服，每粒装0.5g，一次2～6粒，一日3次	1. 个别患者咽喉不适 2. 忌辛辣、生冷、油腻食物

右上角：续表

药品名称	药物组成	功能主治	用法用量	注意事项
补中益气丸（合剂）	黄芪、党参、甘草、白术、当归、升麻、柴胡、陈皮、生姜、大枣	补中益气。用于体倦乏力，内脏下垂	补中益气丸，口服，一次6g，一日2～3次 补中益气丸合剂，口服，一次10mL，一日2～3次	1. 本品不适用于恶寒发热表证者，暴饮暴食脘腹胀满实证者 2. 不宜和感冒类药同时服用 3. 高血压患者慎服 4. 服本药时不宜同时服用藜芦或其制剂 5. 服药期间出现头痛、头晕、复视等症，或皮疹、面红者，以及血压有上升趋势，应立即停药
参苓白术颗粒	人参、茯苓、白术、山药、扁豆、莲子、薏苡仁、砂仁、桔梗、甘草、陈皮、大枣	补脾胃，益肺气。用于脾胃虚弱，食少便溏，气短咳嗽，肢倦乏力	口服，一次6g，一日2～3次	1. 泄泻兼有大便不通畅，肛门有下坠感者忌服 2. 服本药时不宜同时服用藜芦、五灵脂、皂荚或其制剂 3. 不宜喝茶和吃萝卜以免影响药效 4. 不宜和感冒类药同时服用
六君子丸	党参、白术、茯苓、甘草、陈皮、半夏	补脾益气，燥湿化痰。用于脾胃虚弱，食量不多，气虚痰多，腹胀便溏	口服，一次9g，一日2次	1. 忌食生冷油腻不易消化食物 2. 不适用于脾胃阴虚，表现为口干、舌红少津、大便干者
人参健脾丸	熟地黄、淫羊藿、补骨脂、骨碎补、续断、桑寄生、狗脊、乳香、没药、鸡血藤、独活、木香	健脾益气，和胃止泻。用于脾胃虚弱所致的饮食不化、脘闷嘈杂、恶心呕吐、腹痛便溏、不思饮食、体弱倦怠	口服，一次12g，一日2次	1. 忌不易消化食物 2. 感冒发热病人不宜服用 3. 有高血压、心脏病、肝病、糖尿病、肾病等慢性病严重者应在医师指导下服用

（6）脾肾阳虚证：皮肤硬化、变薄，脸呈假面具，畏寒肢冷，神疲乏力，腰膝酸软，纳差，泄泻，指端苍白或青紫，疼痛阵发。舌淡胖有齿痕，苔白，脉沉细。

【辨证要点】皮肤硬化、变薄，面具脸，畏寒肢冷，腰膝酸软，舌淡胖有齿痕，苔白，脉沉细。

【治法】补益脾肾，温阳散寒。

【中成药】尪痹片、风湿液、益肾蠲痹丸、金匮肾气丸、壮骨关节胶囊、蚁参蠲痹胶囊、七味通痹口服液、金乌骨通胶囊（表5-8）。

表5-8 硬皮病脾肾阳虚证可选用中成药

药品名称	药物组成	功能主治	用法用量	注意事项
尪痹片	地黄、熟地黄、续断、附子（制）、独活、骨碎补、桂枝、淫羊藿、防风、威灵仙、皂刺、羊骨、白芍、狗脊（制）、知母、伸筋草、红花	补肝肾，强筋骨，祛风湿，通经络。用于久痹体虚，关节疼痛，局部肿大、僵硬畸形，屈伸不利及类风湿性关节炎见有上述症候者	口服，0.5克/片，一次4片，一日3次	1. 孕妇禁用 2. 忌食生冷食物
风湿液	独活、桑寄生、羌活、防风、秦艽、木瓜、鹿角胶、鳖甲胶、牛膝、当归、白芍、川芎、红花、白术、甘草、红曲	补养肝肾，养血通络，祛风除湿。用于肝肾血亏、风寒湿痹引起的关节疼痛，四肢麻木	口服，一次10~15mL，一日2~3次	儿童、孕妇、月经期妇女禁用
益肾蠲痹丸	骨碎补、熟地黄、当归、徐长卿、土鳖虫、僵蚕（麸炒）、蜈蚣、全蝎、蜂房（清炒）、广地龙（酒制）、乌梢蛇（酒制）、延胡索、鹿衔草、淫羊藿、寻骨风、老鹳草、鸡血藤、蓓草、生地黄、虎杖	温补肾阳，益肾壮督，搜风剔邪，蠲痹通络。用于症见发热，关节疼痛、肿大、红肿热痛、屈伸不利、肌肉疼痛、瘦削或僵硬，畸形的顽痹（类风湿性关节炎）	口服，一次8~12g，一日3次	1. 儿童及老年人慎用，孕妇、婴幼儿及肾功能不全者禁用 2. 本品服用后偶有皮肤瘙痒过敏反应和口干、便秘、胃脘不适。过敏严重者停止服用 3. 可引起肾脏损害，定期检查肾功能，如发现肾功能异常应立即停药
金匮肾气丸	地黄、山药、山茱萸（酒炙）、茯苓、牡丹皮、泽泻、桂枝、附子（制）、牛膝（去头）、车前子（盐炙）	温补肾阳，化气行水。用于肾虚水肿，腰膝酸软，小便不利，畏寒肢冷	口服，一次20~25粒（4~5g），一日2次	1. 孕妇忌服 2. 忌房欲、气恼。忌食生冷物

药品名称	药物组成	功能主治	用法用量	注意事项
壮骨关节胶囊	熟地黄、淫羊藿、补骨脂、骨碎补、续断、桑寄生、狗脊、乳香、没药、鸡血藤、独活、木香	补益肝肾、养血活血、舒筋活络、理气止痛。用于肝肾不足，气滞血瘀，经络痹阻所致的退行性骨关节病、腰肌劳损	口服，一次2粒，一日2次，早晚饭后服用。疗程为一个月	严重肝肾功能损害患者禁用
蚁参蠲痹胶囊	蚂蚁、人参、丹参、鸡血藤、制川乌、桂枝、透骨草、伸筋草、川桐皮、麸炒苍术、关黄柏、薏苡仁、泽泻、蜈蚣、酒乌梢蛇	补肾健脾，祛风除湿，活血通络。用于中医辨证为脾肾两虚，寒湿瘀阻症，症见：关节肿胀疼痛，关节压痛，屈伸不利，晨僵，关节作冷，疼痛夜甚，手足不温，神疲乏力，阴雨天加重，舌质淡，苔白，脉沉细	口服，一次4粒，一日3次。2个月为一疗程	1. 心血管疾病患者和肾脏病患者慎用 2. 目前尚无妊娠期和哺乳期妇女使用本品的研究材料 3. 过敏体质慎用
七味通痹口服液	蚂蚁、青风藤、鸡血藤、鹿衔草、石楠藤、千年健、威灵仙	补肾壮骨，祛风蠲痹。主治类风湿关节炎证属肝肾不足，风湿阻络证。症见关节疼痛、肿胀、屈伸不利、腰膝酸软、硬结、晨僵、步履艰难、遇寒痛增、舌质淡或暗，苔薄白等	口服，一次一支，一日3次，宜饭后服	孕妇忌用
金乌骨通胶囊	金毛狗脊、乌梢蛇、葛根、淫羊藿、木瓜、威灵仙、姜黄、土牛膝、土党参、补骨脂	滋补肝肾，祛风除湿，活血通络	口服，一次3粒，一日3次；或遵医嘱	孕妇忌服

8.2.2.3　辨病特色用药

雷公藤多苷片、昆明山海棠片、昆仙胶囊、正清风痛宁片等中成药（表5-9），具有明确免疫抑制、抗炎作用，可以抑制胶原组织增殖，控制病情发展，在临床上酌情选用，用于治疗硬皮病。

表 5 - 9 硬皮病辨病特色用药

药品名称	药物组成	功能主治	用法用量	注意事项
雷公藤多苷片	雷公藤提取物雷公藤多苷	祛风解毒、除湿消肿、舒筋通络。关节肿痛，皮肤红肿发热	口服，一次1~2粒，一日3次	1. 用药期间应注意定期随诊并检查血、尿常规及心电图和肝肾功能，必要时停药并给予相应处理 2. 儿童、育龄期有孕育要求者、孕妇和哺乳期妇女禁用。服此药时应避孕 3. 心、肝、肾功能不全者禁用；严重贫血、白细胞和血小板降低者禁用；老年有严重心血管病者慎用 4. 胃、十二指肠溃疡活动期患者禁用 5. 严重心律失常者禁用 6. 可致月经紊乱及精子活力降低，数量减少，停药可恢复正常 7. 罕有血小板减少，且程度较轻，一般无需停药 8. 宜饭后服用
昆明山海棠片	昆明山海棠	祛风除湿，舒筋活络，清热解毒。皮肤肿胀色红偏于湿热者	口服，一次2片，一日2~3次	1. 用药期间应注意定期随诊及检、复查血、尿常规及心电图和肝肾功能 2. 心、肝、肾功能不全或严重贫血、白细胞、血小板低下者慎用 3. 孕妇、哺乳期妇女或患有肝脏疾病等严重全身疾病者禁用 4. 处于生长发育期的幼儿、青少年及生育年龄有孕育要求者不宜使用，或全面权衡利弊后遵医嘱使用 5. 患有骨髓造血障碍的疾病者禁用 6. 胃、十二指肠溃疡活动期禁用 7. 严重心律紊乱者禁用
昆仙胶囊	昆明山海棠、淫羊藿、枸杞子、菟丝子	补肾通络，祛风除湿。皮肤肿胀色暗，关节肿胀疼痛、屈伸不利，晨僵	口服，一次2粒，一日3次	1. 孕妇、哺乳期妇女或患有肝、肾功能不全以及严重全身性疾病者禁用 2. 处于生长发育期的婴幼儿、青少年及生育年龄有生育要求者禁用，或全面权衡利弊后遵医嘱使用 3. 患有骨髓造血障碍疾病者禁用 4. 胃、十二指肠溃疡活动期禁用 5. 严重心律失常禁用。心功能不全慎用 6. 严重贫血、白细胞、血小板低下者禁用 7. 服药期间禁饮烈酒 8. 定期随诊、检查、复查血、尿常规，心电图和肝肾功能

续表

药品名称	药物组成	功能主治	用法用量	注意事项
正清风痛宁片	青风藤中提取的有效成分盐酸青藤碱	祛风除湿，活血通络，消肿止痛。皮肤肿胀，肌肉酸痛，关节肿胀、疼痛、屈伸不利、麻木僵硬等	口服，一次1～4片，一日3次	1. 孕妇及哺乳期妇女忌服 2. 有哮喘病史及对青藤碱过敏者禁用 3. 糖尿病、高脂血症、再生障碍性贫血者慎用 4. 定期复查血象（建议每月检查一次），并注意观察血糖和胆固醇 5. 如出现皮疹，或少数患者发生白细胞减少等副作用时，停药后即可消失
白芍总苷胶囊	白芍	养阴和营，具有抗炎和免疫调节作用。硬皮病任何证型均可应用	口服，一粒0.3g，一次2粒，每日2～3次	偶有软便，不需处理，可以自行消失

9 预后

系统性硬化症大多为慢性进行性疾病，通常临床进程缓慢与加剧交替进行，典型的呈无间歇性缓慢进展。一般女性患者的预后较男性为佳。硬皮病的自然病程变化很大，部分轻型病例可自发缓解，皮肤硬化限于手部的预后较佳。系统性 SSc 患者 5 年生存率为 34% ~90%。本病的预后主要取决于内脏血管损伤的范围和程度，一旦出现肺、心、肾脏、消化道受累时，提示预后不佳。在女性，妊娠可致病情恶化。10 年内的死亡率较普通人群高 4 倍，常见死因为继发感染、肺、心或肾功能衰竭。

（母小真 张华东）

参考文献

［1］中华医学会风湿病学分会．系统性硬化病诊治指南（草案）［J］．中华风湿病学杂志，2004，8（6）：377 – 379．

［2］唐鸿鹄，刘毅．系统性硬化症的诊治进展［J］．实用医院临床杂志，2015，12（5）：38 – 42．

［3］van den Hoogen F, Khanna D, Fransen J, Johnson SR, Baron M, Tyndall A, et al. 2013 classification criteria for systemic sclerosis: an American College ofRheumatology/European League against Rheumatism collaborative initiative. Arthritis Rheum, 2013, 65 (11): 2737 – 2747.

［4］何伟，冯佳，向阳．中医药治疗系统性硬化症的现状及展望［J］．湖北民族学院学报·医学版，2015，32（3）：74 – 76．

［5］国家药典委员会．中华人民共和国药典中药成方制剂卷，2010 版．

第六章 风湿性多肌痛

1 范围

本《指南》规定了风湿性多肌痛的诊断、辨证和中成药治疗。

本《指南》适用于风湿性多肌痛的诊断、辨证和中成药治疗。

2 术语和定义

下列术语和定义适用于本《指南》。

风湿性多肌痛是（polymyalgia rheumatica，PMR）是以颈、肩胛带和骨盆带肌肉疼痛、晨僵伴有发热、红细胞沉降率（ESR）升高等全身反应的一种综合征。

3 流行病学

流行病学研究显示，PMR 的发生与基因和环境因素相关，无家族聚集性。好发于 50 岁以上的老年人，50 岁以下发病少见，随年龄增长发病渐增多，女性较男性多 2~2.5 倍。国外报道 PMR 发病率为（20.4~53.7）/10 万。70 岁以上发病率高达 112.2/10 万，我国虽无流行病学调查资料，但临床并不少见。

4 病因病理

PMR 的原因不明，虽然显微镜下 PMR 患者的动脉通常正常，但免疫组化方法研究外观未受累的颞动脉发现了与巨细胞动脉炎相同的巨噬细胞相关炎性细胞因子的表达上调。在 PMR 中很少发现其他病理学改变。肌肉活检标本可能为正常或显示非特异性Ⅱ型肌肉萎缩。然而，许多报道显示膝关节、胸锁关节、肩关节有淋巴细胞性滑膜炎以及骶髂关节有相似的反应。骨扫描显示滑膜炎（多数为亚临床型）的存在。MRI 和超声都有力地证实了 PMR 的主要炎症病灶为包绕肩关节的滑囊，而不是肩关节本身。PMR 患者的血清研究提供了系统炎症的证据，疾病活动期血液循环免疫复合物以及 IL-6、IL-1 的水平都升高。

5 临床表现

主要症状为四肢及躯干肌肉疼痛和僵硬，尤以肩胛带肌和骨盆带及颈肌疼痛和僵硬较重，可伴有全身反应如发热、贫血、ESR 明显增快等。

5.1 症状与体征

5.1.1 一般症状

全身症状包括全身酸痛、不适、乏力、消瘦、失眠、发热，以低热为主，少数也可高热，可突然起病，亦可隐袭起病，历时数周或数月。

5.1.2 典型症状

颈肌、肩肌及髋部肌肉僵痛，严重者不能起床，上肢抬举受限，下肢不能抬举，不能下蹲，上下楼梯困难等，部分患者疼痛较剧以至不能翻身和深呼吸肌痛多对称性分布，也可单侧或局限于某一肌群。但这些症状与多发性肌炎不同，活动困难并非真正肌肉无力，而是肌肉酸痛所致。如长期得不到确诊治疗者，关节肌肉活动障碍，晚期可发展为肌肉萎缩。关节主动和被动运动困难。也可累及肢带肌肌腱附着部，有些也可出现腕及指间关节疼痛和水肿，甚至出现胸锁、肩、膝或髋关节的一过性滑膜炎。

5.2 辅助检查

（1）可有轻至中度正细胞正色素性贫血。

（2）ESR 显著增快（40 mm/ h，魏氏法）；C 反应蛋白（CRP）增高，且与病情活动性相平行。

（3）肝酶可轻度升高，但反映横纹肌炎症的血清肌酶多在正常范围内。

（4）血清白细胞介素（IL）-6 水平升高。

（5）肌电图和肌活检无炎性肌病的依据。

（6）抗核抗体和其他自身抗体及类风湿因子一般为阴性。

（7）B 超、磁共振成像（MRI）检查可发现肩膝或髋关节滑膜炎，MRI 显示肩峰下，三角肌下滑膜炎是肩最常见的损伤。

6 诊断

6.1 诊断要点

PMR 主要依据临床经验排除性诊断，一般老年人有不明原因发热，ESR 和（或）CRP、血清 IL-6 升高和不能解释的中度贫血，伴有肩背四肢疼痛。活动障碍，在排除类风湿关节炎（RA）、肌炎、肿瘤、感染等其他疾病后要考虑 PMR 诊断。B 超和 MRI 检查有助于 PMR 诊断。

6.2 诊断标准

满足以下 3 条标准可以作出诊断：①发病年龄≥50 岁；②两侧颈部、肩胛部或及骨盆部肌痛晨僵；③ESR≥40mm/h 或小剂量糖皮质激素有效。满足①和②，如 ESR 正常，则对小剂量糖皮质激素（泼尼松 10~15mg/d）治疗迅速反应可代替标准③。

7 鉴别诊断

7.1 巨细胞动脉炎（giant cell arteritis，GCA）

70% 的 GCA 合并 PMR，两者合并时鉴别较困难。在出现头痛、视觉异常、颞动脉怒张、搏动增强或减弱并伴有触痛、小剂量糖皮质激素治疗反应不佳等，均需进一步做颞动脉造影、超声、活检等。

7.2 类风湿关节炎

主要是与早期 RA 相鉴别，RA 以对称性小关节滑膜炎为主要表现，常有类风湿因子和抗环瓜氨酸多肽（CCP）抗体阳性。而 PMR 虽可有关节肿胀，但无持续性小关节滑膜炎，无关节破坏性病变和类风湿结节，自身抗体常阴性。

7.3 多发性肌炎

以进行性近端肌无力为主要表现，有肌萎缩、血清肌酶升高、肌电图异常、肌肉活检示淋巴细胞浸润，肌纤维萎缩，而 PMR 患者肌酶、肌电图和肌活检正常，肌痛较肌无力明显。

7.4 纤维肌痛综合征（fiberomyalgia syndmme，FMS）

FMS 有固定对称的压痛点，如颈肌枕部附着点、斜方肌上缘中部、冈上肌起始部、肩胛棘上方近内侧缘、第 2 肋骨与软骨交界处外侧上缘、肱骨外上髁下 2cm 处、臀部外上象限臀肌皱褶处、大转子后 2cm 处、膝关节内侧鹅状滑囊区共 9 处 18 个压痛点。肌力和关节正常，有睡眠障碍、紧张性头痛、激惹性肠炎、激惹性膀胱炎，ESR 和 CRP 一般正常，对糖皮质激素治疗无效。

7.5 排除其他疾病

如感染、肿瘤、其他风湿性疾病。

8 治疗

8.1 西医治疗

8.1.1 治疗原则

以抑制免疫、解热消炎止痛为主。需合理用药，防止病情复发。

8.1.2 药物治疗

（1）糖皮质激素：小剂量糖皮质激素治疗为首选药物。小剂虽糖皮质激素治疗为首选用药，一般泼尼松 10～15mg/d 口服。1 周内症状迅速改善，CRP 可短期恢复正常，ESR 逐渐下降，2～4 周后泼尼松缓慢减量。每 2～3 周减 2.5mg，维持量 5～10mg/d，随着病情稳定时间的延长，部分患者的维持量可减为 3～5mg/d。对病情较重，发热、肌痛、活动明显受限者，可以泼尼松 15～30mg/d，随着症状好转，ESR 接近正常，然后逐渐减量维持，维持用药一般 1～2 年。减量过早、过快或停药过早，是导致病情复发的主要原因，多数患者在 2 年内可停用糖皮质激素，但国外报道 PMR 维持治疗的平均时间约为 3 年，少数患者需小量维持多年。但停药后仍需随访观察，一般 5 年不发可认为病情完全缓解。

应该强调，对老年人长期使用糖皮质激素应特别注意其不良反应及并发症（如高血压、糖尿病、白内障、骨质疏松），应及时给予相应的治疗。

（2）非甾体抗炎药：对初发或较轻病例可用非甾体抗炎药解热消炎止痛，但应注意预防非甾类抗炎药的并发症。

（3）免疫抑制剂：对使用糖皮质激素有禁忌证，或效果不佳、或减量困难、或不良反应严重者，可联合使用免疫抑制剂甲氨蝶呤 7.5～15mg/周，或其他免疫抑制剂如硫唑嘌呤、来氟米特、环孢素 A、环磷酰胺等。PMR 如合并 GCA 时起始剂量糖皮质激素应较单纯 PMR 大，可以联合免疫抑制剂如环磷酰胺治疗等，病情缓解后逐渐减量。需定期监测血常规、肝肾功能等。

（4）其他：生物制剂治疗 PMR 还有待进一步临床研究。

8.2 中成药用药方案

8.2.1 基本原则

有散寒祛湿，凉血活血，祛瘀化痰，滋阴降火，滋补肝肾，舒经通络。

8.2.2 分证论治（表 6－1）

表 6-1 风湿性多肌痛分证论治

证型	辨证要点	治法	中成药
寒湿痹阻证	痛处固定，活动受限，畏寒，舌淡胖、苔白或腻，脉弦或沉紧	散寒祛湿通络止痛	寒湿痹片（颗粒）、风湿骨痛胶囊、祖师麻片、通痹胶囊、祛风止痛胶囊胶囊、云南白药气雾剂
湿热痹阻证	颈肩部、臀部肌肉疼痛，痛处固定、重着，活动受限，伴发热，小便黄，大便干，舌质红、苔黄腻，脉滑或细数	清热祛湿通络止痛	湿热痹片、新癀片、四妙丸
阴虚火旺证	发热，盗汗，口干咽燥，消瘦，舌质红，苔少，脉细数	滋阴降火凉血通络	大补阴丸、左归丸、知柏地黄丸
痰瘀痹阻证	颈肩部、臀部肌肉酸痛，僵硬，痛处不移，活动受限，面色黧黑，舌质暗红或瘀斑、瘀点，苔薄白，脉弦涩	活血祛瘀化痰通络	瘀血痹胶囊（颗粒）、活血止痛软胶囊、雪山金罗汉止痛涂抹剂
肝郁气滞证	颈肩部、臀部肌肉胀痛，胁肋胀痛，情志抑郁，易怒，喜叹息，舌质青，苔薄白，脉弦	疏肝解郁理气止痛	逍遥丸、丹栀逍遥丸、加味逍遥丸、红花逍遥片、柴胡舒肝丸
肝肾阳虚证	颈肩部、臀部肌肉酸痛。伴面色淡白少华，腰膝酸软无力，形寒肢冷，小便清长，大便溏薄，舌淡红苔白，脉沉细或细数	滋补肝肾通络止痛	独活寄生丸（合剂）、右归丸、益肾蠲痹丸、尪痹片（胶囊、颗粒）、金匮肾气丸、风湿液、金乌骨通胶囊

以下内容为上表内容详解，重点强调同病同证情况下不同中成药的选用区别。

（1）寒湿痹阻证：肩部、臀部肌肉疼痛，痛处固定，活动受限，畏寒，舌淡胖、苔白或腻，脉弦或沉紧。

【辨证要点】痛处固定，活动受限，畏寒，舌淡胖、苔白或腻，脉弦或沉紧。

【治法】散寒祛湿，通络止痛。

【中成药】寒湿痹片（颗粒）、风湿骨痛胶囊、祖师麻片、通痹胶囊、祛风止痛胶囊胶囊、云南白药气雾剂（表 6-2）。

表 6-2 风湿性多肌痛寒湿痹阻证可选用中成药

药品名称	药物组成	功能主治	用法用量	注意事项
寒湿痹片（颗粒）	附子（制）、川乌（制）、桂枝、麻黄、威灵仙、黄芪、白术（炒）、当归、白芍、木瓜、细辛、甘草（制）	祛寒除湿，温通经络。用于肢体关节疼痛，疲困或肿胀，局部畏寒，风湿性关节炎	片剂：口服，一次 4 片，一日 3 次 颗粒：开水冲服，一次 3g（无糖型）或 5g（减糖型），一日 3 次	孕妇忌服，身热高烧者禁用

药品名称	药物组成	功能主治	用法用量	注意事项
风湿骨痛胶囊	制川乌、制草乌、红花、木瓜、乌梅、麻黄、甘草	温经散寒，通络止痛。用于寒湿闭阻经络所致的痹病，症见腰脊疼痛，四肢关节冷痛；风湿性关节炎见以上证候者	口服，一次2~4粒，1日2次	1. 本品含毒性药，不可多服 2. 孕妇忌服，运动员慎用
祖师麻片	祖师麻	祛风除湿，活血止痛。用于风湿痹证，关节炎，类风湿关节炎。也可用于坐骨神经痛、肩周炎寒湿阻络证，症见：关节痛，遇寒痛增，得热痛减，以及腰腿肩部疼痛重着者等	口服，一次3片，一日3次。坐骨神经痛，肩周炎疗程4周	肾功能不全者慎用
通痹胶囊	制马钱子、金钱白花蛇、蜈蚣、全蝎、地龙、僵蚕、乌梢蛇、天麻、人参、黄芪、当归、羌活、独活、防风、麻黄、桂枝、附子、制川乌、薏苡仁、苍术（炒）、麸炒白术、桃仁、红花、没药（炒）、炮山甲、醋延胡索、牡丹皮、北刘寄奴、王不留行、鸡血藤、香附（酒制）、木香、枳壳、砂仁、路路通、木瓜、川牛膝、续断、伸筋草、大黄、朱砂	祛风除湿，活血通络，散寒止痛，调补气血。寒湿闭阻，瘀血阻络，气血两虚所致痹病，症见关节冷痛，屈伸不利；风湿性关节炎、类风湿关节炎见有上述证候者	口服，一次1粒，一日2~3次，饭后服用或遵医嘱	1. 肝肾功能损害与高血压者慎用；运动员慎用 2. 不可过量久服 3. 忌生冷油腻食物
祛风止痛胶囊胶囊	老鹳草、槲寄生、续断、威灵仙、独活、制草乌、红花	祛风寒，补肝肾，壮筋骨。用于风寒湿邪痹阻，肝肾亏虚所致痹病。症见关节肿胀，腰膝疼痛，四肢麻木	口服，每次6粒，一日2次	孕妇忌服

续表

药品名称	药物组成	功能主治	用法用量	注意事项
云南白药气雾剂	国家保密方。本品含草乌（制）、雪上一支蒿（制），其余成分略	活血散瘀消肿止痛	外用，喷于患处。使用云南白药气雾剂，一日3~5次	1. 本品只限于外用，切勿喷入口、眼、鼻 2. 皮肤过敏者停用 3. 皮肤受损者勿用 4. 使用时勿近明火，切勿受热，应置于阴凉处保存 5. 对酒精及本品过敏者禁用，孕妇忌用，过敏体质者慎用 6. 本品性状发生改变时禁止使用

（2）湿热痹阻证：颈肩部、臀部肌肉疼痛，痛处固定，活动受限，舌质红、苔黄腻，脉滑数。

【辨证要点】颈肩部、臀部肌肉疼痛，痛处固定，重着，活动受限，伴发热，小便黄，大便干，舌质红、苔黄腻，脉滑或细数。

【治法】清热祛湿，通络止痛。

【中成药】湿热痹片、新癀片、四妙丸（表6-3）。

表6-3 风湿性多肌痛阴虚火旺证可选用中成药

药品名称	药物组成	功能主治	用法用量	注意事项
湿热痹片	苍术、忍冬藤、地龙、连翘、黄柏、薏苡仁、防风、川牛膝、粉萆薢、桑枝、防己、威灵仙	祛风除湿，清热消肿，通络定痛。用于湿热痹证，其症状为肌肉或关节红肿热痛，有沉重感，步履艰难，发热，口渴不欲饮，小便黄淡	口服，一次6片，一日3次	尚不明确
新癀片	肿节风、三七、人工牛黄、猪胆粉、肖樊天花、珍珠层粉、水牛角浓缩粉、红曲、吲哚美辛	清热解毒、活血化瘀，消肿止痛。用于热毒瘀血所致的咽喉肿痛、牙痛、痹痛、胁痛、黄疸、无名肿痛	口服，一次2~4片，一日3次，小儿酌减。外用，用冷开水调化，敷患处	1. 为减少药物对胃肠道的刺激，宜于饭后服用，或与食物或制酸药同服 2. 本品为中西复方制剂，应避免与吲哚美辛等非甾体类抗炎药同时口服使用 3. 下列情况应慎重：①心功能不全及高血压患者应慎用；②血友病、出血性疾病、再生障碍性贫血、粒细胞减少患者应慎用 4. 用药期间应定期随访检查：①血象及肝、肾功能；②眼科检查

续表

药品名称	药物组成	功能主治	用法用量	注意事项
四妙丸	黄柏、薏苡仁、苍术、怀牛膝	清热利湿。用于湿热下注所致的痹病，症见足膝红肿，筋骨疼痛	口服，一次6g，一日2次	孕妇慎用

（3）阴虚火旺证：颈肩部、臀部肌肉疼痛，发热，盗汗，口干咽燥，消瘦，舌质红，苔少，脉细数。

【辨证要点】发热，盗汗，口干咽燥，消瘦，舌质红，苔少，脉细数。

【治法】滋阴降火，凉血通络。

【中成药】大补阴丸、左归丸、知柏地黄丸（表6-4）。

表6-4 风湿性多肌痛阴虚火旺证可选用中成药

药品名称	药物组成	功能主治	用法用量	注意事项
大补阴丸	熟地黄、知母、黄柏、龟甲、猪脊髓	滋阴降火。用于阴虚火旺，潮热盗汗，咳嗽，耳鸣遗精	口服。水蜜丸，一次6g，一日2～3次；大蜜丸，一次1丸，一日2次	1. 忌不易消化食物 2. 感冒发热病人不宜服用 3. 儿童、孕妇、哺乳期妇女慎用
左归丸	熟地黄、菟丝子、牛膝、龟甲胶、鹿角胶、山药、山茱萸、枸杞子	滋肾补阴。用于真阴不足，腰膝酸软，盗汗，神疲口燥	口服，一次9g，一日2次	1. 忌油腻食物 2. 感冒发热病人不宜服用 3. 儿童禁用、孕妇忌服
知柏地黄丸	知母、熟地黄、牡丹皮、茯苓、黄柏、山茱萸、山药、泽泻	用于阴虚火旺，潮热盗汗，口干咽痛，耳鸣，小便短赤	口服，一次8丸，一日3次	1. 虚寒证者不适用，不宜和感冒类药同时服用 2. 儿童、孕妇、哺乳期妇女慎用

（4）痰瘀痹阻证：肩部、臀部肌肉酸痛，多呈刺痛感，部位固定不移，痛处拒按。伴面色黧黯，舌紫暗，或有瘀斑，脉沉或弦涩。

【辨证要点】颈肩部、臀部肌肉酸痛，僵硬，痛处不移，活动受限，面色黧黑，舌质暗红或瘀斑、瘀点，苔薄白，脉弦涩。

【治法】活血祛瘀，化痰通络。

【中成药】瘀血痹胶囊（颗粒）、活血止痛胶囊、雪山金罗汉止痛涂抹剂（表6-5）。

表6-5 风湿性多肌痛痰瘀痹阻证可选用中成药

药品名称	药物组成	功能主治	用法用量	注意事项
瘀血痹胶囊（颗粒）	苍术、忍冬藤、地龙、连翘、黄柏、薏苡仁、防风、川牛膝、粉萆薢、桑枝、防己、威灵仙	活血化瘀，通络定痛。用于瘀血阻络的痹证，症见肌肉关节疼痛剧烈，多呈刺痛感，部位固定不移，痛处拒按，可有硬节或瘀斑	胶囊：口服，一次4粒，一日3次或遵医嘱 颗粒：开水冲服，一次1袋，一日3次	孕妇禁用，脾胃虚弱者慎用
活血止痛软胶囊	当归、三七、乳香、土鳖虫、自然铜、冰片	活血散瘀，消肿止痛。用于跌打损伤，瘀血肿痛	口服，一次2粒，一日3次	孕妇禁用，肝功能不全者慎用
雪山金罗汉止痛涂抹剂	铁棒锤、延胡索、五灵脂、雪莲花、川芎、红景天、秦艽、桃仁、西红花、冰片、人工麝香	活血，消肿，止痛。用于急慢性扭挫伤，风湿性关节炎，类风湿关节炎，痛风，肩周炎，骨质增生所致的肢体关节疼痛肿胀，以及神经性头痛	涂在患处，一日3次	1. 切勿接触眼睛、年老体弱者应在医师指导下使用 2. 对本品过敏者禁用，过敏体质者慎用

（5）肝郁气滞证：颈肩部、臀部肌肉胀痛，胁肋胀痛，情志抑郁，易怒，喜叹息，腹胀纳差，舌质青，苔薄白，脉弦。

【辨证要点】颈肩部、臀部肌肉胀痛，胁肋胀痛，情志抑郁，易怒，喜叹息，舌质青，苔薄白，脉弦。

【治法】疏肝解郁，理气止痛。

【中成药】逍遥丸、丹栀逍遥丸、加味逍遥丸、红花逍遥片、柴胡舒肝丸（表6-6）。

表6-6 风湿性多肌痛肝郁气滞证可选用中成药

药品名称	药物组成	功能主治	用法用量	注意事项
逍遥丸	柴胡、当归、白芍、白术（炒）、茯苓、炙甘草、薄荷	疏肝健脾、养血调经。用于肝郁脾虚所致的郁闷不舒、胸胁胀痛、头晕目眩、食欲减退、月经不调	口服，一次6~9g，一日1~2次	尚不明确
丹栀逍遥丸	牡丹皮、栀子（炒焦）、柴胡（酒制）、当归、白芍（酒炒）、白术（土炒）、茯苓、炙甘草、薄荷	舒肝解郁，清热调经。用于肝郁化火，胸胁胀痛，烦闷急躁，颊赤口干，食欲不振或有潮热，以及妇女月经先期，经行不畅，乳房与少腹胀痛	口服，一次6~9g，一日2次	1. 少吃生冷及油腻难消化的食品 2. 服药期间要保持情绪乐观，切忌生气恼怒 3. 孕妇慎用 4. 对本品过敏者禁用，过敏体质者慎用

续表

药品名称	药物组成	功能主治	用法用量	注意事项
加味逍遥丸	柴胡、当归、白芍、白术（麸炒）、茯苓、甘草、牡丹皮、栀子（姜炙）、薄荷	舒肝清热，健脾养血。用于肝郁脾虚，肝脾不和，两胁胀痛，头晕目眩、倦怠食少，月经不调，脐腹胀痛	口服，一次6g，一日2次	1. 少吃生冷及油腻难消化的食品 2. 服药期间要保持情绪乐观，切忌生气恼怒 3. 儿童、年老体弱、孕妇、哺乳期妇女以及月经量多者应在医师指导下服用
红花逍遥片	当归、白芍、白术、茯苓、红花、皂角刺、竹叶柴胡、薄荷、甘草	舒肝、理气、活血。用于肝气不舒，胸胁胀痛，头晕目眩，食欲减退，月经不调，乳房胀痛或伴见颜面黄褐斑	口服，一次2~4片，一日3次	肝肾阴虚、气滞不运者慎用
柴胡舒肝丸	茯苓、枳壳（炒）、豆蔻、白芍（酒炒）、甘草、香附（醋制）、陈皮、桔梗、厚朴（姜制）、山楂（炒）、防风、六神曲（炒）、柴胡、黄芩、薄荷、紫苏梗、木香、槟榔（炒）、当归、半夏（姜制）、乌药、莪术（制）	舒肝理气，消胀止痛。用于气滞不舒，脘胁痞闷，食滞不清，呕吐酸水	口服，一次1丸，一日2次	1. 少吃生冷及油腻难消化的食品 2. 服药期间要保持情绪乐观，切忌生气恼怒 3. 儿童、年老体弱、孕妇、哺乳期妇女以及月经量多者应在医师指导下服用

（6）肝肾阳虚证：病程久，肩部、臀部肌肉酸痛。伴面色淡白少华，腰膝酸软无力，形寒肢冷，小便清长，大便溏薄，舌淡红苔白，脉沉细或细数。

【辨证要点】颈肩部、臀部肌肉酸痛。伴面色淡白少华，腰膝酸软无力，形寒肢冷，小便清长，大便溏薄，舌淡红苔白，脉沉细或细数。

【治法】滋补肝肾，通络止痛。

【中成药】独活寄生丸（合剂）、右归丸、益肾蠲痹丸、尪痹片（胶囊、颗粒）、金匮肾气丸、风湿液、金乌骨通胶囊（表6-7）。

表 6 - 7　风湿性多肌痛肝肾阳虚证可选用中成药

药品名称	药物组成	功能主治	用法用量	注意事项
独活寄生丸（合剂）	独活、桑寄生、熟地黄、牛膝、细辛、秦艽、茯苓、肉桂、防风、川芎、党参、甘草、当归、白芍、杜仲	补益肝肾、祛风除湿、养血舒筋。用于风寒湿痹，腰膝冷痛，屈伸不利	丸剂：口服，一次 6g，一日 2 次 合剂：口服，一次 15 ～ 20mL，一日 3 次	1. 孕妇慎用 2. 严重心、肝、肾功能损害者慎用
右归丸	熟地黄、附子、肉桂、山药、山茱萸、菟丝子、鹿角胶、枸杞子、当归、杜仲	温补肾阳，填精止遗。用于肾阳不足，命门火衰，腰膝酸冷，精神不振，怯寒畏冷，阳痿遗精，大便溏薄，尿频而清	口服，一次 1 丸，一日 3 次	阴虚火旺、痰湿重者忌服
益肾蠲痹丸	骨碎补、熟地黄、当归、徐长卿、土鳖虫、僵蚕、蜈蚣、全蝎、蜂房、广地龙、乌梢蛇、延胡索、鹿衔草、淫羊藿、寻骨风、老鹳草、鸡血藤、蓓草、生地黄、虎杖	温补肾阳，益肾壮督，搜风剔邪，蠲痹通络。用于症见发热，关节疼痛、肿大、红肿热痛、屈伸不利、肌肉疼痛、瘦削或僵硬、畸形的顽痹	口服，一次 8 ～ 12g，一日 3 次	1. 妇女月经期经行量多停用，孕妇，肾功能损伤者禁服 2. 过敏体质和湿热偏盛者慎用本品
尪痹片（胶囊、颗粒）	地黄、熟地黄、续断、附子、独活、骨碎补、桂枝、淫羊藿、防风、威灵仙、皂刺、羊骨、白芍、狗脊、知母、伸筋草、红花	补肝肾、强筋骨、祛风湿、通经络。用于久痹体虚，关节疼痛，局部肿大、僵硬畸形，屈伸不利及类风湿关节炎见有上述证候者	片：口服，一次 4 片，一日 3 次 胶囊：口服，一次 5 粒，一日 3 次 颗粒：口服，一次 6g，一日 3 次	孕妇慎用，忌生冷食物
金匮肾气丸	地黄、山药、山茱萸、茯苓、牡丹皮、泽泻、桂枝、附子、牛膝、车前子	温补肾阳、化气行水。用于肾虚水肿，腰膝酸软，小便不利，畏寒肢冷	口服，一次 4 ～ 5g，一日 2 次	孕妇忌服。忌房欲、气恼。忌食生冷食物

药品名称	药物组成	功能主治	用法用量	注意事项
风湿液	独活、寄生、羌活、防风、秦艽、木瓜、鹿角胶、鳖甲胶、牛膝、当归、白芍、川芎、红花、白术、甘草、红曲	补养肝肾、养血通络，祛风除湿。用于肝肾血亏、风寒湿痹引起的关节疼痛，四肢麻木	口服，一次10～15mL，一日2～3次	1. 忌寒凉及油腻食物 2. 宜饭后服用 3. 不宜在服药期间同时服用其他泻火及滋补性中药 4. 热痹者不适用 5. 有高血压、心脏病、肝病、糖尿病、肾病等慢性病严重者应在医师指导下服用 6. 哺乳期妇女、年老体弱者应在医师指导下服用 7. 对酒精及本品过敏者禁用，过敏体质者慎用
金乌骨通胶囊	金毛狗脊、乌梢蛇、葛根、淫羊藿、木瓜、威灵仙、姜黄、土牛膝、土党参、补骨脂	滋补肝肾，祛风除湿，活血通络	口服，一次3粒，一日3次；或遵医嘱	孕妇忌服

8.2.3 辨病特色用药

正清风痛宁缓释片、雷公藤多苷片、雷公藤片、昆明山海棠、昆仙胶囊（表6-8）。

表6-8 辨病特色中成药

药物	主要成分	功能主治	用法用量	注意事项
正清风痛宁缓释片	盐酸青风藤碱	祛风除湿，活血通络，利水消肿。用于风湿与类风湿关节炎属风寒湿痹证者，症见：肌肉酸痛，关节肿胀，疼痛，屈伸不利，麻木僵硬等	口服，每次1～2片，一日2次	1. 定期复查血象（建议每月检查一次），并注意观察血糖和胆固醇 2. 如出现皮疹或少数患者发生白细胞减少等副作用时，停药即可消失 3. 应在医生指导下使用
雷公藤多苷片	雷公藤多苷	祛风解毒、除湿消肿、舒经通络。有抗炎及抑制细胞免疫和体液免疫等。用于风湿热瘀，毒邪阻滞所致的类风湿关节炎，肾病综合征，白塞三联症，麻风反应，自身免疫性肝炎等	口服。按体重每1kg每日1～1.5mg，分3次饭后服用，或遵医嘱	老年患者、严重心血管病患者、肝肾功能不全及过敏体质者慎用

续表

药物	主要成分	功能主治	用法用量	注意事项
雷公藤片	雷公藤提取物	具有抗炎及免疫抑制作用	口服,一次1~2片,一日2~3次	用药期间应注意定期随诊并检查血、尿常规及心电图和肝肾功能,必要时停药并给予相应处理
昆明山海棠片	昆明山海棠	祛风除湿,舒筋活络,清热解毒。用于类风湿关节炎、红斑狼疮	口服。一次2片,一日3次。饭后服用,或遵医嘱	肾功能不全者慎用
昆仙胶囊	昆明山海棠、淫羊藿、枸杞子、菟丝子	补肾通络,祛风除湿。主治类风湿关节炎属风寒痹阻兼肾虚证。症见关节肿胀疼痛,屈伸不利,晨僵,关节压痛,关节喜暖畏寒,腰酸膝软,舌质淡,苔白,脉沉细	口服。一次2粒,一日3次,饭后服用	1. 服药期间禁饮烈酒 2. 心功能不全慎用 3. 为观察本品可能出现的不良反应,服药过程中,定期随诊、检查、复查血、尿常规,心电图和肝肾功能 4. 临床试验疗程为12周,目前没有超过临床试验疗程的安全性和有效性资料

9 预后

PMR 患者患血管性疾病及肿瘤风险增加,研究显示,在 PMR 确诊的第 1 年,其患癌风险升高。美国的一项研究显示,2877 例 PMR 患者在确诊后的七八年时间里,有 23% 的患者发展成癌症,对照组为 19.5%。而在挪威,PMR 患者患癌风险并未升高。

(苏晓 陈薇薇)

参考文献

[1] 中华医学风湿病学会. 风湿性多肌痛和巨细胞动脉炎诊断和治疗指南 [J]. 中华风湿病学杂志, 2011, 15 (5): 348 - 350.

[2] 尚桂莲, 刘建华. 风湿性多肌痛的诊断与治疗进展 [J]. 内科急危重症杂, 2015, 21 (2): 146 - 151.

[3] Gary S. Firestein, Ralph C. Budd, Edward D. Harris, Jr., 等. 栗占国, 唐福林主译. 凯利风湿病学 [M]. 8 版. 北京: 北京大学医学出版社, 2011: 1493 - 1514.

第七章　白塞病

1　范围

本《指南》规定了白塞病的诊断、辨证和中成药治疗。

本《指南》适用于白塞病的诊断、辨证和中成药治疗。

2　术语和定义

下列术语和定义适用于本《指南》。

白塞病（Behcet's disease，BD）又称贝赫切特病、口－眼－生殖器三联征等。是一种慢性全身性血管炎症性疾病，主要表现为复发性口腔溃疡、生殖器溃疡、眼炎及皮肤损害，也可累及血管、神经系统、消化道、关节、肺、肾、附睾等器官，大部分患者预后良好，眼、中枢神经系统及大血管受累者预后不佳。

3　流行病学

本病在东亚、中亚和地中海地区发病率较高，又被称为丝绸之路病。好发年龄为 16～40 岁。

4　病因病理

白塞病的致病因素目前尚未明确，有研究表明可能与病毒感染、细菌感染、遗传、免疫学、纤溶蛋白缺陷等多种因素有关。

目前认为激活的 T 细胞产生多种细胞因子如肿瘤坏死因子（TNF）在致病中起重要作用。因此，白塞病既不完全是遗传性疾病，也不是感染性疾病，可能为多因素性疾病。

5　临床表现

5.1　口腔溃疡

表现为复发性、疼痛性口腔溃疡。阿弗他溃疡（aphthous ulcer）常为首发症状。溃疡可发生在口腔的任何部位，单发或成批出现，大小不一，底部有黄色覆盖物，周围有红晕，1～2 周后自行消退，不留瘢痕。重症者溃疡深大愈合慢，可遗有瘢痕。

5.2　生殖器溃疡

约 75% 患者出现，病变与口腔溃疡相似。受累部位为外阴、阴道、肛周、宫颈、阴囊和阴茎等处。阴道溃疡多为无痛性，伴分泌物增多。

5.3　眼炎

约 50% 患者出现，可累及双眼。表现为畏光流泪、异物感、视物模糊、视力减退、眼部充血、眼球痛、飞蚊征等。通常为慢性、复发性、进行性病程。眼受累致盲率可达 25%，是本病致残的主要原因。最常见和最严重的眼部病变为色素膜炎。而后葡萄膜炎和视网膜炎则是影响视力的主要原因。眼球其余各组织也可受累，单独视盘水肿提示脑静脉血栓，由白塞病所致的颅内血管病变可导致视野缺损。

5.4 皮肤病变

皮损发生率高，可达80%~98%，表现多样，包括结节性红斑、多形红斑、环形红斑、疱疹、丘疹、痤疮样皮疹，坏死性结核疹样损害、大疱性坏死性血管炎、Sweet病样皮损、脓皮病等。结节红斑样皮损和针刺后的炎症反应对本病有诊断价值。

5.5 关节损害

25%~60%的患者有关节症状。表现为相对轻微的局限性、非对称性关节炎，多累及大关节。HLA-B27阳性患者可有骶髂关节受累，出现与强直性脊柱炎相似的表现。

5.6 神经系统损害

又称神经白塞病。发病率为5%~50%。少数可为首发症状，可有头痛、头晕、霍纳综合征、假性球麻痹、呼吸障碍、癫痫、共济失调、偏瘫、失语、不同程度截瘫、尿失禁、双下肢无力、感觉障碍、意识障碍、精神异常等。多数患者预后不佳，脑干和脊髓病损是本病致残及死亡的主要原因之一。

5.7 消化道损害

又称肠白塞病。发病率为10%~50%。从口腔到肛门的全消化道均可受累，以回盲部多见，溃疡可为单发或多发，深浅不一。表现为上腹饱胀、嗳气、吞咽困难、中下腹胀满、隐痛、阵发性绞痛、腹泻、黑便、便秘等。严重者可有溃疡穿孔，甚至大出血等并发症而死亡。

5.8 血管炎

本病的基本病变为血管炎，全身大小血管均可受累，10%~20%患者合并大中血管炎，是致死致残的主要原因。临床可有头晕、头痛、晕厥、无脉。静脉系统受累较动脉系统多见。25%左右患者发生表浅或深部的迁移性血栓性静脉炎及静脉血栓形成，造成狭窄与栓塞。下腔静脉及下肢静脉受累较多，可出现腹腔积液、下肢水肿。上腔静脉梗阻可有颌面、颈部肿胀及上肢静脉压升高。

5.9 肺部损害

肺部损害发生率较低，为5%~10%，大多病情严重。肺血管受累时可有肺动脉瘤形成，瘤体破裂可形成肺血管-支气管瘘，致肺内出血；肺静脉血栓形成可致肺梗死；肺泡毛细血管周围炎可使内皮增生纤维化而影响换气功能。患者有咳嗽、咯血、胸痛、呼吸困难等表现。

5.10 其他

较少见。肾脏受累可有蛋白尿、血尿、高血压；病理检查可有IgA肾小球系膜增生性病变或淀粉样变。心脏受累可有心肌梗死、瓣膜病变、传导系统受累、心包炎等。心腔内可有附壁血栓形成。附睾炎发生率为4%~10%，较具特异性，急性起病，表现为单或双侧附睾肿大疼痛和压痛，1~2周缓解，易复发。

6 诊断

6.1 临床表现

病程中医生观察和记录到的临床表现有复发性口腔溃疡、眼炎、生殖器溃疡以及特征性皮肤损害，另外出现大血管或神经系统损害则高度提示白塞病的发生。

6.2 实验室检查

本病无特异性实验室异常，活动期可有血沉（ESR）增快、C–反应蛋白（CRP）升高，部分患者冷球蛋白阳性，血小板凝集功能增强。

6.3 针刺反应试验（pathergy test）

用 20 号无菌针头在前臂屈面中部斜行刺入约 0.5 cm，沿纵向稍做捻转后退出，24～48 小时后局部出现直径 > 2 mm 的毛囊炎样小红点或脓疱疹样改变为阳性。此试验特异性较高，且与疾病活动性相关，阳性率 60%～78%。静脉穿刺或皮肤创伤后出现的类似皮损具有同等价值。

6.4 脑脊液分析及影像学检查

神经白塞病常有脑脊液压力增高，白细胞数轻度升高。脑 CT 及磁共振（MRI）检查对脑、脑干及脊髓病变有一定帮助，急性期 MRI 的检查敏感性高达 96.5%，可以发现在脑干、脑室旁白质和基底节处的增高信号。慢性期行 MRI 检查应注意与多发性硬化相鉴别。MRI 可用于神经白塞病诊断及治疗效果随访观察。胃肠钡剂造影及内窥镜检查、血管造影、彩色多普勒有助于诊断病变部位及范围。肺部 X 线片可表现为单侧或双侧大小不一的弥漫性渗出或圆形结节状阴影，肺梗死时可表现为肺门周围的密度增高的模糊影。高分辨 CT 或肺血管造影、同位素肺通气灌注扫描等均有助于肺部病变的诊断。

6.5 诊断标准

本病无特异性血清学及病理学特点，诊断主要根据临床症状，故应注意详尽的病史采集及典型的临床表现。目前较多采用国际白塞病研究组于 1989 年制定的诊断标准。①反复口腔溃疡：1 年内反复发作 3 次。由医生观察到或患者诉说有阿弗他溃疡。②反复外阴溃疡：由医生观察到或患者诉说外阴部有阿弗他溃疡或瘢痕。③眼病变：前和（或）后色素膜炎、裂隙灯检查时玻璃体内有细胞出现或由眼科医生观察到视网膜血管炎。④皮肤病变：由医生观察到或患者诉说的结节性红斑、假性毛囊炎或丘疹性脓疱；或未服用糖皮质激素的非青春期患者出现痤疮样结节。⑤针刺试验阳性：试验后 24～48 小时由医生看结果。有反复口腔溃疡并有其他 4 项中的 2 项以上者，可诊断为本病，但需排除其他疾病。其他与本病密切相关并有利于诊断的症状有：关节痛或关节炎、皮下栓塞性静脉炎、深部静脉栓塞、动脉栓塞和（或）动脉瘤、中枢神经病变、消化道溃疡、附睾炎和家族史。

7 鉴别诊断

本病以某一系统症状为突出表现者易误诊为其他系统疾病；以关节症状为主要表现者，应注意与类风湿性关节炎、赖特（Reiter）综合征、强直性脊柱炎相鉴别；皮肤黏膜损害应与多形红斑、结节红斑、梅毒、Sweet 病、Stevens–Johnson 综合征、寻常性痤疮、单纯疱疹感染、热带口疮、系统性红斑狼疮、周期性粒细胞减少、艾滋病（AIDS）等相鉴别；胃肠道受累应与克罗恩病（Crohn 病）和溃疡性结肠炎相鉴别；神经系统损害与感染性、变态反应性脑脊髓膜炎、脑脊髓肿瘤、多发性硬化、精神病相鉴别；附睾炎与附睾结核相鉴别。

克罗恩病与肠白塞病的鉴别诊断，二者均好发于回肠末端及回盲部；肠白塞病的典型内镜表现为单个或多个圆形或椭圆形、边界清晰的深凿样溃疡；克罗恩病典型表现为纵行溃疡和卵石征，且病变呈节段性分布；病变不典型时内镜无法鉴别，只能借助病理及肠外表现综合分析；肠 BD 时绝大多数有口腔溃疡，克罗恩病累及口腔很少见。二者的口腔溃疡有不同特点；BD 皮肤病变远较克罗恩病常见，且二者有不同特点；BD 常有生殖器溃疡，克罗恩病没有；皮肤针刺试验阳性对 BD 特异性高，但敏感性不一。

8 治疗

本病目前尚无公认的有效根治办法。多种药物均有效，但停药后大多易复发。治疗的目的在于控制现有症状，防治重要脏器损害，减缓疾病进展。

8.1 西医治疗

8.1.1 一般治疗

急性活动期，应卧床休息。发作间歇期应注意预防复发。如控制口、咽部感染、避免进刺激性食物。伴感染者可行相应的治疗。

8.1.2 局部治疗

局部治疗口腔溃疡可局部用糖皮质激素膏、冰硼散、锡类散等，生殖器溃疡用 1：5000 高锰酸钾清洗后加用抗生素软膏；眼结膜炎、角膜炎可应用皮质激素眼膏或滴眼液，眼色素膜炎须应用散瞳剂以防止炎症后粘连，重症眼炎者可在球结膜下注射肾上腺皮质激素。

8.1.3 全身治疗

（1）非甾体抗炎药：具消炎镇痛作用。对缓解发热、皮肤结节红斑、生殖器溃疡疼痛及关节炎症状有一定疗效，常用药物有布洛芬 0.4～0.6g，每日 3 次；双氯酚酸钠 25 mg，每日 3 次等，或其他非甾体抗炎药和选择性 COX_2 抑制剂。

（2）秋水仙碱：可抑制中性粒细胞趋化，对关节病变、结节红斑、口腔和生殖器溃疡、眼色素膜炎均有一定的治疗作用，常用剂量为 0.5mg，每日 2～3 次。

（3）沙利度胺：可以明显减轻严重的口腔和生殖器溃疡，并且可以抑制毛囊炎样皮疹，但可引起短暂的红斑、结节发作频率增加。

（4）糖皮质激素：根据脏器受累及病情的严重程度酌情使用，突然停药易导致疾病复发。重症患者如严重眼炎、中枢神经系统病变、严重血管炎患者可静脉应用大剂量甲泼尼龙冲击，与免疫抑制剂联合效果更好。

（5）免疫抑制剂：重要脏器损害时应选用此类药，常与糖皮质激素联用，此类药物不良反应较大，用药期间应注意严密监测。硫唑嘌呤是白塞病多系统病变的主要用药。用量为 2.5mg/（kg·d），口服。可抑制口腔溃疡、眼部病变、关节炎和深静脉血栓，改善疾病的预后。环磷酰胺：在急性中枢神经系统损害或肺血管炎、眼炎时，与泼尼松联合使用，可口服或大剂量静脉冲击治疗（每次用量 0.5～1.0g/m² 体表面积，每 3～4 周 1 次）。有眼色素膜炎但没有视网膜受累的患者经口服柳氮磺吡啶 1.5～3.0g/d，同时联合中等剂量皮质类固醇 0.5mg/（kg·d）治疗 1～2 个月，症状可缓解。甲氨蝶呤可用于治疗神经系统、皮肤黏膜等病变，可长期小剂量服用。每周 7.5～15.0mg，口服或静脉推注用药。

（6）干扰素-α（IFN-α）：在开放性研究中发现，IFN-α 治疗皮肤黏膜损害和脓疱性病变有效。

（7）抗 TNF - α 药物：英夫利西单抗（Infliximab）、依那西普（Etanercept）均有治疗白塞病有效的报道，可用于 DMARDs 抵抗的白塞病患者的皮肤黏膜病变、葡萄膜炎和视网膜炎、关节炎、胃肠道损伤以及中枢神经系统受累等。

8.2 中成药用药方案

8.2.1 辨证用药

8.2.1.1 基本原则

根据本病的临床表现，当与祖国医学"狐惑病"相似。白塞病乃肝脾肾三经之病变。若病变主要为眼目红赤，当责之于肝；病变以口唇破溃，皮肤红疹为主，当责之于脾；病变以前后二阴溃疡为主，当责之于肾；其次要辨病之虚实，一般病程较短，局部肿痛明显，溃疡数目较多者，多为实火；而病程长，反复发作，肿痛不甚，溃疡数目不甚多，但难以愈合者，多系虚火所致。治疗当以清热除湿、泻火解毒为原则。

8.2.1.2 分证论治（表 7 -1）

表 7 -1　白塞病分证论治

证型	辨证要点	治法	中成药
肝脾湿热证	起病急，病程短，口腔黏膜及外阴溃疡，灼热疼痛，舌苔黄腻，脉濡数或弦数	清热解毒化湿和中	龙胆泻肝丸、四妙丸
胃肠湿热证	口腔溃疡口渴口臭，脘腹痞满，不思饮食，舌质红，苔黄，脉滑数	清热利湿消痞散结	黄连胶囊、清胃黄连丸、越鞠丸
心脾积热证	口舌、外阴破溃，心烦口苦，舌质红，苔黄，脉弦数	清心泻胃散火解毒	泻黄丸、黄连上清丸、四妙丸
湿毒瘀阻证	溃疡深广，疼痛剧烈，伴发热身痛、舌紫暗、苔黄厚腻，脉滑数	清热祛湿化瘀解毒	犀角地黄丸、六神丸、牛黄消炎片、复方丹参片
阴虚火旺证	溃疡反复发作，手足心热，夜寐梦多，口干口苦，舌质红，少苔，脉象细数	滋补肝肾养阴清热	知柏地黄丸、左归丸、大补阴丸
虚阳上扰证	溃疡反复不愈，腰膝酸软，形寒怕冷，舌质淡，苔薄，脉沉细	温阳散火	金匮肾气丸、右归丸

以下内容为上表内容的详解，重点强调同病同证情况下，不同中成药选用区别。

（1）肝脾湿热证：起病急，病程短，口腔黏膜及外阴溃疡，灼热疼痛，或下肢皮肤红斑结节，或伴有畏寒发热，心烦口干，胸闷纳呆，小溲短赤，舌苔黄腻，脉濡数或弦数。

【辨证要点】起病急，病程短，口腔黏膜及外阴溃疡，灼热疼痛，舌苔黄腻，脉濡数或弦数。

【治法】清热解毒，化湿和中。

【中成药】龙胆泻肝丸、四妙丸（表 7 -2）。

表 7 - 2 白塞病肝脾湿热证可选用中成药

药品名称	药物组成	功能主治	用法用量	注意事项
龙胆泻肝丸	龙胆、柴胡、黄芩、栀子（炒）、泽泻、木通、车前子（盐炒）、当归（酒炒）、地黄、炙甘草	清肝胆，利湿热	口服，一次3～6g，一日2次	1. 忌烟、酒及辛辣食物 2. 不宜在服药期间同时服用滋补性中药 3. 有高血压、心脏病、肝病、糖尿病、肾病等慢性病严重者应在医师指导下服用 4. 服药后大便次数增多且不成形者，应酌情减量 5. 孕妇慎用。儿童、哺乳期妇女、年老体弱及脾虚便溏者应在医师指导下服用
四妙丸	苍术、黄柏、牛膝、薏苡仁	清热利湿	口服，一次6g，一日2次	孕妇慎用

（2）胃肠湿热证：口、眼、外阴溃破疼痛，口腔尤甚，皮肤散在红色斑丘疹以四肢多见，口渴口臭，脘腹痞满，不思饮食，牙龈肿痛，常伴有，舌质红，苔黄，脉滑数。

【辨证要点】口腔溃疡，口渴口臭，脘腹痞满，不思饮食，舌质红，苔黄，脉滑数。

【治法】清热利湿，消痞散结。

【中成药】黄连胶囊、清胃黄连丸、越鞠丸（表7-3）。

表 7 -3 白塞病胃肠湿热证可选用中成药

药品名称	药物组成	功能主治	用法用量	注意事项
黄连胶囊	黄连	清热燥湿 泻火解毒	口服，一次2～6粒，一日3次	1. 脾胃虚寒者慎用 2. 忌辛辣、油腻及不易消化食品
清胃黄连丸	黄连、石膏、桔梗、甘草、知母、玄参、地黄、牡丹皮、天花粉、连翘、栀子、黄柏、黄芩、赤芍	清热，通便，消滞	口服，一次1丸（9g），一日2次	孕妇禁用
越鞠丸	醋香附、川芎、炒栀子、苍术（炒）、六神曲（炒）	理气解郁 宽中除满	口服，一次6～9g，一日2次	孕妇慎用

（3）心脾积热证：口舌、外阴破溃，皮肤结节红斑，心烦口苦，夜寐不宁，舌质红，苔黄，脉弦数。

【辨证要点】口舌、外阴破溃，心烦口苦，舌质红，苔黄，脉弦数。

【治法】清心泻胃，散火解毒。

【中成药】泻黄丸、黄连上清丸、四妙丸（表7-4）。

表7-4 白塞病心脾积热分证论治

药品名称	药物组成	功能主治	用法用量	注意事项
泻黄丸	藿香叶、山栀、石膏、甘草、防风	泻脾胃伏火	口服，一次3～6g，一日2次	不良反应、药品禁忌尚不明确
黄连上清丸	黄连、栀子、连翘、蔓荆子（炒）、防风、荆芥穗、白芷、黄芩、菊花、薄荷、酒大黄、黄柏（酒炒）、桔梗、川芎、石膏、旋覆花、甘草	清热通便散风止痛	口服，一次3～6g，一日2次	1. 禁食辛辣物 2. 孕妇忌服 3. 不宜在服药期间同时服用温补性中成药 4. 有心脏病、肝病、糖尿病、肾病等慢性病严重者，或正在接受其他治疗的患者，应在医师指导下服用
四妙丸	苍术、黄柏、牛膝、薏苡仁	清热利湿	口服，一次6g，一日2次	孕妇慎用

（4）湿毒瘀阻证：溃疡深且范围广，疼痛剧烈，伴发热身痛、口气秽浊、脓血便、舌紫暗、苔黄厚腻、脉滑数。

【辨证要点】溃疡深广，疼痛剧烈，伴发热身痛，舌紫暗、苔黄厚腻，脉滑数。

【治法】清热祛湿，化瘀解毒。

【中成药】犀角地黄丸、六神丸、牛黄消炎片、复方丹参片（表7-5）。

表7-5 白塞病湿毒瘀阻证可选用中成药

药品名称	药物组成	功能主治	用法用量	注意事项
犀角地黄丸	水牛角（粉）、生地、白芍、丹皮、侧柏炭、荷叶炭、白茅根、栀子炭、大黄炭	清热凉血	口服，一次2丸（每丸6g），一日2次	1. 孕妇忌服 2. 忌辛辣食物
六神丸	珍珠粉、犀牛黄、麝香、雄黄、蟾酥、冰片	清凉解毒消炎止痛	口服，一日3次，1岁每次1粒，2岁每次2粒，3岁每次3～4粒，4～8岁每次服5～6粒，9～10岁每次服8～9粒，成年每次服10粒	1. 过敏体质者慎用 2. 药品性状发生改变时禁止使用 3. 儿童应遵医嘱，且必须在成人监护下使用 4. 请将此药品放在儿童不能接触的地方 5. 本品含有麝香，运动员慎用

续表

药品名称	药物组成	功能主治	用法用量	注意事项
牛黄消炎片	人工牛黄、珍珠母、蟾酥、青黛、天花粉、大黄、雄黄	清热解毒消肿止痛	口服，一日3次，一次1片，小儿酌减。外用研末调敷患处	孕妇忌服
复方丹参片	丹参、三七、冰片	活血化瘀理气止痛	口服，规格0.32g，一次3片，一日3次；规格0.8g，一次1片，一日3次	1. 肝肾功能异常者、孕妇及过敏体质者慎用 2. 药品性状发生改变时禁止使用

（5）阴虚火旺证：病程日久，口腔及外阴溃疡反复发作，头目眩晕，妇女月经不调，男子遗精，手足心热，夜寐梦多，口干口苦，舌质红，少苔，脉象细数。

【辨证要点】溃疡反复发作，手足心热，夜寐梦多，口干口苦，舌质红，少苔，脉象细数。

【治法】滋补肝肾，养阴清热。

【中成药】知柏地黄丸、左归丸、大补阴丸（表7-6）。

表7-6 白塞病阴虚火旺证可选用中成药

药品名称	药物组成	功能主治	用法用量	注意事项
知柏地黄丸	知母、熟地黄、黄柏、山茱萸（制）、山药、牡丹皮、茯苓、泽泻	滋阴清热	口服，一次8丸，一日3次	1. 孕妇慎服 2. 虚寒性病证患者不适用，其表现为怕冷，手足凉，喜热饮 3. 不宜和感冒类药同时服用 4. 本品宜空腹或饭前服用开水或淡盐水送服
左归丸	熟地黄、菟丝子、牛膝、龟板胶、鹿角胶、山药、山茱萸、枸杞子	滋肾补阴	口服，一次9g，一日2次	1. 孕妇忌服，儿童禁用 2. 忌油腻食物 3. 感冒病人不宜服用 4. 服药二周或服药期间症状无改善，或症状加重，或出现新的严重症状，应立即停药并去医院就诊
大补阴丸	熟地黄，盐知母、盐黄柏、醋龟甲、猪脊髓	滋阴降火	口服，一次6g，一日2～3次	1. 糖尿病患者禁服 2. 忌辛辣、生冷、油腻食物 3. 孕妇慎用 4. 感冒病人不宜服用；虚寒性患者不适用，其表现为怕冷，手足凉，喜热饮 5. 本品宜饭前用开水或淡盐水送服 6. 高血压、心脏病、肝病、肾病等慢性病患者应在医师指导下服用

（6）虚阳上扰证：口腔及外阴溃疡反复不愈，口舌干燥，心烦不寐，腰膝酸

软，形寒怕冷，腰以下为甚，舌质淡，苔薄，脉沉细。

【辨证要点】溃疡反复不愈，腰膝酸软，形寒怕冷，舌质淡，苔薄，脉沉细。

【治法】温阳散火。

【中成药】金匮肾气丸、左归丸（表7-7）。

表7-7　白塞病虚阳上扰证可选用中成药

药品名称	药物组成	功能主治	用法用量	注意事项
金匮肾气丸	地黄、山药、山茱萸、茯苓、牡丹皮、泽泻、桂枝、附子（制）、牛膝、车前子	温补肾阳化气行水	口服，一次20～25粒（4～5g），一日2次	1. 孕妇忌服 2. 忌房欲、气恼 3. 忌食生冷物
右归丸	熟地黄、附子（炮附片）、肉桂、山药、山茱萸（酒炙）、菟丝子、鹿角胶、枸杞子、当归、杜仲（盐炒）	温补肾阳填精止遗	口服，一次9g，一日3次	不良反应、药品禁忌、注意事项尚不明确

8.2.2　辨病特色用药（表7-8）

表7-8　白塞病辨病特色用中成药

药品名称	药物组成	功能主治	用法用量	注意事项
昆明山海棠片	昆明山海棠	祛风除湿清热解毒	口服，一次3～5片，一日3次	1. 年轻女性患者慎用，因可引起闭经 2. 孕妇慎用 3. 本药有一定毒性，服用勿过量。肾功能不全者慎用
雷公藤多苷片	雷公藤提取物	祛风通络消肿止痛解毒杀虫	口服，一次1～2片，一日2～3次	1. 孕妇禁用 2. 肝病、严重心血管病和老年患者慎用 3. 白细胞及血小板减少或贫血者慎用 4. 服药期间可引起月经紊乱，精子活力及数目减少，影响生育；生育年龄有孕育要求者不宜服用 5. 服药后出现面部浮肿、蛋白尿、红细胞管型、肌酐和尿素氮升高者，应立即停药，及时处理 6. 宜饭后服用
雷公藤片	雷公藤	祛风除湿活血通络消肿止痛杀虫解毒	口服，一次2～3片，一日2～3次	同上

药品名称	药物组成	功能主治	用法用量	注意事项
正清风痛宁	盐酸青藤碱	祛风除湿活血通络利水消肿	口服,一次1～2片,一日2次,两个月为1个疗程	1. 定期复查血象(建议每月检查一次),并注意观察血糖和胆固醇 2. 如出现皮疹或少数患者发生白细胞减少等副作用时,停药即可消失

8.2.3　外用中成药(表7-9)

表7-9　白塞病外用中成药

药品名称	药物组成	功能主治	用法用量	注意事项
锡类散	象牙屑、青黛、壁钱炭、人指甲(滑石粉制)、珍珠、冰片、人工牛黄	解毒化腐。用于白塞病口腔溃疡	每用少许,吹敷患处。一日1～2次	尚不明确
冰硼散	冰片、硼砂(煅)、朱砂、玄明粉	清热解毒,消肿止痛。用于白塞病口腔溃疡	吹敷患处,一次少量,一日数次	1. 虚火上炎者慎用 2. 孕妇慎用,哺乳期妇女不宜使用 3. 服药期间饮食宜清淡,忌食辛辣、油腻食物,戒烟酒 4. 本品含朱砂有小毒,不宜长期大剂量使用
桂林西瓜霜	西瓜霜、硼砂(煅)、黄柏、黄连、山豆根、射干、浙贝母、青黛、冰片、无患子果(炭)、大黄、黄芩、甘草、薄荷脑	清热解毒,消肿止痛。用于白塞病口腔溃疡	外用,喷、吹或敷于患处,一次适量,一日数次	1. 忌烟酒、辛辣、鱼腥食物 2. 有高血压、心脏病、肝病、糖尿病、肾病等慢性病严重者慎用 3. 儿童、孕妇、哺乳期妇女、年老体弱、脾虚便溏者慎用 4. 口腔内喷或敷药时请不要呼吸,以防药粉进入呼吸道而引起呛咳。用药后半小时内不得进食、饮水 5. 严格按用法用量应用,不宜长期应用
双黄连口服液	金银花、黄芩、连翘	清热解毒。用于白塞病口腔溃疡	外用,使用无菌棉签蘸取轻轻涂抹溃疡面。一次适量,一日6次	忌服辛辣食物,注意口腔卫生

续表

药品名称	药物组成	功能主治	用法用量	注意事项
康复新液	美洲大蠊干燥虫体提取物	通利血脉，养阴生肌。用于白塞病口腔溃疡	外用，喷于患处，一次适量，一日6～8次	使用本品前，应将创面先用生理盐水、双氧水或抗生素类药液清创消毒干净后再使用

9 预后

无内脏累及的白塞病预后较好。约10%的眼病患者可因慢性眼葡萄膜炎的并发症而导致视力下降或失明。男性和年轻病人病情更凶险。随着病人年龄的增加，病情发作的频率和程度会随之减少。

（汪悦　张可可）

参考文献

［1］中华医学风湿病学会．白塞病诊断和治疗指南［J］．中华风湿病学杂志．2011，15（5）：345－347.

［2］李健，罗影，刘春娜，等．神经白塞病的临床症状和影像学及脑脊液分析［J］．中国全科医学，2014，（15）：1798－1800.

［3］章大谦．白塞病的诊断与治疗［J］．中国医药导报．2007，（35）：12－14.

［4］张渝，吴小平．克罗恩病与肠白塞病的鉴别诊断［J］．内科急危重症杂志，2015，（1）：7－8.

第八章　成人斯蒂尔病

1　范围

本《指南》规定了成人斯蒂尔病的诊断、辨证和中成药治疗。

本《指南》适用于成人斯蒂尔病的诊断、辨证和中成药治疗。

2　术语和定义

下列术语和定义适用于本《指南》。

成人斯蒂尔病是一种病因未明，以发热、关节痛和（或）关节炎、肌痛、皮疹、咽痛、淋巴结肿大为主要临床表现并且伴有周围血粒细胞升高，多系统受累的临床综合征。

3　流行病学

成人斯蒂尔病疾病的分布无种族差异、地域差异。目前我国还没有相关的流行病学调查。

4　病因病理

本病的确切病因和发病机制至今尚不完全清楚，目前认为可能与感染、免疫紊乱、自身炎症反应、遗传等因素有关。

4.1　感染作用于易感机体触发的过度免疫反应

本病的病因和发病机制目前尚未完全明确。因 70 % 的患者在发病时伴有咽喉炎、牙龈炎、抗"O"增高，许多学者认为与链球菌感染有关。某些风疹病毒、丙型肝 炎病毒、EB 病毒、腺病毒引起的一种过度免疫反应也与本病的发病有关。

4.2　免疫细胞及细胞因子的异常

近年来，某些学者提出免疫细胞及细胞因子的异常在成人斯蒂尔病发病中扮演重要角色。

4.3　自身炎症反应综合征与成人斯蒂尔病

自身炎症反应综合征包括了临床特征较类似（主要为发热，并可能累及结缔组织如皮肤、关节、肌肉等）的一组疾病，与自身免疫性疾病既有相同点又有不同点。自身炎症反应综合征与自身免疫性疾病均为免疫系统攻击自身组织，均表现为炎症反应，但在自身炎症反应综合征中，触发初始免疫应答启动的原因不明（无法检测到高滴度自身抗体或病原体或抗原致敏的 T 淋巴细胞），而在自身免疫性疾病中，免疫系统是因将自身组织"误判"为异体组织而启动了下游的免疫应答（可检测到高滴度的自身抗体或致敏的 T 淋巴细胞）。

4.4　遗传

成人斯蒂尔病患者可能有特定的遗传背景，已有报道成人斯蒂尔病与人类白细胞抗原（HLA）Ⅰ类和Ⅱ类相关，HLA2B8、Bw35、B44、DR4、DR5 和 DR7 等均与成人斯蒂尔病发病有一定关系，而 HLA – DR2 抗原在成人斯蒂尔病的患者中最常见，尤其是伴有慢性关节炎表现的患者携带 HLA - DR2 基因的几率较高，而 HLA - BW35 基因可能与幼年型慢性关节炎相关。这些均提示遗传基因在成人斯蒂尔病的发病中有一定的作用。

5 临床表现

成人斯蒂尔病的临床表现多样，轻重不一，主要表现有发热、皮疹、关节痛、咽痛、淋巴结肿大、肝脾肿大及心脏、消化、神经系统损伤，具体有以下几个方面。

5.1 发热

全部患者均有发热，常为高热，热型多为弛张热，少数可呈稽留热或不规则热，一般下午体温升高，次日早晨或上午降至正常，体温波动幅度可达 2℃ 以上，热程可有间歇，常持续数周、数月以至数年。发热与患者中毒症状不相平行，热程虽长，但患者一般情况较好，热退后患者活动、饮食如常人，体重无明显减轻。高热时可伴有畏寒，乏力、食欲减退等全身中毒症状，但是罕有寒战和抽搐。高热时患者意识清醒，抗生素治疗效果不佳。

5.2 皮疹

大多数病例均有皮疹，皮疹多在午后或发热至高峰时出现，这是本病的典型症状，具有诊断意义。表现为大小不一、形状不定的淡红色斑丘疹，麻疹样、猩红热样或多形红斑等，大多数为一过性的，偶可持续 24 小时或更长时间，少数患者皮疹可表现为瘀点与瘀斑。初起皮疹分布广泛，以后趋于局限，主要累及四肢和躯干，也可累及颈面部，掌跖部少见。皮疹消失后不留痕迹，一般不痒。

5.3 关节痛

关节痛是本病的特征之一。关节痛的发生率在 80% 以上，多发生于大关节，以膝关节最早和最易受累，其他四肢的大关节亦常受累。关节疼痛可呈游走性或固定性，关节周围红肿少见，关节疼痛的程度、发生及消退与体温的升降有关。合并有滑膜炎时可有渗出性关节积液。一般不留有后遗症。

5.4 咽痛

69% 的患者可出现咽部疼痛，可作为成人斯蒂尔早期诊断的重要指标之一。咽痛常见于发病的初期，与发热有关，表现为咽部充血，少数扁桃体肿大，热退后咽痛多消失。咽部检查可见咽部充血，咽后壁淋巴滤泡增生，有或无扁桃体肿大。咽拭子培养阴性，抗生素治疗对这种咽痛无效。

5.5 淋巴结肿大

发生率为 60% 左右，常见于发病初期，多见于颈侧、腋下、腹股沟等处，呈对称性分布，质软，大小不一，有轻压痛，无红肿及粘连。部分患者有肺门及肠系膜淋巴结肿大，可引起腹部非固定性疼痛。淋巴结肿大可历时数天至数月，常随全身症状的缓解而消失。

5.6 肝脾大

部分患者可出现肝脏和脾脏肿大，肝脏一般为轻至中度肿大，质软。约 3/4 的患者有肝功能异常，丙氨酸氨基转移酶升高。部分患者有黄疸，但碱性磷酸酶、γ-谷氨酰转肽酶和肌酸激酶一般正常。症状缓解后，肝脏可恢复正常。少数患者出现酶胆分离现象、亚急性肝坏死、急性肝功能衰竭以致死亡。脾脏为轻至中度肿大，质软，边缘光滑，疾病缓解后恢复正常。

5.7　心脏损害

本病的心脏损害以心包病变多见，占26%，其次为心肌炎，而心内膜炎少见。临床表现为心悸、胸闷、心律失常和充血性心力衰竭等。心包积液一般起病隐匿，多为少量，仔细听诊可闻及心包摩擦音，超声心电图可见积液，可随疾病缓解而消退，部分患者出现心包缩窄，罕见心包填塞。心肌炎可有心电图低电压、T波低平和束支传导阻滞等。心肌病变一般不影响心脏功能。心内膜炎多较轻，且为一过性。

5.8　肺和胸膜病变

可出现咳嗽、咳痰、胸闷和呼吸困难等症状。肺部损害表现为侵润性炎症、肺不张、肺出血、间质性肺炎及淀粉样变等，或出现成人呼吸窘迫综合征或肺功能不全。

5.9　消化系统表现

12%~28%的患者有腹痛，其发生可能与腹膜炎、功能性肠梗阻或肠系膜淋巴结炎有关。其他的表现包括全腹不适、腹泻、恶心及呕吐等。少数患者因剧烈腹痛被误诊为外科急腹症而行剖腹探查术，个别患者合并消化性溃疡、阑尾炎或胰腺炎等。

5.10　神经系统病变

本病神经系统病变少见。可累及中枢和周围神经系统，出现脑膜刺激征及脑病，包括头痛、呕吐、癫痫、脑膜脑炎和颅内高压等。

5.11　其他临床表现

肾脏损害较少见，一般为轻度蛋白尿，以发热时明显。少数出现急性肾小球肾炎、肾病综合征、间质性肾炎及肾功能衰竭等。极少数患者有溶血性贫血、弥漫性血管内凝血和病毒感染相关性嗜血细胞综合征。少数患者病情反复发作多年后发生多部位的淀粉样变，如累及肾脏可出现长期蛋白尿，累及肠道可发生慢性腹痛、烧心、腹泻和便血等，累及心脏可出现低血压、浮肿和心功能不全等。另外，还可出现乏力、脱发、口腔溃疡、视网膜炎、角膜炎、结膜炎、全眼炎等。

6　诊断

6.1　成人斯蒂尔病的诊断标准

成人斯蒂尔病尚无特异性诊断方法。目前应用较多包括美国Cush标准和日本Yamaguch标准：①Cush标准：必备条件：发热≥39℃；关节痛或关节炎；类风湿因子<1:80；抗核抗体<1:100。另需具备下列任何两项：血白细胞≥$15×10^9$/L；皮疹；胸膜炎或心包炎；肝大或脾大或淋巴结肿大。②日本Yamaguch标准主要条件：发热≥39℃并持续一周以上；关节痛持续两周以上；典型皮疹；白细胞≥$15×10^9$/L。次要条件：咽痛；淋巴结和（或）脾肿大；肝功能异常；类风湿因子和抗核抗体阴性。此标准需排除：感染性疾病、恶性肿瘤、其他风湿性疾病。符合5项或更多条件（至少含2项主要条件），可做出诊断。

6.2　辅助检查

6.2.1　实验室检查

（1）血常规：白细胞总数及中性粒细胞增高，常伴有核左移，白细胞总数一般在（15.0~20.0）$×10^9$/L，有的可高达$100.0×10^9$/L。多数患者有中、轻度贫血，原因可能是病程时间长，营养缺乏，水杨酸类及糖皮质激素引起的消化道出血等。

疾病的活动期常有慢性病性贫血，发生率为59%～68%，一般为轻中度贫血（Hb > 60g/L），多是正常细胞性或小细胞正常色素性贫血，疾病缓解后血红蛋白浓度恢复正常。反应性血小板增多常见。

（2）血沉：绝大多数病例均有血沉增高，血沉升高多在40～100 mm/h，有的高达150 mm/h，血沉与发热无明显平行关系。

（3）血液骨髓学检查：血常规多表现为轻中度贫血和白细胞增高，病情活动期常有血小板增高；中性粒细胞增高较白细胞增高更为特异，中性白细胞碱性磷酸酶（NAP）积分增高。骨髓象粒系增生活跃，形态基本正常，胞质内中毒颗粒明显，伴少数空泡形成；红系相对受抑，成熟红细胞形态基本正常或中心淡染区扩大，核质发育不平衡和噬血细胞现象少见，多数报告为感染性骨髓象。

（4）铁蛋白：是一种相对分子质量较大的含铁蛋白质，广泛存在于机体组织细胞内和体液中。Fe^{2+}在肠黏膜细胞中氧化成Fe^{3+}，刺激核糖体合成铁蛋白，并与Fe^{3+}结合形成铁蛋白复合物，分布于肝、脾、骨髓内，是单核吞噬系统储存铁的主要形式。单核吞噬系统的主动分泌或单核吞噬细胞死亡的被动释放形成外周血铁蛋白（SF）。SF增高除见于铁负荷过重外，亦见于糖尿病、肾衰竭、肝脏疾病、感染性疾病、甲状腺功能亢进症、恶性肿瘤等，一般为正常值5倍以内。炎性疾病时血清铁减少和总铁结合力下降、组织释放减少、SF水平升高。

6.2.2 影像学检查

（1）最常受累的关节为腕，其次是膝、近指或掌指关节。膝X线检查多正常，手关节X线检查可见骨质疏松、腕关节间隙狭窄、腕关节骨囊性变、非侵蚀性关节强直、掌跖关节及跖关节硬化。

（2）超声：①骨关节病变：关节腔内暗区增宽，液暗区明显，其内可见中等回声增厚的滑膜。滑膜表面不平整，可呈结节状凸起。CDFI显示滑膜血管翳形成所致的血流信号增多，血流可显示为点状、棒状、条状。可检出动脉频谱或静脉频谱。关节软骨及软骨下骨骨质破坏，可见软骨变薄，表面不平整，回声强度改变。骨皮质的突然中断，伴下方骨髓声学增强反映骨侵蚀。②鞘周围组织水肿和积液。③肝、脾和淋巴结肿大。④肾脏肿大伴实质回声改变。⑤心肌炎表现：心脏扩大，室壁活动减弱，瓣膜口反流。⑥心包腔及胸腔内液性暗区。

6.2.3 病理学检查

淋巴结病理特征为副皮质区组织细胞局限增生、血管增生、散在大T/B免疫母细胞和淋巴细胞浸润、黑色素沉积、淋巴滤泡增生等，须与T细胞淋巴瘤和霍奇金淋巴瘤鉴别。持续性丘疹和线状色素沉着曾被认为是成人斯蒂尔病特异性皮疹。丘疹和斑块病理特征为多发的单个坏死性角质形成细胞单独或聚集存在于表皮上层，包括正常或角化不全的角质层；真皮乳头层和浅层有淋巴细胞和中性粒细胞浸润。基底层空泡变性、核尘、角膜下和表皮角膜内脓疱较少见。表皮上层多个单发的坏死性角质形成细胞与真皮中性粒细胞浸润并存有别于其他苔藓样和表皮内皮炎，有助于早期诊断。

7 鉴别诊断

由于成人斯蒂尔病常无诱因及易感因素，表现多样，易误诊为感染性疾病如脓毒症、恶性肿瘤如淋巴瘤等，因此本病特别需要与以上一类疾病鉴别（表8-1）。

表 8 - 1 成人斯蒂尔病与脓毒症、淋巴瘤的主要鉴别点

鉴别要点	成人斯蒂尔病	脓毒症	淋巴瘤
病因及流行病学	常无诱因及易感因素	常无诱因及易感因素	可能有肿瘤的高危因素，如免疫抑制剂使用史、辐射史等
原发感染灶	一般无法发现	常有，如皮肤、软组织、手术后伤口感染；肺部、泌尿道感染；侵入式操作及导管等	一般无
毒血症状	常无明显毒血症状	毒血症明显，如肌肉酸痛、胃肠道反应、神志改变等	可不明显
衰竭症状	常不明显	病情未控制时可有	可有进行性衰竭的表现，如体重下降和体力状态（PS）评分下降
病情演变经过	间歇性，发作 - 缓慢交替	当感染未得到有效控制时呈持续状态或进行性加重	未经有效治疗者呈进行性发展
皮肤表现	典型皮疹为橘红色丘疹或斑丘疹，常与发热平行，热出疹出，热退疹退	皮肤瘀点最常见，也可出现猩红热样皮疹、脓疱疮等，可为一过性或持续存在，与发热无明显关系	可因肿瘤本身侵犯引起（如脂膜炎样 T 细胞淋巴瘤）或副癌综合征的皮肤表现（可有结节红斑、多型性红斑、黑棘皮病、皮肌炎等多种表现）
血象	白细胞和中性粒细胞比例增高，嗜酸粒细胞一般不减少或消失	白细胞和中性粒细胞比例常增高（重症脓毒症可能下降）嗜酸粒细胞可减少或消失	HL 患者可能有嗜酸粒细胞增高，NHL 患者白细胞数大多正常。部分患者晚期可能有类白血病反应或全细胞减少
SF	可明显增高，> 2000μg/L 常有诊断价值	可能有轻度增高，一般 < 2000μg/L	可能有轻度增高，一般 < 2000μg/L
血、骨髓培养	阴性	可有阳性发现	阴性
骨髓穿刺	感染性骨髓象	感染性骨髓象	可能发现肿瘤细胞
抗菌药物治疗	无效	常有效	无效
NSAID、GCS 等治疗	有效	可能暂时缓解症状，但可导致感染播散及恶化	可能暂时缓解症状，但病情最终仍不断进展

8 治疗

8.1 西医治疗

8.1.1 治疗原则

治疗目标是抑制全身的炎症反应，减轻受累脏器病变，防止复发及保持关节功能。根据炎症反应的程度、有无内脏病变及持续性关节炎等，而单独给予非甾体抗

炎药物或与糖皮质激素并用，或加用细胞毒药物或慢作用药物等。

其具体的治疗原则如下：关节症状轻微，无脏器病变时可单独给予足够量的非甾体抗炎药或阿司匹林（3~6g/d）。全身症状明显，并有关节炎，但无脏器病变的患者，可应用非甾体抗炎药或中等剂量的糖皮质激素。全身症状重且伴有脏器病变时，必须使用中至大剂量的糖皮质激素。对持续进行性关节炎可加用慢作用药物，必要时进行关节外科手术。对糖皮质激素耐受或复发或必须持续中等剂量以上糖皮质激素而不能减量时可加用免疫抑制剂。有内脏受累者尽早加用免疫抑制剂。

8.1.2 一般治疗

适当休息，避免过度疲劳和关节损伤，注意关节功能锻炼，忌烟、酒和刺激性食物。

8.1.3 药物治疗

（1）非甾体抗炎药（NSAIDs）：为治疗成人斯蒂尔病的常用药，可退热及止痛。单独应用疗效有限，与慢作用药或糖皮质激素合用可有效控制病情，其后逐渐减量或停用。当本病出现系统损害时，可减少用量或不用。对仅用 NSAIDs 治疗即可控制病情者，往往提示预后良好。但多数患者来说，不能完全控制其高热和皮疹且应用剂量较大，如吲哚美辛 150mg/d、双氯芬酸钠 150mg/d 或布洛芬 2.4g/d 等。常引起严重的不良反应，包括胃肠道出血、溃疡和肝脏损害等，甚至还有弥漫性血管内凝血的报道。

（2）改善病情的抗风湿药（DMARDs）：对有突出的全身症状或非药物性的脏器损害，需长期大剂量应用糖皮质激素才能控制者，或易出现激素的严重不良反应或有应用激素的禁忌症（如糖尿病和高血压等）需尽早减量者，宜不失时机地加用免疫抑制剂如环磷酰胺、硫唑嘌呤、甲氨蝶呤和雷公藤多苷等，应用激素加免疫抑制剂治疗时，感染机会明显增加需引起重视。对关节炎有慢性化倾向宜加用改善病情药物（慢作用药物），如金诺芬、青霉胺、甲氨蝶呤、氯喹和柳氮磺胺吡啶等。可用于激素减量时，控制病情防止复发。

①氯喹或羟氯喹：可用于发热、乏力、皮疹、浆膜炎者。

②甲氨蝶呤：甲氨蝶呤联合泼尼松安全有效，可作为首选药物。

③其他：来氟米特、环磷酰胺、硫唑嘌呤、环孢素、霉酚酸酯均有一定治疗作用，对病情较重者可静滴环磷酰胺。

④免疫球蛋白：如糖皮质激素和 DMARDs 药物不能控制病情，可静滴免疫球蛋白，副作用小，有一定疗效。另外，若一种 DMARDs 治疗效果不满意或不能耐受，可联合应用 2 种药物或换其他 DMARDs 治疗。

（3）糖皮质激素：

是治疗成人斯蒂尔病的主要药物，它可抑制巨噬细胞产生 IL-1 和 TNF-α，抑制巨噬细胞向 T 淋巴细胞递呈抗原并抑制花生四烯酸系列产物的生成，具有抗炎和抑制免疫反应的功能，其有效率为 76%~95%。因糖皮质激素免疫抑制作用较强，能短时期内控制病情，故多用于常规治疗用药，尤其是全身症状明显、关节疼痛明显，有系统损害如心肌炎、心包炎、肝肾损害，不能耐受 NSAIDs 者。一般用较大剂量如泼尼松 1 mg/kg 迅速控制症状，待病情稳定后逐渐减量，最后以小剂量维持，以降低复发。对于病情危重者，可用甲泼尼龙冲击治疗。再次发热时应区分是感染还是复发，不宜盲目加大激素用量。当出现下列情况时，应及时应用糖皮质激素：非甾体抗炎药物疗效不佳或引起严重不良反应、肝功能异常、大量心包积液、心包填塞、心肌炎、严重肺炎、血管内凝血或其他脏器损害等。在激素治疗期或减量期偶尔出现的发热，可临时加用不良反应小的非甾体抗炎药。应用激素过程中应警惕可能发生的严重不良反应如撤药危象、加重感染、骨质疏松、无菌性骨坏死及诱发和加重消化道溃疡等。

（4）生物制剂：为风湿性疾病的治疗开辟了一条新途径，为患者提供了更多选择，尤其是对常规治疗无效的难治性成人斯蒂尔病患者，初步证实具有一定的疗效。

TNF 拮抗剂：TNF - α 拮抗剂已广泛应用于风湿性疾病，其治疗难治性成人斯蒂尔病亦取得一定疗效。TNF - α 拮抗剂分为 3 类：英利昔单抗（INF）：一般用量为 3mg /kg 于 0、6、8 周静滴，病情严重者可加至 5mg /kg。依那西普（ETA）：每次 25mg，每周 2 ~ 3 次，病情缓解可逐渐减量。阿达木单抗（ADA）：用法为 0. 25 ~ 5mg /kg。

（5）其他：目前国外应用 IL - 1 受体拮抗剂、IL - 6 受体单克隆抗体也取得一定疗效，但其长期疗效尚需大样本研究。

8.2 中成药用药方案

8.2.1 基本原则

本病关节炎表现属"热痹""痹病"等范畴。基本原则为辨证施治。根据病变特点可分为邪犯肺卫证、气营两燔证、湿热毒蕴证、气阴两虚证。

8.2.2 分证论治（表 8 - 2）

表 8 - 2 成人斯蒂尔病分证论治

证型	辨证要点	治法	中成药
邪犯肺卫证	发热，恶风或伴恶寒，全身多关节、肌肉酸楚疼痛，汗出，头痛，口干渴，咽痛，瘰疬肿痛，舌边尖红，苔薄白或薄黄，脉浮紧或数	疏风清热宣肺透邪	银翘解毒片、通痹胶囊、祛风止痛胶囊、清开灵胶囊
气营两燔证	高热不退，不恶寒反恶热，关节灼痛，汗出，渴甚喜冷饮，颜面红赤，烦躁不安，或神昏谵语，身体多发红斑皮疹，咽痛。小便黄，大便干结，舌红苔黄或舌红绛少苔，脉滑数或洪数	清气凉血泻火解毒	紫雪散、瘀血痹颗粒、雪山金罗汉止痛涂膜剂
湿热毒蕴证	日晡潮热，关节肿痛，触之灼热或有热感，全身多发皮疹，甚则破溃流脓，口苦，咽痛，瘰疬不消，纳呆恶心，小便黄赤，大便黏腻不爽，舌苔黄腻，脉滑数	清热利湿解毒通络	湿热痹片、滑膜炎胶囊、新清宁片、新癀片
气阴两虚证	午后或夜间发热，盗汗或兼自汗，关节疼痛，或神疲乏力，面色潮红，手足心热，舌红少苔，脉沉细	甘温益气养阴清热	壮骨关节胶囊、蚁参蠲痹胶囊、风湿液

以下内容为上表内容的详解，重点强调同病同证情况下，不同中成药选用区别。

（1）邪犯肺卫证：发热，恶风或伴恶寒，全身多关节、肌肉酸楚疼痛，汗出，头痛，口干渴，咽痛，瘰疬肿痛，舌边尖红，苔薄白或薄黄，脉浮紧或数。

【辨证要点】发热，恶风或伴恶寒，全身多关节、肌肉酸楚疼痛，汗出，头痛，口干渴，咽痛，瘰疬肿痛，舌边尖红，苔薄白或薄黄，脉浮紧或数。

【治法】疏风清热，宣肺透邪。

【中成药】银翘解毒片、通痹胶囊、祛风止痛胶囊、清开灵胶囊（表8-3）。

表8-3　成人斯蒂尔病邪犯肺卫证可选用中成药

药品名称	药物组成	功能主治	用法用量	注意事项
银翘解毒片	金银花、连翘、薄荷、荆芥、淡豆豉、牛蒡子、桔梗、淡竹叶、甘草等	疏风解表、清热解毒。用于风热感冒，症见发热头痛，咳嗽口干，咽喉疼痛	口服，一次4片，一日2～3次	1. 忌烟、酒及辛辣、生冷、油腻食物 2. 不宜在服药期间同时服用滋补性中药 3. 风寒感冒者不适用 4. 儿童、孕妇、哺乳期妇女、年老体弱及脾虚便溏者应在医师指导下服用 5. 发热超过38.5℃的患者，应去医院诊治
通痹胶囊	制马钱子、金钱白花蛇、蜈蚣、全蝎、地龙、僵蚕、乌梢蛇、天麻、人参、黄芪、当归、羌活、独活、防风、麻黄、桂枝、附子（黑顺片）、制川乌、薏苡仁、苍术（炒）、麸炒白术、桃仁、红花、没药（炒）、炮山甲、醋延胡索、牡丹皮、北刘寄奴、王不留行、鸡血藤、香附（酒制）、木香、枳壳、砂仁、路路通、木瓜、川牛膝、续断、伸筋草、大黄、朱砂	祛风胜湿，活血通络，散寒止痛，调补气血。用于寒湿闭阻，瘀血阻络，气血两虚所致痹病	口服，一次1粒，一日2～3次，饭后服用或遵医嘱	1. 肝肾功能损害与高血压患者慎用；运动员慎用 2. 不可过量久服 3. 忌食生冷油腻食物

续表

药品名称	药物组成	功能主治	用法用量	注意事项
祛风止痛胶囊	老鹳草、槲寄生、续断、威灵仙、独活、制草乌、红花	祛风寒，补肝肾，壮筋骨。用于风寒湿邪闭阻、肝肾亏虚所致的痹病，症见关节肿胀、腰膝疼痛、四肢麻木	口服，一次6粒，一日2次	
清开灵胶囊	胆酸、珍珠母、猪去氧胆酸、栀子、水牛角、板蓝根、黄芩、金银花	清热解毒，镇静安神。用于外感风热时毒证	口服，一次2～4粒，一日3次。儿童酌减或遵医嘱	1. 忌烟、酒及辛辣、生冷、油腻食物 2. 不宜在服药期间同时服滋补性中药 3. 风寒感冒者不适用，其表现为恶寒重，发热轻，无汗，头痛，鼻塞，流清涕，喉痒咳嗽 4. 高血压、心脏病患者慎服；平素脾胃虚寒及久病体虚患者如出现腹泻时慎服 5. 患有肝病、肾病、糖尿病等慢性病严重者应在医生指导下服用 6. 服药3天症状无缓解，应去医院就诊 7. 儿童、年老体弱者应在医师指导下服用 8. 对本品过敏者禁用，过敏体质者慎用 9. 本品性状发生改变时禁止使用 10. 儿童必须在成人监护下使用 11. 请将本品放在儿童不能接触的地方 12. 如正在使用其他药品，使用本品前请咨询医师或药师

（2）气营两燔证：高热不退，不恶寒反恶热，关节灼痛剧烈，汗出，渴甚喜冷饮，颜面红赤，烦躁不安，或神昏谵语，身体多发红斑皮疹，咽痛，吞咽困难。小便黄，大便干结，舌红苔黄或舌红绛少苔，脉滑数或洪数。

【辨证要点】高热不退，不恶寒反恶热，关节灼痛，汗出，渴甚喜冷饮，颜面红赤，烦躁不安，或神昏谵语，身体多发红斑皮疹，咽痛。小便黄，大便干结，舌红苔黄或舌红绛少苔，脉滑数或洪数。

【治法】清气凉血，泻火解毒。

【中成药】紫雪散、瘀血痹颗粒、雪山金罗汉止痛涂膜剂（表8-4）。

表8-4　成人斯蒂尔病气营两燔证可选用中成药

药品名称	药物组成	功能主治	用法用量	注意事项
紫雪散	石膏、寒水石、滑石、磁石、玄参、木香、沉香、升麻、甘草、丁香、芒硝（制）、硝石（精制）、水牛角浓缩粉、羚羊角、麝香、朱砂	清热解毒，止痉开窍功效，主治热病，高热烦躁，神昏谵语，惊风抽搐，斑疹吐衄，尿赤便秘	口服。一次1.5~3g，一日2次；周岁小儿一次0.3g，5岁以内小儿，每增1岁，递增0.3g，一日1次；五岁以上小儿酌情服用	1. 本品含朱砂，不宜过量久服。肝肾功能不全者慎用 2. 运动员慎用 3. 重症患者第一次加倍服用 4. 本品久置后有少量可摇散的沉淀，摇匀后使用
瘀血痹颗粒	乳香（炙）、威灵仙、红花、丹参、没药（炙）、川芎、川牛膝、当归、姜黄、香附（炙）、黄芪（炙）等	活血化瘀、通络定痛的功效，主要用于治疗瘀血阻络的痹证	一袋10g，一次1袋，一日3次，疗程2~3个月	
雪山金罗汉止痛涂膜剂	铁棒锤、延胡索、五灵脂、雪莲花、川芎、红景天、秦艽、桃仁、西红花、冰片、人工麝香	活血、消肿、止痛。用于风湿性关节炎	涂在患处，一日3次	皮肤破损处禁用、孕妇禁用

（3）湿热毒蕴证：日晡潮热，关节肿痛，触之灼热或有热感，以下肢为重，周身皮疹，甚则破溃流脓，口苦，咽痛，瘰疬不消，纳呆恶心，小便黄赤，大便黏腻不爽，舌苔黄腻，脉滑数。

【辨证要点】日晡潮热，关节肿痛，触之灼热或有热感，全身多发皮疹，甚则破溃流脓，口苦，咽痛，瘰疬不消，纳呆恶心，小便黄赤，大便黏腻不爽，舌苔黄腻，脉滑数。

【治法】清热利湿、解毒通络。

【中成药】湿热痹片、滑膜炎胶囊、新清宁片、新癀片（表8-5）。

表 8 - 5　成人斯蒂尔病湿热毒蕴证可选用中成药

药品名称	药物组成	功能主治	用法用量	注意事项
湿热痹片	苍术、忍冬藤、地龙、连翘、黄柏、薏苡仁、防风、川牛膝、粉草薢、桑枝、防己、威灵仙	祛风除湿，清热消肿，通络定痛。用于湿热痹证	一片 0.25g，一次 6 片，一日 3 次	
滑膜炎胶囊	夏枯草、土茯苓、防己、薏苡仁、丹参、当归、泽兰、川牛膝、丝瓜络、豨莶草、黄芪、女贞子、枸骨叶	清热祛湿，活血通络。用于湿热闭阻、瘀血阻络所致的痹病	口服，一日 3 次，一次 3 粒	糖尿病患者禁服
新清宁片	熟大黄	清热解毒，泻火通便。用于内结实热所致的喉肿、便秘、发热等症	口服，一次 3 ~ 5 片，一日 3 次。学龄前儿童酌减或遵医嘱	孕妇、哺乳期妇女禁用
新癀片	肿节风、三七、人工牛黄、猪胆粉、肖梵天花、珍珠层粉、水牛角浓缩粉、红曲、吲哚美辛	清热解毒、活血化瘀、消肿止痛。用于热毒瘀血所致的咽喉肿痛、牙痛、痹痛、无名肿痛等	口服，一次 2 ~ 4 片，一日 3 次，小儿酌减、外用，用冷开水调化，敷患处	活动期溃疡、消化道出血及病史者、溃疡性结肠炎及病史者、癫痫、帕金森病及精神病患者，支气管哮喘者，血管神经性水肿者，肝肾功能不全者，对本品、阿司匹林或其他非甾体抗炎药过敏者禁用，孕妇、哺乳期妇女禁用

（4）气阴两虚证：午后或夜间发热，盗汗或兼自汗，关节疼痛，或神疲乏力，面色潮红，手足心热，舌红少苔、脉沉细。

【辨证要点】午后或夜间发热，盗汗或兼自汗，关节疼痛，或神疲乏力，面色潮红，手足心热，舌红少苔、脉沉细。

【治法】甘温益气，养阴清热。

【中成药】壮骨关节胶囊、蚁参蠲痹胶囊、风湿液（表 8 - 6）。

表 8 - 6　成人斯蒂尔病气阴两虚证可选用中成药

药品名称	药物组成	功能主治	用法用量	注意事项
壮骨关节胶囊	熟地黄、淫羊藿、补骨脂、骨碎补、续断、桑寄生、狗脊、乳香（醋炙）、没药（醋炙）、鸡血藤、独活、木香	补益肝肾，养血活血，舒筋活络，理气止痛。用于肝肾不足、气滞血瘀、经络痹阻所致的退行性骨关节炎、腰肌劳损	口服，一次2粒，一日2次；早、晚饭后服用	孕妇禁用
蚁参蠲痹胶囊	蚂蚁、人参、丹参、鸡血藤、制川乌、桂枝、透骨草、伸筋草、川桐皮、麸炒苍术、关黄柏、薏苡仁、泽泻、蜈蚣、酒乌梢蛇	补肾健脾，祛风除湿，活血通络。用于类风湿性关节炎中医辩证为脾肾两虚，寒湿瘀阻证	口服，一次4粒，一日3次	1. 13岁以下儿童、孕妇及身体虚弱，心脏病、严重气管炎、单纯性高血压患者禁服 2. 忌食生冷食物
风湿液	独活、寄生、羌活、防风、秦艽、木瓜、鹿角胶、鳖甲胶、牛膝、当归、白芍、川芎、红花、白术、甘草、红曲。辅料为白酒、蔗糖	补养肝肾，养血通络，祛风除湿。用于肝肾血亏、风寒湿痹引起的关节疼痛，四肢麻木	口服，一次10～15mL，一日2～3次	儿童、孕妇、月经期妇女禁用

9　预后

成人斯蒂尔病的预后在不同患者、不同发病类型差异很大。若无严重系统损害并对一般治疗方案反应良好的患者，预后很好。约1/2的患者可完全缓解。也有部分患者因免疫功能紊乱或出现败血症、结核病、腹膜炎、淀粉样变性及弥漫性血管内凝血，则预后很差。特别注意的是，某些患者可出现急进性肝损害、肝功能衰竭致死。

（刘健　万磊）

参考文献

［1］中华医学会风湿病学分会. 成人斯蒂尔病诊治指南（草案）［J］. 中华风湿病学杂志，2004，8（1）：54 - 55.

［2］连凡，杨岫岩，梁柳琴，等. 血清铁蛋白水平对成人斯蒂尔病的诊断价值［J］. 中华风湿病学杂志，2005，9（2）：338 - 341.

［3］王承德，沈丕安，胡荫奇. 实用中医风湿病学［M］. 2版. 北京：人民卫生出版社，2009.

第九章　反应性关节炎

1　范围

本《指南》规定了反应性关节炎的诊断、辨证和中成药治疗。

本《指南》适用于反应性关节炎的诊断、辨证和中成药治疗。

2　术语和定义

下列术语和定义适用于本《指南》。

反应性关节炎是一组继身体特定部位（如肠道和泌尿生殖道）感染之后，由于免疫反应异常而出现的无菌性关节炎。症状不一定与原发病同行，关节病变并非病原体直接侵害所致。一般无关节骨质破坏，不遗留后遗症。1981年，美国风湿病学会提出的反应性关节炎的定义是伴随尿道炎、宫颈炎之后、持续1个月以上的关节炎。1982年 Goldkmith－long 报告小儿上呼吸道链球菌感染后发生的一过性关节炎。目前称为链球菌感染后反应性关节炎（poststreptococcal reac－tive arthritis，PSRA）。根据 Ahvonen 的建议，反应性关节炎的定义是微生物感染后引起的无菌性关节炎。目前在欧美国家还包括不全型 Reiter 综合征。上述各种病型均属中医学"痹证"范畴。

3　流行病学

国内没有流行病学的调查数据。有几项基于人群的有关反应性关节炎年发病率的研究，主要来自斯堪的纳维亚。据估计总发病率约为 10～30/10 万。两个基于社区的流行病学研究发现，沙眼衣原体和肠道菌发挥同样的致病作用。此外，小肠结为耶尔森菌、假结核、空肠弯曲标杆菌、弗氏志贺菌和肠道沙门菌感染有关。研究结果表明，反应性关节炎存在很大差异，从 0 至 21% 不等。

4　病因病理

根据目前的报告，可以说绝大多数微生物感染后，均可引起反应性关节炎，主要分为三大类型：①非淋病性尿道炎后发病型：主要为衣原体；②细菌性腹泻后发病型：主要为沙门菌、志贺菌、耶尔森菌、弯曲菌、弧菌；③链球菌感染后发病型：主要为链球菌；扁桃体炎（扁桃体隐窝脓肿）引起的还包括其他许多细菌。此外，还有支原体、包柔螺旋体、布鲁杆菌、Bedsonia 病毒、肺炎衣原体等。其发病机制可能是病原体感染，然后通过血液和细胞途径，活动度低的（即培养阴性）病原体或其菌体成分被运输到关节，在 HLA－B27 或与其有交叉反应的其他 HLA（如 HLA－B39）存在下，发生交叉反应，形成对病原体和 HLA 的免疫复合物，从而引起关节炎症。其主要证据：①关节内存在微生物或其成分：目前的研究已经证实反应性关节炎患者的滑膜组织、滑膜液及其沉淀物中存在致病微生物，如衣原体，及其他菌体成分如 DNA 或其他抗原部分。用电镜可以看到滑膜组织中的整个衣原体结构、衣原体 RNA。② HLA－B27 阳性患者反应性关节炎较为常见。但 HLA－B27 与骶髂关节炎有关，与其他关节炎关系不密切。在衣原体相关性关节炎中，骶髂关节炎的发生率为33%；在1组 HLA－B27 阳性患者，骶髂关节炎增加到54%。中医病因病机：本病属中医学"痹证"范畴。因正气不足，卫外不固，复感风寒湿热之邪，邪气痹阻肢体经脉骨节，气血痹阻不通而致。属本虚标实，本虚以肺、脾、肝、肾虚为主，标实以风寒湿热之邪滞留机体，气血痰瘀阻滞为著；急性期以标实为主。

5　临床表现

5.1　关节表现

外周关节炎以下肢为主，非对称性、寡关节炎；关节周围皮肤肿胀、局部温度升高，关节痛，可伴发热。骶髂关节受累以下腰背痛、交替性臀痛、腹股沟痛及其局部压痛。一般分以下三种类型：

（1）非淋球菌性尿道炎后发病型

男性明显多于女性，在日本为5：1，尿道炎症状可轻可重，有些病例甚至可无尿道炎症状；常在尿道炎后1~3周发生关节痛，常因再感染而复发。骶髂关节炎发生率33%，HLA－B27 阳性者可达54%。

（2）细菌性腹泻后发病型

此型男女比例相等。常在肠炎后1~3周出现关节炎，最初至少有80%可完全康复；但一些沙门菌感染后关节炎也可变成慢性或反复发作，耶尔森菌和志贺菌感染后5~10年，约20%病人可发生骶髂关节炎。

（3）链球菌感染后发病型

年龄20~50岁，有反复发作的扁桃体炎和关节，其经过可为2周至20年，可见肌腱附着端痛，多数有双侧胸锁关节炎，常呈多发性关节痛，在发病1周时，因行走困难而强迫卧床，以前常诊断为成人 Still 病。

5.2　关节外表现

全身症状，如发热、乏力、多汗，亦可出现皮疹、心肌炎、主动脉瓣关闭不全、房室传导阻滞、IgA 肾病、虹膜炎、尿道炎、阴道炎、宫颈炎、口腔和生殖器溃疡及周围神经炎等。

5.3　实验室检查

（1）一般红细胞沉降率增快

ASO（或 ASK）阳性，抗核抗体可呈阳性，类风湿因子阴性，有些病例咽拭子培养常可见链球菌生长，多数病例尿蛋白在1g/d 以下。

（2）关节液培养阴性

其沉淀物或滑膜可检出活动度极低的衣原体或它的菌体成分 DNA 或其抗原。衣原体抗体滴度升高，急性期便或其他排泄物衣原体培养阳性。

（3）HLA 检查

HLA－B27 常呈阳性，其次为 B39，以及与 B27 有交叉反应的 B61、B7、B22、B40、B60 等。

（4）X 线检查

早期骨皮质糜烂，可见骨膜的骨新生；长期患者，跟腱、足底部腱膜钙化，非对称性骶髂关节炎，以及关节破坏，关节腔狭窄；MRI 显示在皮质下骨可见炎症性改变，易发生在小关节和骶髂关节。

6 诊断

第三次国际反应性关节炎会议提出的诊断标准：①典型的外周关节炎：下肢多，非对称性，寡关节炎；②感染病史不明确时，检查结果能证明既往有感染，具有以上 1 和 2 项病例可诊断反应性关节炎，除去明确的骶髂关节炎、细菌性关节炎、结晶诱发的关节炎、莱姆病、链球菌引起的反应性关节炎。

第三次国际反应性关节炎会议提出的诊断标准是把链球菌感染后关节炎除外的；但在小林茂人的报告中，把链球菌感染后反应性关节炎合并在一起，并提出一个参考诊断方法：扁桃体刺激试验。即按压扁桃体，在 24 小时内出现 CRP 升高，白细胞增多，体温升高，关节炎恶化。此种患者扁桃体切除 3 周内，关节炎好转。Schumacher 认为，某些反应性关节炎患者，无明显感染证据，无胃肠道症状，但存在骶髂关节炎。后者可能提示存在反应性关节炎。

注意：反应性关节炎（Reiter 综合征）的诊断，HLA－27 阳性不是必要的，而且 Reiter 综合征的临床症状（结膜炎、虹膜炎、皮疹、非感染性尿道炎、心脏病变、神经病变）和典型的骶髂关节炎的临床症状（炎症性腰痛、臀部痛）及跟腱炎、虹膜炎的存在不是必要的，但存在这些症状时必须记载。

7 鉴别诊断

（1）细菌性关节炎

多为单关节炎，急性发病，常伴有高热、乏力等感染中毒症状，关节局部多有比较明显的红肿热痛的炎症表现。滑液为重度炎性改变白细胞计数常 > 50000 个/mL，中性粒细胞多在 75% 以上。滑液培养可以发现致病菌。

（2）痛风性关节炎

多发于成年男性，最初表现为反复发作的急性关节，最常累及足第一跖趾关节和跗骨关节，表现为关节红肿和剧烈疼痛，血清中血尿酸升，滑液中有尿酸盐结，关节彩超、双能 CT 可发现关节腔内晶体的沉积。

（3）风湿性关节炎

多数研究者认为在发达国家，风湿性关节炎已消失；风湿热病人常发生心脏炎，而反应性关节炎却少见。

（4）类风湿关节炎

以对称性关节炎为主，上肢小关节多发，类风湿因子、抗 CCP 抗体多阳性；而反应性关节炎以下肢寡关节炎为主，上述检查阴性。

（5）强直性脊柱炎

本病好发于青壮年男性，主要侵犯脊柱累及外周关节（以下肢非对称性寡关节受累多见），病程的某一阶段甚至可以出现类似反应性关节炎的急性非对称性寡关节炎，但患者常同时有典型的炎性下腰痛和 X 线可证实的骶髂关节炎。

（6）白塞病

本病基本病变为血管炎，全身大小动静脉均可受累。有反复口腔黏膜 & 生殖器溃疡并伴眼炎，虽可有关节病变，关节炎通常较轻，本病有较为特异的皮肤损害：如针刺反应、结节性红斑，可有动脉栓塞和静脉血栓形成。

8　治疗

8.1　西医治疗

8.1.1　治疗原则

反应性关节炎大多具有自限性，大多能在 6 个月内自行缓解。治疗目的在于缓解疼痛和防治病情复发，应兼顾治疗关节外脏器损害，制定的治疗方案因人而异。

8.1.2　一般治疗

适当休息，适当营养支持，避免再度感染、过度疲劳和关节损伤，注意关节肌肉功能锻炼，忌烟、酒和刺激性食物。

8.1.3　药物治疗

（1）抗生素：所有急性沙眼衣原体感染及他们的配偶，应接受标准的抗衣原体感染治疗。而感染诱发的关节炎不是抗生素治疗的指征，即出现关节炎后，使用抗生素不能改变病程。

（2）非甾体抗炎药：足量的非甾体抗炎药是治疗急性关节炎和腰背病的主要有效办法。

（3）糖皮质激素：局部注射对单关节炎或寡关节炎或附着点炎有效。对于因严重关节炎卧床不起、持续发热或有心肌炎或房室传导阻滞或 IgA 肾病的病人，可全身使用糖皮质激素。与类风湿关节炎相比，需要更大剂量的糖皮质激素治疗，如强的松龙 20 ~ 40mg/d。

（4）免疫抑制剂：当非甾体抗炎药不能控制关节炎时，可加用柳氮磺吡啶，重症不缓解的可试用肿瘤坏死因子 α 拮抗剂，这些生物制剂不会引起感染复发。

8.2　中成药用药方案

8.2.1　基本原则

急则治其标，缓则治其本，急性期以祛邪为先，缓解期以固本为主。本病属中医"痹证""历节"等范畴。

8.2.2　分证论治（表 9 - 1）

表 9 - 1　反应性关节炎分证论治

证型	辨证要点	治法	中成药
寒湿痹阻证	关节肿胀疼痛剧烈，畏寒喜暖，大便虚溏，小便清长或频多，舌质淡胖苔白腻，脉弦紧或沉弦	温经散寒祛湿痛络	疏风定痛丸、追风透骨丸、虎力散、小活络丸、风湿骨痛胶囊、寒湿痹颗粒、附桂骨痛胶囊、正清风痛宁片、骨龙胶囊、黑骨藤追风活络胶囊、狗皮膏药（改进型）、祖师麻膏药、云南白药膏
湿热蕴结证	关节红肿、灼热、疼痛，大便黏滞或干结，尿黄赤，舌红苔黄腻，脉弦数或细促	清热利湿疏经通络	四妙丸、新癀片、湿热痹颗粒、风湿祛痛胶囊、滑膜炎颗粒（胶囊）、雪山金罗汉止痛涂膜剂
脾肾阳虚证	关节隐痛，乏力，畏寒喜暖，大便稀泻，完谷不化，舌淡晦苔薄白或水润，脉细弦、沉、缓	温补脾肾温经通络散寒除湿	益肾蠲痹丸、尪痹胶囊（片）、金乌骨通胶囊、壮骨关节胶囊、通痹片（胶囊）、痹祺胶囊、昆仙胶囊

续表

证型	辨证要点	治法	中成药
肝肾阴虚证	关节隐痛、局部灼热感，大便干结，小便黄赤，舌红少苔，脉细数或细弦	滋补肝肾活血通络	地黄丸类方（六味地黄丸、知柏地黄丸、杞菊地黄丸等）联合瘀血痹胶囊（片）/盘龙七片/七味通痹口服液

以下内容为上表内容的详解，重点强调同病同证情况下，不同中成药选用区别。

（1）寒湿痹阻证：关节肿胀疼痛剧烈，皮肤不红，痛有定处，畏寒喜暖，大便虚溏，小便清长或频多，舌质淡胖苔白腻，脉弦紧或沉弦。

【辨证要点】关节肿胀疼痛剧烈，畏寒喜暖，大便虚溏，小便清长或频多，舌质淡胖苔白腻，脉弦紧或沉弦。

【治法】温经散寒，祛湿痛络。

【中成药】疏风定痛丸、追风透骨丸、虎力散、小活络丸、风湿骨痛胶囊、寒湿痹颗粒、附桂骨痛胶囊、正清风痛宁片、骨龙胶囊、黑骨藤追风活络胶囊、狗皮膏药（改进型）、祖师麻膏药、云南白药膏（表9-2）。

表9-2　反应性关节炎寒湿痹阻证可选用中成药

药品名称	药物组成	功能主治	用法用量	注意事项
疏风定痛丸	马钱子（制）、麻黄、乳香（醋制）、没药（醋制）、千年健、自然铜（煅）、地枫皮、桂枝、牛膝、木瓜、甘草、杜仲（盐水制）、防风、羌活、独活	祛风散寒活血止痛	口服，水蜜丸一次4g（20丸），大蜜丸一次1丸，一日2次	1. 孕妇禁服 2. 因马钱子有剧毒，须按定量服用，不可多服用，高血压、冠心病、肝肾功能不全、癫痫、破伤风、甲亢病人禁用
追风透骨丸	制川乌、白芷、制草乌、香附（制）、甘草、白术（炒）、没药（制）、麻黄、川芎、乳香（制）、秦艽、地龙、当归、茯苓、赤小豆、羌活、天麻、赤芍、细辛、防风、天南星（制）、桂枝、甘松、朱砂	祛风除湿通经活络散寒止痛	口服，一次6g，一日2次	属风热痹者及孕妇忌服

续表

药品名称	药物组成	功能主治	用法用量	注意事项
虎力散	制草乌、白云参、三七、断节参	祛风除湿舒筋活络行瘀消肿止痛	口服，一次1粒，一日1~2次，开水或温酒送服 外用，研细，撒于伤口处	1. 孕妇及哺乳期妇女禁服 2. 严重心脏病，高血压，肝、肾疾病忌 3. 本品含乌头碱，应严格在医生指导下服用
小活络丸	胆南星、制川乌、制草乌、地龙、乳香（制）、没药（制）	祛风散寒化痰除湿活血止痛	黄酒或温开水送服，一次1丸，一日2次	孕妇忌服
风湿骨痛胶囊	制川乌、制草乌、红花、木瓜、乌梅、麻黄、甘草	温经散寒通络止痛	口服，一次2~4粒，一日2次	孕妇忌服。
寒湿痹颗粒	白芍、白术、当归、附子、甘草、桂枝、黄芪、麻黄、木瓜、威灵仙、细辛、制川乌	祛寒除湿温通经络	开水冲服，一次1袋，一日3次	1. 孕妇忌服 2. 身热高烧者禁用
附桂骨痛胶囊	附子（制）、川乌（制）、肉桂、党参、当归、白芍（炒）、淫羊藿、乳香（制）	温阳散寒益气活血消肿止痛	口服，一次4~6粒，一日3次，饭后服	1. 孕妇及有出血倾向者，阴虚内热者禁用 2. 高血压、严重消化道疾病患者慎用
正清风痛宁片	盐酸青藤碱	祛风除湿活血通络消肿止痛	口服，一次1~4片，一日3~12片	1. 孕妇或哺乳期妇女忌用 2. 有哮喘病史及对青藤碱过敏者禁用 3. 如出现皮疹，或少数患者发生白细胞减少等不良反应时，停药后即可消失
骨龙胶囊	狗腿骨、穿山龙	散寒止痛活血祛风强筋壮骨	口服，一次4~6粒，一日3次	尚不明确
黑骨藤追风活络胶囊	青风藤、黑骨藤、追风伞	祛风除湿通络止痛	口服，一次3粒，一日3次；2周为一疗程	1. 孕妇禁用 2. 消化道溃疡患者禁服

续表

药品名称	药物组成	功能主治	用法用量	注意事项
狗皮膏药（改进型）	生川乌、羌活、独活、威灵仙、青风藤、防己、官桂、丁香、高良姜、乳香、没药、当归、麻黄、冰片、樟脑等29味中药组成	祛风散寒活血止痛	外用，贴敷，每24小时换药一次	外用药品，含有毒性成分，不宜长期使用，局部有皮肤过敏者，应对症处理
祖师麻膏药	祖师麻	祛风除湿活血止痛	温热软化后，贴于患处	孕妇慎用
云南白药膏	国家保密方。本品含草乌（制）、雪上一支蒿（制），其余成分略	活血散瘀消肿止痛祛风除湿	每日每处一帖敷患处，不超过12小时	1. 皮肤过敏者停用 2. 皮肤受损者勿用 3. 对本品过敏者禁用，孕妇忌用，过敏体质者慎用

（2）湿热蕴结证：关节红肿、灼热、疼痛、得冷稍舒，多伴口苦、口臭，烦躁，大便黏滞或干结，尿黄赤，舌红苔黄腻，脉弦数或细促。

【辨证要点】关节红肿、灼热、疼痛，大便黏滞或干结，尿黄赤，舌红苔黄腻，脉弦数或细促。

【治法】清热利湿，疏经通络。

【中成药】四妙丸、新癀片、湿热痹颗粒、风湿祛痛胶囊、滑膜炎颗粒（胶囊）、雪山金罗汉止痛涂膜剂（表9-3）。

表9-3　反应性关节炎湿热蕴结证可选用中成药

药品名称	药物组成	功能主治	用法用量	注意事项
四妙丸	苍术、牛膝、黄柏（盐炒）、薏苡仁	清热利湿	口服，一次6g（一次1袋），一日2次	风寒湿痹者忌服
新癀片	肿节风、三七、人工牛黄、猪胆汁膏、肖梵天花、珍珠层粉、水牛角浓缩粉、红曲	清热解毒活血化瘀消肿止痛	口服，一次2~4片，一日3次，小儿酌减。外敷，一次2~8片，碾碎用冷开水、黄酒、蜂蜜或米醋调，外敷，每日1次，每次4~6小时	1. 胃及十二指肠溃疡者、肾功能不全者及孕妇慎用 2. 对吲哚美辛过敏者忌用
湿热痹颗粒	苍术、忍冬藤、地龙、连翘、黄柏、薏苡仁、防风、川牛膝、粉萆薢、桑枝、防己、威灵仙	祛风除湿清热消肿通络止痛	开水冲服，一次1袋，一日3次	1. 孕妇慎用 2. 忌辛辣油腻之物

续表

药品名称	药物组成	功能主治	用法用量	注意事项
风湿祛痛胶囊	川黄柏、苍术、威灵仙、鸡血藤、蜂房、乌梢蛇、金钱白花蛇、蕲蛇、红花、土鳖虫、乳香、没药、全蝎、蜈蚣、地龙等	燥湿祛痛活血化瘀通络止痛	口服，每次 5 粒，一日 3 次，餐后 30 分钟口服	1. 孕妇忌用 2. 过敏体质者慎用
滑膜炎颗粒（胶囊）	夏枯草、枸骨叶、女贞子、丹参、防己、薏苡仁、黄芪、丝瓜络、土茯苓、当归、川牛膝、泽兰、豨莶草	清热利湿活血通络	口服。颗粒剂，一次 12g，一次 3 次；或胶囊，一次 3 粒，一日 3 次	1. 孕妇禁用 2. 颗粒剂糖尿病患者慎服
雪山金罗汉止痛涂膜剂	铁棒槌、延胡索、五灵脂、雪莲花、川芎、红景天、秦艽、桃仁、西红花、冰片、麝香	活血消肿止痛	涂在患处，一日 3 次	1. 孕妇禁用，对本品过敏者禁用 2. 本品为外用药，皮肤破损处禁用，禁止内服

（3）脾肾阳虚证：关节隐隐作痛，腰背酸痛、乏力，天气变化明显加重，伴畏寒喜暖，大便稀泻，完谷不化，舌淡晦苔薄白或水润，脉细弦、沉、缓。

【辨证要点】关节隐痛，乏力，畏寒喜暖，大便稀泻，完谷不化，舌淡晦苔薄白或水润，脉细弦、沉、缓。

【治法】温补脾肾，温经通络，散寒除湿。

【中成药】益肾蠲痹丸、尪痹胶囊（片）、金乌骨通胶囊、壮骨关节胶囊、通痹片（胶囊）、痹祺胶囊、昆仙胶囊（表 9-4）。

表 9-4　反应性关节炎脾肾阳虚证可选用中成药

药品名称	药物组成	功能主治	用法用量	注意事项
益肾蠲痹丸	骨碎补、熟地黄、当归、徐长卿、土鳖虫、僵蚕（麸炒）、蜈蚣、全蝎、蜂房（清炒）、广地龙（酒制）、乌梢蛇（酒制）、延胡索、鹿衔草、淫羊藿、寻骨风、老鹳草、鸡血藤、葎草、生地黄、虎杖	温补肾阳益肾壮督搜风剔邪蠲痹通络	口服，一次 8g（1 袋），疼痛剧烈可加至 12g，一日 3 次，饭后温开水送服	孕妇忌服

续表

药品名称	药物组成	功能主治	用法用量	注意事项
尪痹胶囊(片)	地黄、熟地黄、续断、附子（制）、独活、骨碎补、桂枝、淫羊藿、防风、威灵仙、皂刺、羊骨、白芍、狗脊（制）、知母、伸筋草、红花	补肝肾强筋骨祛风湿通经络	口服，薄膜衣片一次4片，一日3次	孕妇慎用
金乌骨通胶囊	金毛狗脊、乌梢蛇、葛根、淫羊藿、木瓜、土牛膝、土党参、姜黄、威灵仙、补骨脂	滋补肝肾，祛风除湿，活血通络	口服，一次3粒，一日3次；或遵医嘱	孕妇忌服
壮骨关节胶囊	狗脊、淫羊藿、独活、骨碎补、木香、鸡血藤、续断、熟地黄等	补益肝肾养血活血舒筋活络理气止痛	口服，一次6g（约一瓶盖），一日2次	严重肝功能损害患者禁用
通痹片(胶囊)	马钱子（制）、白花蛇、蜈蚣、全蝎、地龙、僵蚕、乌梢蛇、天麻、人参、黄芪、当归、羌活、独活等	调补气血祛风胜湿活血通络消肿止痛	饭后服，一次1粒，一日2~3次；或遵医嘱	1. 孕妇禁用 2. 肝肾功能损害与高血压患者慎用
痹祺胶囊	马钱子（调制粉）、党参、白术、茯苓、丹参、三七、川芎、牛膝、地龙、甘草	益气养血祛风除湿活血止痛	口服，一次4粒，一日2~3次	1. 孕妇禁用 2. 本品含有马钱子，高血压、冠心病、肝肾功能不全、癫痫、破伤风、甲亢病人禁用 3. 风湿热痹慎用 4. 本品不可过量服用和久服 5. 如出现中毒症状时，应立即停药并采取相应急救措施
昆仙胶囊	昆明山海棠、淫羊藿、枸杞子、菟丝子	补肾通络祛风除湿	口服，一次2粒，一日3次，饭后服用	1. 孕妇、哺乳期妇女或患有肝、肾功能不全以及严重全身性疾病者禁用 2. 患有骨髓造血障碍疾病者禁用 3. 胃、十二指肠溃疡活动期禁用。严重心律失常禁用 4. 严重贫血、白细胞、血小板低下者禁用 5. 服药期间禁饮烈酒。心功能不全慎用

（4）肝肾阴虚证：关节隐痛反复发作，局部灼热感，天气变化明显加重，伴口苦口干，形体消瘦，腰膝酸软，头晕耳鸣，或潮热盗汗，大便干结，小便黄赤，舌红少苔，脉细数或细弦。

【辨证要点】关节隐痛、局部灼热感，大便干结，小便黄赤，舌红少苔，脉细数或细弦。

【治法】滋补肝肾，活血通络。

【中成药】地黄丸类方（六味地黄丸、知柏地黄丸、杞菊地黄丸等）联合瘀血痹胶囊（片）/盘龙七片/七味通痹口服液（表9-5）。

表9-5 反应性关节炎肝肾阴虚证可选用中成药

药品名称	药物组成	功能主治	用法用量	注意事项
六味地黄丸	熟地黄、酒萸肉、牡丹皮、山药、茯苓、泽泻	滋阴补肾	口服，一次8丸，一日3次	1. 对本品过敏者禁用，过敏体质者慎用 2. 不宜在服药期间服感冒药
知柏地黄丸	知母、黄柏、熟地黄、山药、山茱萸（制）、牡丹皮、茯苓、泽泻。辅料为蜂蜜	滋阴清热	口服，大蜜丸一次1丸，一日2次	1. 孕妇慎服 2. 对本品过敏者禁用，过敏体质者慎用 3. 不宜和感冒类药同时服用
杞菊地黄丸	枸杞子、菊花、熟地黄、酒萸肉、牡丹皮、山药、茯苓、泽泻	滋肾养肝	口服，一次8丸，一日3次	1. 对本品过敏者禁用，过敏体质者慎用 2. 感冒发热病人不宜服用
瘀血痹胶囊（片）	乳香（炙）、威灵仙、红花、丹参、没药（炙）、川牛膝、川芎、当归、姜黄、香附（炙）、炙黄芪	活血化瘀通络止痛	口服，一次6粒，一日3次或遵医嘱	1. 孕妇禁用 2. 哺乳期慎用
盘龙七片	盘龙七、壮筋丹、五加皮、杜仲、当归、珠子参、青蛙七、过山龙、秦艽、木香、祖司麻、络石藤、川乌、白毛七、铁棒锤、草乌、老鼠七、支柱蓼、红花、没药、竹根七、缬草、牛膝、伸筋草、丹参、羊角七、八里麻、重楼、乳香	活血化瘀祛风除湿消肿止痛	口服，一次3~4片，一日3次	1. 孕妇及哺乳期妇女禁服。严重心脏病，高血压，肝、肾疾病忌服 2. 本品含乌头碱，应严格在医生指导下服用

续表

药品名称	药物组成	功能主治	用法用量	注意事项
七味通痹口服液	蚂蚁、青风藤、鸡血藤、鹿衔草、石楠藤、千年健、威灵仙	补肾壮骨祛风蠲痹	口服，一次1支，一日3次，宜饭后口服	孕妇忌用

8.2.3　中成药使用注意事项：

（1）一定要辨清阴阳，阳证用阴药，阴证用阳药，不可混淆。

（2）治疗痹证的中成药多含毒性中药，临床使用不当会引起不良反应。如过量服用含有马钱子的中成药可导致马钱子中毒。士的宁是马钱子的主要毒性成分，其口服中毒剂量成人一般为5～10mg，口服致死量为30mg。士的宁对整个中枢神经系统有兴奋作用。马钱子中毒的早期症状为头痛，头晕、恶心、呕吐、焦虑、烦躁不安及轻度抽搐，继之出现全身抽搐、感觉器官敏感性增高、牙关紧闭、痉笑、角弓反张、吞咽和呼吸困难。马钱子禁用于孕妇；肝肾功能不全、神经系统疾病、高血压及心脏病患者应慎用；马钱子不宜多服和久服。

（3）川乌、草乌、附子及其炮制品均含有乌头碱，长期、过量服用、年老体弱者及肝、肾功能不全者易中毒，轻度中毒表现为舌、口腔麻木感，头晕，恶心、呕吐，腹痛，心悸，胸闷等；中、重度中毒者表现为全身发麻、言语不清、流涎、心慌、气促、抽搐、昏厥或昏迷、瞳孔缩小、视物模糊、心律不齐等。

（4）过敏反应：动物药容易导致过敏。

（5）胃肠道反应：有些抗风湿中药气味强烈，对胃肠道有刺激作用，从而引起胃部不适，腹胀、呕吐等。

（6）避免含相同毒性成分的中成药联合使用，如通痹胶囊、痹祺胶囊均含有马钱子。虎力散、追风透骨丸、寒湿痹颗粒、尪痹片等均含乌头碱。如果联合使用容易出现叠加效应，造成中毒。

（7）妊娠期妇女避免使用此类药多含一些有毒药味和活血通络之品，应注意妊娠期妇女禁用或慎用。

（8）注意餐后服用，根据临床用药反馈，此类中成药大多对胃肠道有刺激作用，最好餐后服用，减少胃肠道刺激。

9　预后

自然病程存在个体差异性，大多预后良好。病程5～6个月症状可自行缓解；若关节炎、脊柱炎反复发作，病程可长达10余年；髋关节受累、持续性的血沉升高、对非甾体消炎药反应不好者提示预后不良；少数病人可发生关节强直，亦可并发主动脉瓣关闭不全，心脏传导阻滞和IgA肾病，则预后不良。

（邱明山　陈进春）

<h1 align="center">参考文献</h1>

[1] 栗战国，唐福林主译. 凯利风湿病学（第8版）[M]，北京：北京大学医学出版社.2011：1266－1271.

［2］苏哲坦，反应性关节炎，中华风湿病学杂志，2011，5（2）：49－51.

［3］小林茂人．反应性关炎—最新的知见．日本内科学会杂志［J］，1998，87：1388－1394.

［4］关勋添，黄如训，邓文英，等．医学综合征词典．广州：科学普及出版社广州分社，1980. 362－363.

［5］Schumacher HR. Reactive arthritis. Rheum Dis Clin North Am, 1998, 24: 261－273.

［6］Jansen TL, Janssen M, de Jong AJ, et al. Poststreptococcal reactive arthritis: a clinical and serological description, revealing its distinction from acute rheumatic fever. J Intern Med, 1999, 245: 261－267.

［7］Aviles RJ, Ramakrishna C, Mohr DN, et al. Poststreptococcal reactive arthritis in adults series. Mayo Clin Proc, 2000, 75: 144－147.

［8］Flagg SD, Meador R, Hsia E, et al: Decreased pain and syno/vial inflammation after etanercept therapy in patients with reactive and undifferentiated arthritis: An open－label trial. Arthritis Rheum 2005, 53: 613－617.

［9］温成平，汪梅姣，孙静，等．益肾蠲痹丸治疗强直性脊柱炎的 Meta 分析．中华中医药学刊［J］，2012，30（5）：947－949.

［10］许风全，冯兴华．马钱子中毒及其安全使用．药物不良反应杂志［J］，2008，10（12）：426－428.

［11］卢中秋，胡国新．乌头碱急性中毒及诊治研究现状［J］．中国中西医结合急救杂志，2005，12（3）：119－121.

第十章　幼年特发性关节炎

1　范围

本《指南》规定了幼年特发性关节炎诊断、辨证和中成药治疗。

本《指南》适用于幼年特发性关节炎诊断、辨证和中成药治疗。

2　术语和定义

下列术语和定义适用于本《指南》。

幼年特发性关节炎（Juvenile idiopathic arthritis，JIA）为儿童期最为常见的一组风湿性疾病，是指 16 岁以前起病，持续 6 周或 6 周以上的单关节炎或多关节炎，并除外其他已知原因。

3　流行病学

幼年特发性关节炎确切的发病尚不清楚，由于种族和地域的差别，其发病情况各型亦有差异。在欧美报道的发病率范围 1～22/10 万，现患率为 16～150/10 万人。我国尚缺乏流行病学调查资料。

4　病因病理

幼年特发性关节炎为一组疾病，其病因及发病机制尚未完全阐明，各型之间也不尽相同，与遗传、环境、感染、免疫等多种因素相关。

5　临床表现

5.1　关节炎

本病表现为关节肿胀，或关节活动受限伴疼痛或压痛，关节炎为固定性、非游走性，持续时间至少 6 周以上，并需除外机械损伤或其他类似原因。可伴有晨僵，但患儿对晨僵多表述不清，但往往有晨重暮轻，或活动后减轻等描述。各关节均可受累，以腕、肘、膝、踝最为常见，手足指趾关节受累以多关节炎型多见，颞颌关节受累表现为张口受限和关节疼痛。影像学检查可见关节侵蚀，囊性变或骨质疏松，可见脊柱关节受累如颈、胸、腰、骶，但需注意除外感染、占位、畸形等因素，以免造成误诊。寰枢椎关节炎可导致半脱位，应注意早期发现，及时颈托防护，防止猝死等不良事件的发生。腘窝部可见腘窝囊肿、髌上囊肿等。全身型关节症状，个体差异较大，大小关节均可受累，可表现为关节疼痛、肿胀、活动受限，病初以关节疼痛伴轻度肿胀多见，随发热、关节症状加重，热退后缓解，受累关节以膝、腕、踝多见。随着疾病的进展，逐渐从少关节发展到多关节，病情反复发作，亦可累及颈椎、颞颌、手小关节和髋关节，造成关节强直畸形，预后不良。

5.2　发热

全身型 JIA 发热为其主要表现，发热特点为弛张高热、体温高峰每日或隔日高达 39℃以上，甚至 41℃，然后可降至正常；发热时，多伴皮疹、畏寒、肌肉酸痛、关节肿痛加重，热退后精神状态好转，可玩耍如常。抗感染治疗发热无效，至少持续2周以上才符合诊断标准。

除全身型外的其他分型亦可见发热，以不规则多见，常为低热或中度发热。

5.3 皮肤病变

全身型患儿多伴有皮疹，分布分散，为2～5mm的红色麻疹样斑丘疹，不伴痒感。皮疹常见于躯干和肢体的近端，亦可见荨麻疹样、多形红斑样皮疹，皮疹与发热有密切关系，表现为热出疹出，热退疹退。

类风湿结节在JIA中发生率低，仅见于多关节炎类风湿因子阳性的患儿，表现为单发或多发的皮下硬结，移动无触痛；结节表面有红斑，结节多发生于关节伸侧，常对称分布，可与其下的关节囊相连，侵入骨膜，形成溃疡。

5.4 眼部病变

20%～50%的少关节炎型可出现虹膜睫状体炎，即葡萄膜炎，以慢性葡萄膜炎多见，病变常从眼前房起病，发病隐秘，需裂隙灯检查发现。严重者，可表现为眼红、疼痛、畏光、流泪等症状，2/3患儿为双侧受累，有以葡萄膜炎为首发症状，反复发作可引起结膜上皮钙质沉着，角膜病变，白内障继发青光眼，严重可造成失明。抗核抗体阳性的患儿，眼部受累发病率高。与附着点相关的关节炎，葡萄膜炎发生率为15%～20%，表现为急性虹膜睫状体炎，需及时发现，尽早治疗，通常建议每3个月进行一次裂隙灯检查。约5%的多关节炎型患儿出现葡萄膜炎，如无临床表现，每6个月进行眼裂隙灯检查。全身型很少出现，1年1次眼部检查。后葡萄膜，即脉络膜受累较少见。此外，干燥性角膜炎、巩膜炎、视神经乳头炎及黄斑水肿等眼部病变亦有报道。

5.5 淋巴结、肝脾病变

全身淋巴结、肝脾肿大可单独存在，也可同时出现，具有诊断意义。淋巴结肿大，病理表现为反应性增生，以颈部、腋下、腹股沟等浅表淋巴结为主，呈对称性、质软，大小不一，有轻度压痛。不伴皮温增高，无波动感，无融合，偶见坏死。腹腔肠系膜淋巴结肿大，可出现腹痛、腹胀。

肝肿大一般为轻到中度，可伴有肝功能的异常。部分患儿出现黄疸，甚至急性肝坏死，肝功能衰竭致死亡。20%～25%患儿出现脾肿大，多为轻中度，不伴有脾亢的表现。

5.6 其他系统表现

5.6.1 呼吸系统

肺部受损多见于全身型，其他分型相关报道少见。全身型患儿可出现弥漫性肺间实质浸润，表现为阵发性咳嗽、咯痰、咯血、胸闷、喘憋，可伴胸腔积液、胸膜炎、胸膜增厚。病情反复、控制不佳者，可导致肺纤维化、肺功能异常，纤维支气管镜灌洗液检查，可见肺含铁血黄素细胞，部分病人可发展为肺动脉高压。

5.6.2 心血管系统

心脏受损以心肌炎、心包炎多见。心包受累为3%～9%，最常见心包积液，可无症状，常因做心脏彩超才得以发现。全身型心包炎可为首发症状，临床表现为胸闷、喘憋、呼吸困难，或心前区胸背疼痛；查体表现心音减低，心率增快，心脏扩大，可闻及心包摩擦音。全身型急性期伴随发热，可出现急性心包填塞。心肌炎亦较为隐秘，严重者可引起心脏扩大、心功能衰竭、心瓣膜关闭不全等。

5.6.3　血液系统

贫血是 JIA 最常见的血液系统损害，多为轻中度，以小细胞低色素及正细胞性贫血多见。全身型白细胞变化明显，表现为白细胞明显增高，可达 3 万~5 万以上，以多形核白细胞为主。随着炎症反应的控制，白细胞逐渐恢复正常。血小板在疾病活动期常表现为升高，血小板高达 $1000 \times 10^9/L$，常为疾病恶化的征兆。如白细胞、血小板降低，应注意合并巨噬细胞活化综合征，有 7%~15% 的患儿可出现，为危及生命的严重并发症，常发生于疾病的活动期，但也见于静止期，表现为发热、肝脾淋巴结肿大、严重肝损害、全血细胞下降、凝血功能障碍、神经系统病变。该病起病急，进展快，可造成多器官衰竭甚至死亡。如诊断不及时，死亡率可达 30%~50%。也有报道非全身型患儿发生巨噬细胞活化，但发生率明显低于全身型。

5.6.4　神经系统损害

仅有少部分患儿表现神经系统损害，多见于全身型，可表现为头痛、惊厥发作、神经精神症状等表现。

5.6.5　消化系统改变

有腹痛、腹泻、腹胀等消化道症状，亦有假性肠梗阻、腹膜炎等报道，但需注意除外药物因素所致的胃肠道症状。

5.6.6　肾脏损害

肾脏损害表现为蛋白尿，多发生于反复发作的多关节炎或全身型，出现淀粉样变的患儿。

6　诊断

根据国际风湿病联盟幼年特发性关节炎诊断分类标准的定义：指 16 岁以下儿童的持续 6 周以上的不明原因关节肿胀，除外其他疾病。进行诊断并不困难，但诊断中至少需要观察 6 周以上，尤其是关节炎症状应有慢性、持续性的特征。关节炎的诊断：一个或更多关节有炎症表现，如肿胀或积液，并伴有至少两项以上体征：活动受限、触痛、活动时疼痛及局部皮温增高。仅有关节疼痛或触痛，不能诊断为关节炎。同时本病为慢性关节炎，关节炎需持续至少 6 周以上，并需除外感染、肿瘤等其他引起的关节炎（表 10-1）。

表 10-1　ILAR 幼年特发性关节炎分类标准

幼年特发性关节炎

指 16 岁以下儿童的持续 6 周以上的不明原因关节肿胀，除外其他疾病。根据发病特点分为七型：

1. 全身型
一个或以上的关节炎，同时或之前发热至少 2 周以上，其中连续每天弛张发热时间至少 3 天以上，伴随以下一项或更多症状：①短暂的、非固定的红斑样皮疹；②全身淋巴结肿大；③肝脾肿大；④浆膜炎。应除外下列情况：a，b，c，d

2. 少关节型（持续性与扩展性）
发病最初 6 个月≤4 个关节受累，有两个亚型：①持续性少关节型 JIA，整个疾病过程中关节受累数≤4 个；②扩展性关节型 JIA，病程 6 个月后关节受累数≥5 个。应除外下列情况：a，b，c，d，e

幼年特发性关节炎

3. 多关节炎型（RF 阴性）

发病最初的 6 个月≥5 个关节受累，类风湿因子阴性，应除外下列情况：a, b, c, d, e

4. 多关节炎型（RF 阳性）

发病最初 6 个月≥5 个关节受累，并在最初 6 个月中伴最少间隔 3 个月以上且 2 次以上的类风湿因子阳性，应除外下列情况：a, b, c, e

5. 银屑病性关节炎

1 个或更多的关节炎合并银屑病，或关节炎合并以下最少任何 2 项：①指（趾）炎；②指甲凹陷或指甲脱离；③家族史中一级亲属有银屑病。应除外下列情况 b, c, d, e

6. 与附着点炎症相关的关节炎

关节炎合并附着点炎症，或关节炎或附着点炎症，伴有下列情况中至少 2 项：①有骶髂关节压痛和或炎症性腰骶部疼痛（目前表现或病史）；②HLA - B27 阳性；③6 岁以上发病的男性患儿；④急性或症状性前色素膜炎；⑤家族史中一级亲属有强直性脊柱炎、与附着点炎症相关的关节炎或骶髂关节炎、炎症肠病性关节炎、Reiter's 综合征、急性前色素膜炎。应除外下列情况：a, d, e

7. 未分化的幼年特发性关节炎

不符合上述任何一项或符合上述两项以上类别的关节炎。

其除外标准适用于所有类型的 JIA。每一型的可能除外原则如下：a. 银屑病或一级亲属患银屑病；b. 男孩 6 岁以上发病的关节炎，HLA - B27 阳性；c. 强直性脊柱炎，肌腱附着点炎症，炎症性肠病性关节炎，Reiter's 综合征，急性前色素膜炎，或一级亲属患以上任意一种疾病；d. 类风湿因子 IgM 间隔 3 个月以上两次阳性；e. 患者有全身型 JIA 表现

※词汇定义：①指趾炎：一个以上趾指肿，多为不对称分布，超过关节边缘。②肌腱附着点炎：骨筋膜、关节囊、肌腱或肌腱接头处压痛。③炎症性腰骶痛：休息时腰骶痛合并晨僵，活动后好转。④指甲凹陷：一个以上指甲任何时间有两处以上的凹陷。⑤受累关节数：能在临床上被独立评价的关节分开计算。⑥RF 阳性的实验室检查：乳胶凝集法类风湿因子 IgM 间隔 3 个月以上两次阳性。⑦银屑病：内科医生诊断，不必须是皮科医生。⑧弛张热：每天最高温度≥39℃，低温降至 37℃ 以下。⑨浆膜炎：包括心包炎、胸膜炎、腹膜炎。⑩骶髂关节炎：骶髂关节压痛。⑪脊柱关节病：肌腱和脊柱关节的炎症。⑫色素膜炎：慢性的前色素膜炎，由眼科医生诊断。

6.1 辅助检查

6.1.1 实验室检查

（1）外周血常规：表现为白细胞增高，以中性粒细胞增高为主，全身型表现尤为突出，白细胞总数可达（20～50）×10^9/L，伴核左移。贫血多为正细胞低色素性，血红蛋白一般在 70～100g/L。血小板升高与疾病活动性相关，计数高达 1000×10^9/L，常为疾病恶化的征兆。血小板在急性期突然下降，提示巨噬细胞活化可能。

（2）炎症指标：红细胞沉降率（ESR）、C 反应蛋白是监测炎症或疾病活动的指标，与疾病活动情况呈正相关。但在合并巨噬细胞活化时，血沉可突然降至正常。全身型活动期可出现高球蛋白血症，血清铁蛋白明显升高，部分可达 10000ng/mL，随疾病缓解而逐渐下降。

（3）自身抗体：类风湿因子作为关节炎特异性 IgG 抗体，在 JIA 中阳性率仅有 5%～10%，出现在多关节炎型、关节软骨破坏较重的患儿，其在 JIA 中无诊断意

义。高滴度的类风湿因子，需注意除外干燥综合征等其他结缔组织病及肿瘤。抗瓜氨酸抗体在 JIA 中阳性率也极低，阳性则提示多关节病变。

抗核抗体在 JIA 中阳性率约为 40%，为轻到中度增高，荧光染色表现为均质型和颗粒型，抗核抗体在少关节炎中出现，则提示合并葡萄膜炎的风险增高，但与关节炎严重程度及活动性无关。

6.1.2 影像学检查

（1）X 线：早期的受累关节表现仅为关节肿胀、渗出，X 线平片很难分辨。晚期的典型表现为软组织肿胀、骨膜炎，常见于指骨、掌骨和跖骨近段；骨质疏松，包括由关节炎症充血所致关节骨质疏松和因患肢活动减少或类固醇类药物治疗所致的全身骨质疏松；关节间隙变窄、不规则；骨侵蚀；关节强直；局部生长障碍，表现为继发于炎症诱导的慢性充血和生长因子释放所致的骨骼发育提前或骨骺增大、骺板提前闭合所致的肢体变短及由于生长部位受到异常牵拉或继发于肌肉挛缩和关节周围纤维化所致的局部骨骼塑形异常；关节对位异常。X 线对评价骨骼成熟度和双上肢长度差异具有优势，有助于排除其他病因；但儿童骨骼发育尚不成熟，X 线不能显示软骨结构和 JIA 早期滑膜增生、关节积液等改变，具有很大局限性。

（2）超声表现：①关节积液：关节腔内低回声或无回声区（偶见等回声或高回声）；②滑膜增厚：呈不规则或结节状的高回声（相对关节积液），可检出多普勒信号；③关节软骨变薄和破坏：软骨表面不光滑，慢性病程可见骨侵蚀；④腱鞘炎：腱鞘表现为至少两个垂直平面上增厚的低回声或无回声区，内部可探及多普勒信号，彩色多普勒和 3D 超声技术有助于显示滑膜血管增多和炎症。超声的优势在于显示关节积液、滑膜增生和滑膜囊肿，比 X 线和临床检查更为敏感，可准确发现亚临床滑膜炎，对关节内疗法的疗效进行评估；对于 JIA 患儿，在可探及范围，超声对骨皮质缺损的显示与 X 线平片相当，甚至优于平片；其不足之处在于显示大关节和复杂关节欠佳，而幼儿配合程度以及探头声窗可能影响检查结果。

（3）MRI：可全面评估患儿的关节病变，主要表现包括：①关节积液：T1wI 低信号，T2wI 高信号；②滑膜炎：滑膜增厚，增强后可见强化；③骨髓水肿：骨小梁区域内边界不清、含水量增多信号；④骨侵蚀：骨骼表面至少两个层面可见边界清晰的液性区或滑膜信号区；⑤软骨损伤：软骨变薄，边缘不规则或缺失；⑥腱鞘炎：腱鞘呈渗出信号，增强扫描可见强化；⑦附着点炎：肌腱附着部位的炎症信号，常见于附着点炎相关型 JIA。MRI 敏感度高，对于尚未发育成熟的软骨成分更具有重要意义，但具体研究方法尚未统一。对比剂增强后的压脂 T1W 序列是显示滑膜炎症的最佳方法，炎性滑膜明显强化，可鉴别滑膜增生和关节积液。MRI 是唯一能显示骨髓水肿的影像学检查方法，而骨髓水肿评估患儿预后可能具有重要意义。但 MRI 检查时间较长，噪音较大，对患儿的准备要求较高。

不同受累部位的影像学表现也不尽相同。颈椎 X 线检查发现的颈椎炎症改变约占全部 JIA 的 21%～70%，主要表现为颈部疼痛、僵直和活动受限，X 线表现主要为小关节强直、多同时累及多个椎体、寰枢关节受累常见，其中多关节型和早发型 JIA 是累及颈椎的危险因素，少关节型罕见。颞下颌关节发病率约占 JIA 总体的 38%，其中 30%～40% 为单侧受累，受累关节越多，颞下颌关节越易受累。MRI 提高早期诊断，颞下颌关节炎症可能导致明显的下颌功能障碍和面部畸形。腕关节是除与附着点相关型外各种类型 JIA 均常受累的关节，其中受累最严重的关节是腕骨间关节、桡腕关节和第 2、3 腕掌关节。30% ~ 50% 的 JIA 患儿伴髋关节受累，X 线晚期可见关节间隙变窄、骨侵蚀和髋臼硬化以及股骨头缺血坏死和生长障碍少见。膝关节是 JIA 最常见受累关节，影像学可显示软骨和骨侵蚀、滑膜炎症、关节渗出、韧带和半月板受累，以及腘窝淋巴结和软组织肿胀。踝关节受累的特别之处在于关节肿胀最常继发于腱鞘炎，其次才是关节滑膜炎。

7 鉴别诊断

以少关节炎为表现的患儿应注意除外化脓性关节炎、结核性关节炎、骨髓炎、莱姆关节炎。全身症状多的 JIA 患儿应注意与系统性红斑狼疮、风湿热、传染性单核细胞增多症及白血病、败血症等疾病鉴别。有腰、骶部疼痛者，要注意考虑儿童强直性脊柱炎、炎症性肠病、Reiter 综合征等病。个别 JIA 患儿有严重肺部病变时，应注意与各型儿童细菌性、病毒性肺炎鉴别。

8 治疗

8.1 西医治疗原则

8.1.1 药物治疗

8.1.1.1 非甾体类抗炎药

非甾体类抗炎药是治疗 JIA 的一线药物，约 1/3 的患儿对非甾体类抗炎药敏感，单用即可控制临床症状及异常体征。其治疗机制是通过抑制环氧化酶（COX），阻断花生四烯酸转化为炎症介质前列腺素，从而发挥抗炎止痛和解热作用。近年来发现存在两种 COX：其中 COX-1 为体质酶，它维持人体生理需要，参与合成调节正常细胞活动所需的前列腺素，具有保护胃黏膜、维持肾血流量等功能；而 COX-2 是在致炎因子等刺激下产生的，并促使合成大量前列腺素，引起炎症反应。各种非甾体类抗炎药对 COX-1 和 COX-2 抑制作用强弱不同。如阿司匹林、消炎痛对 COX-1 抑制作用比 COX-2 强，因此胃肠道刺激等不良反应多；而布洛芬、扶他林与此相反，不良反应较少。非甾体类抗炎药用于儿童的主要不良反应是肝酶升高、肝脏损害，并未见严重的胃肠道反应。此外，吲哚美辛有较强的抗炎作用，可用于全身型 JIA，目前也应用栓剂。非甾体类抗炎药治疗 JIA 仅能缓解症状、抗炎止痛，属于对症治疗药物。它不能长时间抑制组织和关节的进行性损伤，不能延缓或阻止病情发展，而且 2/3 患儿的病情不能用非甾体类抗炎药单独控制，因此只有给予二线药物才能有效治疗。

8.1.1.2 疾病控制药（DMARDS）

这类药物可以防止和延缓关节炎的骨侵袭，但往往起效较缓慢，需要数周或数月方能见效，故又称为慢作用药。

（1）甲氨蝶呤（MTX）：目前多主张对确诊为 JIA 的患者早期治疗。为达到较好疗效，需较长时间服药。病情缓解后，仍应持续服用一段时间。甲氨蝶呤的主要不良反应是口腔溃疡、胃肠功能紊乱、骨髓抑制、肝损害和感染。

（2）柳氮磺胺吡啶：柳氮磺胺吡啶最常见的不良反应为药物过敏、胃肠道反应、肝损害、骨髓抑制、中枢神经异常及可逆性男性不育。柳氮磺胺吡啶主要用于少关节型或扩展性少关节型。

（3）来氟米特：通过抑制破骨细胞的作用而减少 RA 的骨吸收，对改善患者关节疼痛、肿胀及晨僵作用与柳氮磺胺吡啶和甲氨蝶呤类似，不良反应主要有乏力、上腹不适、皮疹及可逆性肝酶升高，可选择应用于难治性全身型 JIA。

沙利度胺曾在欧洲被广泛用于催眠镇静剂治疗失眠症及妊娠反应等疾病，1961 年因发现致畸胎的不良反应而停用。但自 1965 年陆续报道沙利度胺被广泛应用于治疗多种慢性炎症及免疫性皮肤病，并取得较好疗效。沙利度胺有特异性免疫调节作用，抑制血管形成和黏附分子活性。国内外均有沙利度胺治疗 RA、AS 有效的报道。

其他 DMARDs，包括硫唑嘌呤、环孢素、羟氯喹、青霉胺、他克莫司。这些药物通常用于难治性 JIA 或特殊适应证，如巨噬细胞活化综合，和/或具有其他风湿病特点的重叠综合征及不能耐受以上常用的 DMARDs 者。目前尚无明确的 JIA 应用这些药物的指南。

常用 DMARDs 不能控制的顽固 JIA 患者，可以选择 DMARDs 的联合用药，但各药物的不良反应可能会叠加，需注意监测。有关 DMARDs 联用的方案来源于成人类风湿关节炎（RA）资料，如 MTX、柳氮磺胺吡啶和羟氯喹三联用药，儿童难治性 JIA 一般建议选择 DMARDs 与生物制剂联合治疗，传统 DMARDs 的联合应用疗法可作为补充和选择性治疗方案。近年来，提倡联合治疗"下台阶方案"代替传统的"金字塔方案"，主要理由是 JIA 的转归并不如以往认为的那样好，9% ~48%出现严重残疾。故主张早期使用二线药物，如甲氨蝶呤或柳氮磺胺吡啶。

8.1.1.3 肾上腺皮质激素

全身糖皮质激素治疗仅适用于全身型 JIA 伴危及生命的合并症，如心包炎、心肌炎。一般给予强的松 2 mg/（kg·d）或同等剂量的其他制剂，合并巨噬细胞活化综合征的严重患儿可采用甲强龙 15 ~30 mg/（kg·d）冲击治疗。其次可用于治疗对非甾体类抗炎药治疗无效或出现明显不良反应的全身型及严重多关节炎型，给予中小剂量强的松 0.25 ~1 mg/（kg·d），并应尽快减量，疗程尽可能短。此外，少关节炎型患者可以局部使用糖皮质激素，于病变关节腔处注射长效糖皮质激素，每年每个关节腔内注射不超过 4 次，间隔 4 周以上，负重关节应间隔 8 ~12 周。并发虹膜睫状体炎时，局部可应用糖皮质激素类眼药水滴眼。

8.1.1.4 丙种球蛋白：大剂量静脉滴注丙种球蛋白治疗难治性全身型 JIA，已引起很多临床医师的重视，但随机双盲研究未能确定疗效优于安慰剂。建议丙种球蛋白用于治疗严重的全身型特发型关节炎患儿及长期治疗无效者。

8.1.1.5 生物制剂

（1）抗肿瘤坏死因子：TNF-α 拮抗剂已被临床试验证实对 JIA 有效，目前已被 FDA 批准用于儿童 JIA 的有依那西普、阿达木单抗，而英夫利昔单抗、戈利木单抗、赛妥珠单抗虽批准用于成人类风湿关节炎的治疗，已有临床应用于 JIA 的报道，但还没有被 FDA 批准用于儿童。目前指南建议使用 TNF 抑制剂作为第二或第三线 DMARDs，用于难治性 JIA，对于临床提示有预后不良特征、多关节炎持续活动和有骶髂关节病变的患者，建议早期使用。

依那西普：0.8mg/kg，每周 1 次；或 0.4 mg/kg，每周 2 次。皮下注射，最大剂量每周 50mg。依那西普与 MTX 联合应用,有较好的协同作用。

英夫利昔单抗:是一种嵌合单克隆 IgGl(鼠人)抗体,结合可溶性 TNF - α 和膜结合 TNF - α,不仅中和 TNF,而且中和抗体依赖产生 TNF 的细胞毒性细胞。通过静脉输注给药,剂量和频率根据临床反应。现在推荐的剂量为每次 6 ~ 10mg/kg,用药时间为 0、2、6 周,随后每 8 周 1 次以维持治疗。

阿达木单抗:是一种完全人源化单克隆抗体,类似于英夫利昔单抗,结合可溶性和膜结合的 TNF - α,2008 年获得 FDA 批准用于 4 岁以上的多关节炎型 JIA 患者,欧州批准用于 4 ~ 12 岁患儿。阿达木单抗对 JIA 相关的葡萄膜炎有效。抗阿达木单抗抗体的产生,可减弱阿达木单抗的疗效。

(2)IL - 1B 拮抗剂:和 TNF - α 相似,IL - 1B 在 JIA 的发病机制中起重要作用,可能会导致骨质破坏和侵蚀。IL - 1B 拮抗剂对 TNF - α 拮抗剂治疗效果欠佳的 JIA 全身型有效,包括阿那白滞素,人抗 IL - lB 单克降抗体和利洛纳塞。阿那白滞素是人重组 IL - 1 受体拮抗剂(IL - 1Ra),类似于自然的 IL - 1Ra,IL - 1 受体竞争结合在细胞表面,防止 IL - l 和随后的细胞信号转导。适应证为 NSAIDs 或皮质类固醇或 MTX 治疗无效的持续的活动性 JIA 全身型(包括发热和关节炎为主要症状),目前美国风湿病学会建议为活动性、难治性、有不良预后征兆 JIA 全身型患者的一线用药。临床研究实验显示,阿那白滞素可明显改善 JIA 全身型的症状和炎症指标,但对多关节炎型效果不显著,治疗巨噬细胞活化综合征的效果有争议,因此,尚末被 FDA 批准用丁 JIA。国内尚无应用报道。不良反应为注射局部疼痛、肝损伤和严重感染。

(3)IL - 6 拮抗剂:托珠单抗是人源的,单克降 IL - 6 受体抗体,与天然水溶性及膜结合的 IL - 6 受体竞争,减少细胞信号的转导,2011 年被 FDA 批准用于成人 RA 和儿童(2 岁以上)JIA 全身型。临床研究显示,托珠单抗可以显著改善 JIA 全身型的临床症状:快速稳定体温,停用激素,恢复影像学病灶,促进儿童生长参数的进步。用法:12 mg/kg(<30 kg)或 8mg/kg(>30kg),每 2 周静脉输注 1 次。严重不良事件,包括输液反应、消化道出血、严重感染、巨噬细胞活化综合征、气管炎、肺炎、肺动脉高压、中性粒细胞减少症和肝转氨酶升高。

(4)细胞抑制剂:阿巴西普是人源性,2 个细胞毒 T 淋巴细胞相关抗原 4(CTLA - 4)分子的细胞外功能区与人 IgG1 的 Fc 段结合而成的可溶性融合蛋白,属 T 淋巴细胞抑制剂的一种。2008 年,获得 FDA 批准用于多关节型 JIA 的治疗,目前建议用于 6 岁以上 JIA 儿童,经 TNF - α 拮抗剂治疗 4 个月后仍有中度或高度疾病活动者。国内尚无应用报道。一般耐受性良好,尚无严重不良事件报道,目前报道的不良反应有轻微的感染,输液反应和局部注射反应。

利妥昔单抗是一种嵌合单克降鼠抗体的人 CD20。阳性的 B 淋巴细胞受体抗体。自身反应性 B 淋巴细胞可抑制抗原递呈给 T 淋巴细胞而改变免疫应答,在 RA 的关节炎性反应机制中具有显著作用,成人资料显示利妥昔单抗联合 MTX 方案可显著改善 TNF - α 拮抗剂治疗无效的患者,FDA 己批准用于成人难治性 RA 的治疗。目前相关的儿童资料较少,个例报道建议用于难治性多关节炎型和 JIA 全身型患儿。目前美国风湿病协会建议应用于 TNF - α 拮抗剂和阿巴西普治疗无效的多关节炎型患者，特别是 RF 阳性者。不良反应为低丙种球蛋白血症、感染、进行性多灶性脑白质病变，输液反应和过敏反应较常见，建议使用前应用抗组胺药或激素。

8.1.2　外科治疗

JIA 患儿经过正规或药物治疗，病情仍不能控制，为改善生活质量可考虑手术治疗。JIA 滑膜切除的适应证与疗效尚有争论，应慎重。一些矫正严重畸形的重建手术如全关节置换，均应待骨关节发育成熟时，约 18 岁后才能进行。

8.2　中成药用药方案

8.2.1　基本原则

中医学虽然没有幼年特发性关节炎的记载，但是在"痹证""内伤发热""血证"等病证中却有相似的论述。临床主要分为湿热痹阻证、气营两燔证、寒湿痹阻证、肝肾不足证、瘀血阻络证五个证型辨证论治。

8.2.2　分型论治（表 10-2）

表 10-2　JIA 分证论治

证型	辨证要点	治法	中成药
湿热痹阻证	关节红肿疼痛明显，触之皮温高，活动受限；肌肉疼痛重着，舌质红，苔黄腻，脉滑数	清热除湿宣痹通络	湿热痹颗粒、正清风痛宁片、滑膜炎颗粒、四妙丸
气营两燔证	表现弛张型高热，斑疹鲜红，关节疼痛红肿，便干溲黄，舌质红，苔黄，脉数	清热解毒祛风除湿	四妙丸、湿热痹颗粒、正清风痛宁片、雷公藤多苷片
寒湿痹阻证	畏寒肢冷，关节强痛、皮湿不高、遇冷加重，舌质淡，苔白，脉细弱	温阳散寒利湿活络	寒湿痹颗粒、正清风痛宁片
肝肾不足证	病程已久，关节僵硬、变形，形体消瘦，舌红少苔或无苔，脉沉细无力或细数无力	益气养阴补益肝肾	尫痹颗粒、正清风痛宁片、雷公藤多苷片
瘀血阻络证	表现为关节刺痛，或夜间加重，肿胀不明显，舌质暗红，尖边可见瘀点、瘀斑，苔薄白，脉细涩	活血化瘀舒筋通络	瘀血痹胶囊、正清风痛宁、雷公藤多苷片

（1）湿热痹阻证：此型患者常见患病初期，关节肿胀疼痛，伴有重着感，触之皮温高，活动受限；可伴有发热，口渴不欲饮，肌肉疼痛重着，舌质红，苔黄腻，脉滑数。

【辨证要点】关节红肿疼痛明显，触之皮温高，活动受限，肌肉疼痛重着，舌质红，苔黄腻，脉滑数。

【治法】清热除湿，宣痹通络。

【中成药】湿热痹颗粒、正清风痛宁片、滑膜炎颗粒、四妙丸（表 10-3）。

表 10 – 3　JIA 湿热痹阻证可选用中成药

药品名称	药物组成	功能主治	用法用量	注意事项
湿热痹颗粒	黄柏、苍术、粉草薢、薏苡仁、汉防己、连翘、川牛膝、地龙、防风、威灵仙、忍冬藤、桑枝	清热除湿消肿通络祛风止痛	口服。3～6岁，一次1/2袋；>6岁，一次1袋。一日2～3次	忌食生冷
正清风痛宁片	盐酸青藤碱	祛风除湿，活血通络，消肿止痛	常释片，一次1～4片，一日3次；缓释片，一次1～2片，一日2次；控释片，一次1片，一日1次	1. 需从小剂量开始 2. 两周后慢慢加量，以避免毒副作用 3. 有皮疹及白细胞减少需停药
滑膜炎颗粒	夏枯草、土茯苓、汉防己、薏苡仁、丹参、当归、泽兰、川牛膝、丝瓜络、豨莶草、黄芪、女贞子、功劳叶	清热解毒利湿活血消肿通络止痛	口服。3～6岁，一次1/2袋；>6岁，一次1袋。一日2～3次	
四妙丸	苍术、牛膝、黄柏（盐炒）、薏苡仁	清利湿热	水丸，每15粒重1g。口服，一次3～6g，一日2次	寒湿痹慎用

（2）气营两燔证：此型多见于全身型，表现为弛张高热，口渴喜饮，斑疹鲜红，口鼻咽干痛，肌肉关节疼痛，甚至关节红肿，便干溲黄，舌质红，苔黄，脉数。

【辨证要点】多表现弛张高热，斑疹鲜红，关节疼痛红肿，便干溲黄，舌质红，苔黄，脉数。

【治法】清热解毒，祛风除湿。

【中成药】四妙丸、湿热痹颗粒、正清风痛宁片、雷公藤多苷片（表 10 – 4）。

表 10 – 4　JIA 气营两燔证可选用中成药

药品名称	药物组成	功能主治	用法用量	注意事项
四妙丸	苍术、牛膝、黄柏（盐炒）、薏苡仁	清利湿热	水丸，每15粒重1g。口服，一次3～6g，一日2次	寒湿痹慎用
湿热痹颗粒	黄柏、苍术、粉草薢、薏苡仁、汉防己、连翘、川牛膝、地龙、防风、威灵仙、忍冬藤、桑枝。	清热除湿，消肿通络，祛风止痛	口服。3～6岁，一次1/2袋；>6岁，一次1袋。一日2～3次	忌食生冷

续表

药品名称	药物组成	功能主治	用法用量	注意事项
正清风痛宁片	盐酸青藤碱	祛风除湿，活血通络，消肿止痛	常释片，一次1~4片，一日3次；缓释片，一次1~2片，一日2次；控释片，一次1片，一日1次	1. 需从小剂量开始服用 2. 二周后慢慢加量，以避免毒副作用 3. 有皮疹及白细胞减少需停药
雷公藤多苷片	雷公藤提取物	祛风通络，消肿止痛，解毒杀虫	口服。>10岁儿童，一次1~片，一日2~3次	1. 肝肾损害，胃肠道症状，长期服用有可能性腺抑制，疗程不超过3个月 2. 定期肝肾功，血尿常规

（3）寒湿痹阻证：此证多表现为发病缓慢，畏寒肢冷，关节强痛，遇冷加重，或关节肿胀痛，屈伸不利，舌质淡，苔白，脉细弱。

【辨证要点】畏寒肢冷，关节强痛、皮温不高、遇冷加重、得热则舒，舌质淡，苔白，脉细弱。

【治法】温阳散寒，利湿活络。

【中成药】寒湿痹颗粒、正清风痛宁片（表10-5）。

表10-5 JIA寒湿痹阻证可选用中成药

药品名称	药物组成	功能主治	用法用量	注意事项
寒湿痹颗粒	附子（制）、制川乌、麻黄、桂枝、细辛、威灵仙、木瓜、白术、黄芪、当归、白芍、甘草（制）	祛寒除湿温经通络	口服。6~10岁，一次1/2袋；>10岁，一次1袋。一日2次	1. 热痹禁用 2. 不可久服
正清风痛宁片	盐酸青藤碱	祛风除湿，活血通络，消肿止痛	常释片，一次1~4片，一日3次；缓释片，一次1~2片，一日2次；控释片，一次1片，一日1次	1. 需从小剂量开始服用 2. 二周后慢慢加量，以避免毒副作用 3. 有皮疹及白细胞减少需停药

（4）肝肾不足证：此证多见于寒湿凝滞或痰热伤阴，迁延久病，导致气血不足，血行不畅，瘀血内停，经脉失养痹阻不通，表现为关节刺痛，或夜间加重，肿胀不明显，肌肤干燥甚或甲错，舌质暗红，尖边可见瘀点，瘀斑，苔薄白，脉细涩。

【辨证要点】病程已久，关节僵硬、变形，形体消瘦，舌红少苔或无苔，脉沉细无力或细数无力。

【治法】益气养阴，补益肝肾。

【中成药】尪痹颗粒、正清风痛宁片、雷公藤多苷片（表 10 - 6）。

表 10 - 6   JIA 肝肾不足证可选用中成药

药品名称	药物组成	功能主治	用法用量	注意事项
尪痹颗粒	生地黄、熟地黄、续断、骨碎补、狗脊、羊骨、附子（制）、淫羊藿、独活、桂枝、防风、威灵仙、红花、皂刺、伸筋草、知母、白芍	补肝肾强筋骨祛风湿通经络	口服，>6 岁，一次 1/2～1 袋，一日 2 次	1. 湿热者慎用 2. 禁食生冷
正清风痛宁片	盐酸青藤碱	祛风除湿，活血通络，消肿止痛	常释片，一次 1～4 片，一日 3 次；缓释片，一次 1～2 片，一日 2 次；控释片，一次 1 片，一日 1 次	1. 需从小剂量开始服用 2. 二周后慢慢加量，以避免毒副作用 3. 有皮疹及白细胞减少需停药
雷公藤多苷片	雷公藤提取物	祛风通络，消肿止痛，解毒杀虫	口服，>10 岁儿童，一次 1～片，一日 2～3 次	1. 肝肾损害，胃肠道症状，长期服用有可能性腺抑制，疗程不超过 3 个月 2. 定期肝肾功，血尿常规

（5）瘀血阻络证：此证多见于寒湿凝滞或痰热伤阴，迁延久病，导致气血不足，血行不畅，瘀血内停，经脉失养，痹阻不通。表现为关节刺痛，或夜间加重，肿胀不明显，肌肤干燥甚或甲错，舌质暗红，尖边可见瘀点、瘀斑，苔薄白，脉细涩。

【辨证要点】表现为关节刺痛，或夜间加重，肿胀不明显，舌质暗红，尖边可见瘀点、瘀斑，苔薄白，脉细涩。

【治法】活血化瘀，舒筋通络。

【中成药】瘀血痹胶囊、正清风痛宁片、雷公藤多苷片（表 10 - 7）。

表 10 - 7   JIA 瘀血阻络证可选用中成药

药品名称	药物组成	功能主治	用法用量	注意事项
瘀血痹胶囊	乳香（制）、没药（制）、红花、威灵仙、川牛膝、香附（制）、姜黄、当归、丹参、川芎、炙黄芪	活血化瘀通络止痛	口服，>6 岁，一次 3 粒，一日 3 次	经期女孩慎用

药品名称	药物组成	功能主治	用法用量	注意事项
正清风痛宁片	盐酸青藤碱	祛风除湿，活血通络，消肿止痛	常释片，一次1～4片，一日3次；缓释片，一次1～2片，一日2次；控释片，一次1片，一日1次	1. 需从小剂量开始服用 2. 二周后慢慢加量，以避免毒副作用 3. 有皮疹及白细胞减少需停药
雷公藤多苷片	雷公藤提取物	祛风通络，消肿止痛，解毒杀虫	口服，>10岁儿童，一次1～片，一日2～3次	1. 肝肾损害，胃肠道症状，长期服用有可能性腺抑制，疗程不超过3个月 2. 定期肝肾功，血尿常规

9　预后

综上所述，JIA 的治疗是一个长期过程，治疗的选择往往取决于患儿的临床分型及对药物的敏感性。早期诊断，尤其是准确的鉴别诊断对于 JIA 患儿的治疗和预后都很重要。JIA 的不同临床分型对于治疗的选择亦相当重要。例如，全身型 JIA 涉及几乎所有的关节，其免疫系统损伤较重，而少关节型则损伤较轻，因此在选择免疫药物时务必明确诊断。预后差的患者需要采用积极的治疗方法，下列因素提示预后差：多关节型、RF 阳性、HLA-DR4 阳性、皮下结节、早期起病的对称性小关节受累、全身型 JIA 伴依赖糖皮质激素才能控制症状或伴6个月病程血小板计数 >600×10^9/L。对于典型的严重全身型 JIA 患儿，多种药物治疗无效时，必须服用大剂量激素；全身型 JIA 病情反复，迁延不愈，出现严重关节炎，长期服用激素减量困难的患儿；多关节型患儿起病后迅速发生关节活动受限，有骨质破坏倾向及类风湿因子阳性，需考虑给予联合治疗。此外，免疫功能的监测亦相当重要，对于新的生物制剂在临床中的安全性以及远期疗效尚需观察证实。

（幺远　甄小芳）

参考文献

[1] 王承德，沈丕安，胡荫奇. 实用中医风湿病学 [M]. 北京：人民卫生出版社，2009.
[2] 倪鑫，申昆玲，沈颖. 诸福棠实用儿科学 [M]. 北京：人民卫生出版社，2014.
[3] 叶志中，何伟珍. 儿童风湿病学 [M]. 北京：人民卫生出版社，2009.
[4] 曾华松. 幼年特发性关节炎国际分类标准及治疗 [J]. 中华实用儿科杂志，2011，(9)：721-724.

第十一章 痛 风

1 范围

本《指南》规定痛风的诊断、辨证和中成药治疗。

本《指南》适用于痛风的诊断、辨证和中成药治疗。

2 术语和定义

列术语和定义适用于本《指南》。

痛风（gout）是一种单钠尿酸盐（monosodium urate，MSU）沉积所致的晶体相关性关节病，与嘌呤代谢紊乱及（或）尿酸排泄减少所致的高尿酸血症直接相关，属于代谢性风湿病范畴。痛风特指急性特征性关节炎和慢性痛风石疾病，可并发肾脏病变，重者可出现关节破坏、肾功能受损，也常伴发代谢综合征的其他组，如腹型肥胖、高脂血症、高血压、2 型糖尿病以及心血管疾病。

3 流行病学

痛风及高尿酸血症好发于 40 岁以上中老年患者，近年来有年轻化趋势，以男性多见；存在地域分布和种族差异，欧美国家明显高于其他国家，沿海地区高于内陆地区；与生活方式和代谢紊乱有关，过量的酒精摄入及高嘌呤饮食、体育锻炼少可增加患病率，常伴发其他代谢综合征；具有家族群集性，另外与季节气候、职业、长期应用某些药物有关。

4 病因病理

引起高尿酸血症的主要原因包括：高嘌呤饮食、腺嘌呤核苷三磷酸（ATP）降解增加、尿酸生成增加、细胞破坏所致的 DNA 分解增多、尿尿酸排泄减少等。其发生是一个复杂的过程，涉及遗传学、分子生物学、产物酶、膜分子、炎性因子等诸多方面和领域。

5 临床表现

95% 的痛风发生于男性，起病一般在 40 岁以后，且患病率随年龄而增加，但近年来有年轻化趋势；女性患者大多出现在绝经期以后。痛风的自然病程可分为急性发作期、间歇发作期、慢性痛风石病变期。

5.1 症状和体征

5.1.1 急性发作期

发作前可无先兆，典型发作者常于深夜被关节痛惊醒，疼痛进行性加剧，在 12h 左右达到高峰，呈撕裂样、刀割样或咬噬样，难以忍受。受累关节红肿灼热、皮肤紧绷、触痛明显、功能受限。多于数天或 2 周内自行缓解，恢复正常。首次发作多侵犯单关节，50% 以上发生在第一跖趾关节，在以后的病程中，90% 患者累及该部位。足背、足跟、踝、膝等关节也可受累。部分患者可有发热、寒战、头痛、心悸、恶心等全身症状，可伴有白细胞升高、红细胞沉降率（ESR）增快。

5.1.2 间歇发作期

急性关节炎缓解后一般无明显后遗症状，有时仅有患部皮肤色素沉着、脱屑、刺痒等。多数患者在初次发作后 1~2 年内复发，随着病情的进展，发作次数逐渐增多，症状持续时间延长，无症状间歇期缩短，甚至症状不能完全缓解，且受累关节逐渐增多。从下肢向上肢、从远端小关节向大关节发展，出现指、腕、肘等关节受累，少数患者可影响到肩、髋、骶髂、胸锁或脊柱关节，也可累及关节周围滑囊、肌腱、腱鞘等部位，症状和体征渐趋不典型。

5.1.3 慢性痛风石病变期

皮下痛风石和慢性痛风石性关节炎是长期显著的高尿酸血症未获满意控制，体内尿酸池明显扩大，大量 MSU 晶体沉积于皮下、关节滑膜、软骨、骨质及关节周围软组织的结果。皮下痛风石发生的典型部位是耳廓，也常见于反复发作的关节周围，以及鹰嘴、跟腱、髌骨滑囊等处。外观为皮下隆起的大小不一的黄白色赘生物，皮肤表面菲薄，破溃后排出白色粉状或糊状物，经久不愈。皮下痛风石常与慢性痛风石性关节炎并存。关节内大量沉积的痛风石可造成关节骨质破坏、关节周围组织纤维化、继发退行性改变等。临床表现为持续关节肿痛、压痛、畸形、功能障碍。慢性期症状相对缓和，但也可有急性发作。

5.1.4 肾脏病变

（1）慢性尿酸盐肾病：微小的尿酸盐晶体沉积于肾间质，特别是肾髓质部乳头处，导致慢性肾小管 – 间质性肾炎，引起肾小管萎缩变形、间质纤维化，严重者可引起肾小球缺血性硬化。临床表现为尿浓缩功能下降，出现夜尿增多、低比重尿、小分子蛋白尿、白细胞尿、轻度血尿及管型等。晚期可致肾小球滤过功能下降，出现肾功能不全及高血压、水肿、贫血等。

（2）尿酸性尿路结石：尿中尿酸浓度增加呈过饱和状态，在泌尿系统沉积并形成结石。在痛风患者中的发生率在 20% 以上，且可能出现于痛风关节炎发生之前。结石较小者呈砂砾状随尿排出，可无明显症状；较大者可阻塞尿路，引起肾绞痛、血尿、排尿困难、泌尿系感染、肾盂扩张、积水等。

（3）急性尿酸性肾病：血及尿中尿酸水平急骤升高，大量尿酸结晶沉积于肾小管、集合管等处，造成急性尿路梗阻。临床表现为少尿、无尿，急性肾功能衰竭；尿中可见大量尿酸晶体。这种情况在原发性痛风中少见，多由恶性肿瘤及其放射治疗、化学治疗（即肿瘤溶解综合征）等继发原因引起。

6 诊断

原发性痛风的诊断在排除继发性因素后，还应包括病程分期、生化分型、是否并发肾脏病变、是否伴发其他相关疾病等内容。痛风各期的诊断常有赖于急性发作史，因此急性痛风性关节炎的诊断最为重要。

6.1 临床特点

6.1.1 特征性关节炎

多见于中老年男性，部分患者发作前存在明确的诱因，包括进食高嘌呤食物、酗酒、饥饿、疲劳、受凉、外伤、手术等。自限性的急骤进展的关节炎，特别是累及第一跖趾关节时，高度提示痛风。反复发作多年后，关节炎呈慢性化，并可出现皮下痛风石。

6.1.2 高尿酸血症

血尿酸升高是痛风发生的最重要的生化基础和最直接的危险因素。随着血尿酸水平的增高，痛风的患病率也逐渐升高，然而大多数高尿酸血症并不发展为痛风；少部分急性期患者，血尿酸水平也可在正常范围，因此，高尿酸血症不能等同于痛风。仅依据血尿酸水平既不能确定诊断、也不能排除诊断。只有特征性关节炎伴高尿酸血症时，才有助于痛风的临床诊断。

6.1.3 查找 MSU 晶体

关节滑液或痛风石抽吸物中发现并经鉴定为特异性 MSU 晶体，是确诊痛风的金标准。对一些不典型的炎性关节炎，在关节滑液中查找 MSU 晶体更为必要。同时应进行革兰染色涂片和病原菌培养，以除外感染性关节炎。

6.1.4 影像学检查

急性期或早期痛风仅有非对称性软组织肿胀，X 线检查对诊断帮助不大，对慢性痛风石性痛风可见特征性改变，有助于诊断。同时影像学检查可用于痛风的鉴别诊断。

6.1.5 双能 CT 及超声检查

最近开发的双能 CT（DECT）检查可以清晰显示尿酸盐结晶，有助于痛风的诊断及随防。超声检查对骨关节中尿酸盐结晶、痛风石沉积和骨质侵蚀、滑膜病变显示良好，能早期发现痛风骨关节损害，对痛风病的诊断较其他影像检查技术具有无法比拟的优点和价值。

6.1.6 肾脏病变

大约 1/3 的痛风患者可出现肾脏病变，主要表现为慢性尿酸盐肾病、尿酸性尿路结石等。除尿常规、肾功能检查外，超声波检查有助于发现肾脏受损情况。

6.2 诊断依据

6.2.1 急性痛风性关节炎

是痛风的主要临床表现，常为首发症状。反复发作的急性关节炎、无症状的间歇期、高尿酸血症，对秋水仙碱治疗有特效的典型病例，临床诊断并不困难，然而也有不典型起病者。在关节滑液或痛风石中检测到 MSU 晶体可以确诊。目前多采用 1977 年美国风湿病学会（ACR）的分类标准（表 11-1）进行诊断，同时应与蜂窝织炎、丹毒、感染化脓性关节炎、创伤性关节炎、反应性关节炎、假性痛风等相鉴别。

表 11-1 1977 年 ACR 急性痛风性关节炎分类标准

关节液中有特异性尿酸盐结晶，或用化学方法或偏振光显微镜证实痛风石中含尿酸盐结晶，或具备以下 12 项（临床、实验室、X 线表现）中 6 项：

①急性关节炎发作 >1 次

②炎症反应在 1 天内达高峰

③单关节炎发作

④可见关节发红

⑤第一跖趾关节疼痛或肿胀

⑥单侧第一跖趾关节受累

⑦单侧跗骨关节受累

⑧可疑痛风石

⑨高尿酸血症

⑩不对称关节内肿胀（X 线证实）

⑪无骨侵蚀的骨皮质下囊肿（X 线证实）

⑫关节炎发作时关节液微生物培养阴性

6.2.2　间歇期痛风

此期为反复急性发作之间的缓解状态，通常无明显关节症状，因此间歇期的诊断有赖于既往急性痛风性关节炎反复发作的病史及高尿酸血症。部分病史较长、发作较频繁的受累关节可出现轻微的影像学改变。此期在曾受累关节滑液中发现 MSU 晶体，可确诊。

6.2.3　慢性期痛风

皮下痛风石多于首次发作 10 年以上出现，是慢性期标志。反复急性发作多年，受累关节肿痛等症状持续不能缓解，结合骨关节的 X 线检查及在痛风石抽吸物中发现 MSU 晶体，可以确诊。此期应与类风湿关节炎、强直性脊柱炎、银屑病关节炎、骨关节炎、骨肿瘤等相鉴别。

6.2.4　肾脏病变

慢性尿酸盐肾病可有夜尿增多，出现尿比重和渗透压降低、轻度红白细胞尿及管型、轻度蛋白尿等，甚至肾功能不全。此时应与肾脏疾病引起的继发性痛风相鉴别。尿酸性尿路结石则以肾绞痛和血尿为主要临床表现，X 线片大多不显影，而 B 超检查则可发现。对于肿瘤广泛播散或接受放射治疗、化学治疗的患者突发急性肾功能衰竭，应考虑急性尿酸性肾病，其特点是血及尿中尿酸急骤显著升高。

7　鉴别诊断

7.1　急性蜂窝织炎及丹毒

两者均有软组织明显红肿。急性痛风性关节炎躲在夜间发作，疼痛在几小时内可达高峰，几天内可自行缓解，肿胀疼痛以关节为中心，血尿酸升高，秋水仙碱治疗有效；蜂窝织炎局部软组织肿胀多为暗红色，周围较淡，边缘不清，疼痛剧烈，病变向四周扩展迅速，常有化脓，关节疼痛不明显；丹毒沿淋巴管走行，局部皮肤鲜红色，周围边界清楚；蜂窝织炎和单独病情严重时可有高热寒战，白细胞计数升高，应用抗生素治疗有效，血尿酸不高，不经治疗症状不会自行消失。

7.2　创伤性关节炎

创伤性关节炎常有较重的受伤史，血尿酸水平不高，滑囊液检查无尿酸盐结晶，滑液中可无致病菌，因创伤可有红细胞及白细胞增高。

7.3　化脓性关节炎

痛风结石伴有破溃时易误诊为化脓性关节炎，但本病多见于负重关节并伴有高热、寒战；关节穿刺可有脓性渗出液，滑液中含大量白细胞，培养可发现致病菌，无尿酸盐结晶发现，血尿酸正常。

7.4 假性痛风

假性痛风即二羟焦磷酸钙（CPPD）晶体沉着病，因钙盐沉积于关节内的纤维软骨和透明软骨所致关节软骨钙化，急性发作时酷似痛风，但血尿酸正常，多见于老年男性，有遗传史，以膝关节和其他大关节受累为主，常对称发病，浮髌征阳性，急性发作多次后呈慢性骨关节炎表现，关节积液内含 CPPD 结晶，偏振光显微镜下可确诊。

7.5 类风湿关节炎

类风湿关节炎女性多见，常侵犯小关节，无痛风急性发作特点，软组织肿胀以关节为中心，呈梭形，骨破坏比痛风小，且有普遍骨质疏松，对秋水仙碱治疗无效。

7.6 反应性关节炎

急性痛风性关节炎发作可类似反应性关节炎。痛风的发作常与饮食及劳累等有关，受累关节疼痛剧烈，皮肤呈暗红色，数日内可自行缓解。而反应性关节炎常与肠道或泌尿系感染有关，有眼炎、骶髂关节炎、HLA – B27 阳性等特点，血尿酸正常，降尿酸治疗无效。

8 治疗

痛风治疗的目的：①迅速有效地缓解和消除急性发作症状；②预防急性关节炎复发；③纠正高尿酸血症，促使组织中沉积的尿酸盐晶体溶解，并防止新的晶体形成，从而逆转和治愈痛风；④治疗其他伴发的相关疾病。

痛风最佳治疗方案应包括非药物治疗和药物治疗 2 方面。必要时可选择剔除痛风石，对残毁关节进行矫形等手术治疗，以提高生活质量。

8.1 非药物治疗

患者的教育、适当调整生活方式和饮食结构是痛风长期治疗的基础。①避免高嘌呤饮食：动物内脏（尤其是脑、肝、肾），海产品（尤其是海鱼、贝壳等软体动物）和浓肉汤含嘌呤较高；鱼虾、肉类、豆类也含有一定量的嘌呤；各种谷类、蔬菜、水果、牛奶、鸡蛋等含嘌呤最少，而且蔬菜水果等属于碱性食物，应多进食。②对于肥胖者，建议采用低热量、平衡膳食、增加运动量，以保持理想体质量。③严格戒饮各种酒类，尤其是啤酒。④每日饮水应在 2000mL 以上，以保持尿量。

8.2 西医治疗

应按照临床分期进行，并遵循个体化原则。

8.2.1 急性发作期的治疗

以下 3 类药物均应及早、足量使用，见效后逐渐减停。急性发作期不开始进行降尿酸治疗，已服用降尿酸药物者发作时不需停用，以免引起血尿酸波动，延长发作时间或引起转移性发作。

（1）非甾体抗炎药（NSAIDs）：各种 NSAIDs 均可有效缓解急性痛风症状，现已成为一线用药。非选择性 NSAIDs 如吲哚美辛等常见的不良反应是胃肠道症状，也可能加重肾功能不全、影响血小板功能等。必要时可加用胃保护剂，活动性消化性溃疡禁用，伴肾功能不全者慎用。选择性环氧化酶（COX） – 2 抑制剂胃肠道反应少见，但应注意其心血管系统的不良反应。依托考昔（etoricoxib）已被批准用于急性痛风性关节炎的治疗。

（2）秋水仙碱：是有效治疗急性发作的传统药物，一般首次剂量 1mg，以后每 1～2h 予 0.5mg，24h 总量不超过 6mg。秋水仙碱不良反应较多，主要是严重的胃肠道反应，如恶心、呕吐、腹泻、腹痛等，也可引起骨髓抑制、肝细胞损害、过敏、神经毒性等。不良反应与剂量相关，肾功能不全者应减量使用。低剂量（如 0.5mg. 每日 2 次）使用对部分患者有效，不良反应明显减少，但起效较慢，因此在开始用药第 1 天，可合用 NSAIDs。

（3）糖皮质激素：治疗急性痛风有明显的疗效。通常用于不能耐受 NSAIDs、秋水仙碱或肾功能不全者。单关节或少关节的急性发作，可行关节腔抽液和注射长效糖皮质激素，以减少药物的全身反应，但应除外合并感染。对于多关节或严重的急性发作可口服、肌肉注射、静脉使用中小剂量的糖皮质激素，如口服泼尼松 20～30mg/d。为避免停药后症状"反跳"，停药时可加用小剂量秋水仙碱或 NSAIDs。

8.2.2 间歇期和慢性期的治疗

旨在长期有效地控制血尿酸水平。使用降尿酸药物的指征是：急性痛风复发、多关节受累、痛风石出现、慢性痛风石性关节炎或受累关节出现影像学改变、并发尿酸性肾石病等。治疗目标是使血尿酸＜60 mg/L，以减少或清除体内沉积的 MSU 晶体。目前临床应用的降尿酸药物主要有抑制尿酸生成药和促进尿酸排泄药，均应在急性发作平息至少 2 周后，从小剂量开始，逐渐加量。根据降尿酸的目标水平在数月内调整至最小有效剂量并长期甚至终身维持。仅在单一药物疗效不好、血尿酸明显升高、痛风石大量形成时可合用 2 类降尿酸。

在开始使用降尿酸药物同时，服用低剂量秋水仙碱或 NSAIDs 至少 1 个月，以起到预防急性关节炎复发的作用。

（1）抑制尿酸生成药：通过抑制黄嘌呤氧化酶（xanthineoxidase，XO），阻断次黄嘌呤、黄嘌呤转化为尿酸，从而降低血尿酸水平。广泛用于原发性及继发性高尿酸血症，尤其是尿酸产生过多型或不宜使用促尿酸排泄药者。目前我国这类药物只有别嘌醇（allopurinol）一种。

别嘌醇：初始剂量 100mg/d，以后每 2～4 周增加 100mg，直至 100～200mg，每日 3 次（每日剂量在 300mg 以内，也可 1 次服用）。本品不良反应包括胃肠道症状、皮疹、药物热、肝酶升高、骨髓抑制等，应予监测。大约 5% 患者不能耐受。偶有严重的超敏反应综合征，表现为高热、嗜酸细胞增高，毒性上皮坏死及剥脱性皮炎、进行性肝肾功能衰竭，甚至死亡。仅对皮疹等轻微反应者考虑住院进行脱敏治疗，不能用于严重反应者。肾功能不全会增加不良反应风险，应根据肾小球滤过率减量使用。部分患者在长期用药后产生耐药性，使疗效降低。

（2）促尿酸排泄药：主要通过抑制肾小管重吸收，增加尿酸排泄，从而降低血尿酸。主要用于尿酸排泄减少型，以及对别嘌醇过敏或疗效不佳者。肾功能异常影响其疗效。由于这类药物可使尿中尿酸含量增高，一般慎用于存在尿路结石或慢性尿酸盐肾病的患者，急性尿酸性肾病禁用。在用药期间，特别是开始用药数周内应碱化尿液并保持尿量。①丙磺舒（probenecid）：初始剂量 0.25g，每日 2 次，渐增至 0.5g，每日 3 次，每日最大剂量 2g。主要不良反应有胃肠道症状、皮疹、药物热、一过性肝酶升高及粒细胞减少。对磺胺过敏者禁用。②苯磺唑酮（sulfinpyrazone）：初始剂量 50mg，每日 2 次，渐增至 100mg，每日 3 次．每日最大剂量 600mg。主要不良反应有胃肠道症状、皮疹、粒细胞减少，偶见肾毒性反应。本品有轻度水钠潴留作用，对慢性心功能不全者慎用。③苯溴马隆（benzbromarone）：初始剂量 25mg/d，渐增至 50～100mg，每日 1 次。根据血尿酸水平调节至维持剂量，并长期用药。本品可用于轻、中度肾功能不全，但血肌酐＜20mL/min 时无效。不良反应较少，包括胃肠道症状（如腹泻）、皮疹、肾绞痛、粒细胞减少等，罕见严重的肝毒性作用。

（3）碱性药物：尿中的尿酸存在非离子化（即游离尿酸）和离子化（即尿酸盐）2 种形式，作为弱有机酸。尿酸在碱性环境中可转化为溶解度更高的尿酸盐，利于肾脏排泄，减少尿酸沉积造成的肾脏损害。痛风患者的尿 pH 值往往低于健康人．因此在降尿酸治疗的同时通过下列药物碱化尿液，特别是在开始服用促尿酸排泄药期间，应定期监测尿 pH 值，使之保持在 6.5 左右，同时保持尿量，是预防和治疗痛风相关肾脏病变的必要措施。①碳酸氢钠片：口服每次 0.5～2.0g，每日 3 次。由于本品在胃中产生 CO_2，增加胃内压，常见嗳气、腹胀等症状，也可加重胃溃疡；长期大量服用，可引起碱血症及电解质紊乱，充血性心力衰竭、水肿，肾功能不全者慎用。②枸橼酸钾钠合剂：Shohl 溶液（枸橼酸钾 140g，枸橼酸钠 98g，加蒸馏水至 1000mL），每次 10～30mL，每日 3 次。使用时应监测血钾浓度，避免发生高钾血症。此外也可选用枸橼酸钾钠颗粒剂、片剂等。

8.2.3 肾脏病变的治疗

痛风相关的肾脏病变均是降尿酸药物治疗的指征，应选用别嘌醇，同时均应碱化尿液并保持尿量。慢性尿酸盐肾病如需利尿时，避免使用影响尿酸排泄的噻嗪类利尿剂及呋塞米、利尿酸等，其他处理同慢性肾炎。如果出现肾功能不全，可行透析治疗，必要时可做肾移植。对于尿酸性尿路结石，经过合理的降尿酸治疗，大部分可溶解或自行排出，体积大且固定者可行体外冲击碎石、内镜取石或开放手术取石。对于急性尿酸性肾病这一急危重症，迅速有效地降低急骤升高的血尿酸，除别嘌醇外，尿酸酶的使用是正确选择，其他处理同急性肾功能衰竭。

8.2.4 相关疾病的治疗

痛风常伴发代谢综合征中的一种或数种，这些疾病的存在也增加痛风发生的危险。因此在痛风治疗的同时，应积极治疗相关的伴发疾病。在治疗这些疾病的药物中有些通过增加尿酸清除等机制兼具弱的降血尿酸作用，值得选用，但不主张单独用于痛风的治疗。①降脂药：非诺贝特（fenofibrate）、阿托伐他汀（atorvastatin）、降脂酰胺（halofenate）；②降压药：氯沙坦（losartan）、氨氯地平（amlodipine）；③降糖药：醋磺己脲（acetohexamide）等。其中对非诺贝特、氯沙坦研究较多。

8.2.5 无症状高尿酸血症的处理原则

尽管高尿酸血症与痛风性急慢性关节炎、肾脏疾病密切相关，与代谢综合征的其他组分可能存在某些关联，但尚无直接证据表明溶解于血液中的尿酸对人体有害，除非特别严重的或急性血尿酸升高。因此无症状高尿酸血症应以非药物治疗为主，一般不推荐使用降尿酸药物。但在经过饮食控制血尿酸仍高于 90mg/L；有家族史或伴发相关疾病的血尿酸高于 80mg/L 的患者，可进行降尿酸治疗。

8.3 中成药用药方案

8.3.1 基本原则

本病属"风湿病""痹病""浊瘀痹"范畴。

8.3.2 分证论治（表 11 - 2）

表 11 - 2 痛风分证论治

证型	辨证要点	治法	中成药
湿热蕴结证	关节红肿热痛，发病急骤，多兼有发热、口渴，小便短黄，舌红苔黄，或黄腻，脉弦滑数	清热利湿通络止痛	新癀片、湿热痹颗粒（片、胶囊）、痛风定胶囊、滑膜炎胶囊（颗粒）、风痛安胶囊、四妙丸、当归拈痛丸、雪山金罗汉止痛涂膜剂等
脾虚湿阻证	关节症状不明显，身困倦怠，纳食减少，脘腹胀闷，舌淡胖，苔白或黄厚腻，脉细或弦滑等	健脾利湿益气通络	健脾丸、参苓白术丸、木香顺气丸、益肾蠲痹丸等
寒湿痹阻证	关节痛有定处，局部不热，屈伸不利，局部肌肤麻木不仁，舌苔薄白或白腻，脉弦或濡缓	温经散寒（除湿通络）	寒湿痹颗粒（片、胶囊）、益肾蠲痹丸、风湿骨痛胶囊、通痹胶囊（片）、正清风痛宁片、祛风止痛片（胶囊、丸）、小活络丸、狗皮膏药（改进型）、祖师麻膏药、复方南星止痛膏、云南白药膏
痰瘀痹阻证	病程长，关节疼痛反复发作，或刺痛，其强直畸形，皮下结节，皮色紫暗，脉弦或沉涩	活血化瘀化痰散结	瘀血痹颗粒（片、胶囊）、新癀片、益肾蠲痹丸、滑膜炎胶囊（颗粒）、正清风痛宁片、风湿马钱片、小活络丸、复方夏天无片、复方南星止痛膏、雪山金罗汉止痛涂膜剂等
脾肾两虚证	日久不愈，反复发作，波及关节逐渐增多，可有痛风石发生，少数患者可有肾功能损害。舌淡胖苔白腻，脉细涩或沉细	健脾补肾祛瘀通络	蚁参蠲痹胶囊、益肾蠲痹丸、狗皮膏药（改进型）、雪山金罗汉止痛涂膜剂、金乌骨通胶囊等

（1）湿热蕴结证：局部关节红肿热痛，发病急骤，病及一个或多个关节，多兼有发热、恶风、口渴、烦闷不安或头痛汗出，小便短黄，舌红苔黄，或黄腻，脉弦滑数。

【辨证要点】关节红肿热痛，发病急骤，多兼有发热、口渴，小便短黄，舌红苔黄，或黄腻，脉弦滑数。

【治法】清热利湿，通络止痛。

【中成药】新癀片、湿热痹颗粒（片、胶囊）、痛风定胶囊、滑膜炎胶囊（颗粒）、风痛安胶囊、四妙丸、当归拈痛丸、雪山金罗汉止痛涂膜剂等（表 11 - 3）。

表 11-3 痛风湿热蕴结证可选用中成药

药品名称	药物组成	功能主治	用法用量	注意事项
新癀片	肿节风、三七、人工牛黄、肖梵天花、珍珠层粉等	清热解毒 活血化瘀 消肿止痛	口服，一次2～4片，一日3次	1. 活动性溃疡病、消化道出血及病史者、溃疡性结肠炎及病史者，癫痫、帕金森病及精神病者，支气管哮喘者，血管神经性水肿者，肝肾功能不全者对本品过敏者禁用 2. 孕妇、哺乳期妇女禁用
湿热痹颗粒（片、胶囊）	苍术、忍冬藤、地龙、连翘、黄柏、薏苡仁、防风、川牛膝、粉草薢、桑枝、防己、威灵仙	怯风除湿 清热消肿 通络定痛	口服，一次1袋/6片/4粒，每日3次	尚不明确
痛风定胶囊	秦艽、黄柏、延胡索、赤芍、川牛膝、泽泻、车前子、土茯苓	清热祛湿 活血通络 定痛	口服，一次3～4片，一日3次	1. 服药后不宜立即饮茶 2. 孕妇慎用
滑膜炎胶囊（颗粒）	夏枯草、防己、豨莶草、丹参、薏苡仁、黄芪、女贞子、当归、土茯苓、功劳叶、丝瓜络、泽兰、川牛膝	清热利湿，活血通络	口服，一次3粒/1袋，一日3次	糖尿病患者忌服，孕妇慎用
风痛安胶囊	防己、通草、桂枝、姜黄、石膏、薏苡仁、木瓜、海桐皮、忍冬藤、黄柏、滑石粉、连翘	清热利湿 活血通络	口服，一次3～5粒，一日3次	孕妇、体弱年迈及脾胃虚寒者慎用
四妙丸	苍术、牛膝、黄柏（盐炒）、薏苡仁	清热利湿	口服，一次6g，每日2次	孕妇慎用
当归拈痛丸	当归、粉葛、党参、苍术（炒）、升麻、苦参、泽泻、白术（炒）、知母、防风、羌活、黄芩、猪苓、茵陈、甘草	清热利湿 祛风止痛	口服。一次9g，一日2次	1. 孕妇及风寒湿闭阻痹病者慎用 2. 忌食辛辣油腻食物
雪山金罗汉止痛涂膜剂	铁棒锤、延胡索、五灵脂、雪莲花、川芎、红景天、秦艽、桃仁、西红花、冰片、人工麝香	活血消肿 止痛	涂在患处，一日3次	1. 皮肤破损处禁用 2. 孕妇禁用

（2）脾虚湿阻证：无症状期，或仅有轻微的关节症状，或高尿酸血症，或见身困倦息，头昏头晕，腰膝酸痛，纳食减少，脘腹胀闷，舌质淡胖或舌尖红，苔白或

黄厚腻，脉细或弦滑等。

【辨证要点】关节症状不明显，身困倦怠，纳食减少，脘腹胀闷，舌淡胖，苔白或黄厚腻，脉细或弦滑等。

【治法】健脾利湿，益气通络。

【中成药】健脾丸、参苓白术丸、木香顺气丸、益肾蠲痹丸等（表11-4）。

表11-4 痛风脾虚湿阻证可选用中成药

药品名称	药物组成	功能主治	用法用量	注意事项
健脾丸	党参、白术（炒）、陈皮、枳实（炒）、山楂（炒）、麦芽（炒）	健脾开胃	口服。小蜜丸，一次9g；大蜜丸，一次1丸。一日2次；小儿酌减	1. 饮食宜清淡，忌酒及辛辣、生冷、油腻食物 2. 有高血压、心脏病、肝病、糖尿病、肾病等慢性病严重者应在医师指导下服用 3. 儿童、孕妇、哺乳期妇女、年老体弱者应在医师指导下服用 4. 对本品过敏者禁用，过敏体质者慎用
参苓白术丸	人参、茯苓、白术（麸炒）、山药、白扁豆（炒）、莲子、薏苡仁（炒）、砂仁、桔梗、甘草	健脾益气	口服，一次6g，一日3次	1. 泄泻兼有大便不通畅，肛门有下坠感者忌服 2. 服本药时，不宜同时服用藜芦、五灵脂、皂荚或其制剂 3. 不宜喝茶和吃萝卜以免影响药效 4. 不宜和感冒类药同时服用 5. 高血压、心脏病、肾脏病、糖尿病严重患者及孕妇应在医师指导下服用 6. 本品宜饭前服用或进食同时服 7. 对本品过敏者禁用，过敏体质者慎用
木香顺气丸	木香、砂仁、醋香附、槟榔、甘草、陈皮、厚朴、枳壳（炒）、苍术（炒）、青皮（炒）、生姜	行气化湿健脾和胃	口服，一次6~9g，一日2~3次	1. 孕妇慎用 2. 忌生冷油腻食物 3. 本药宜空腹用温开水送服 4. 口干舌燥，手心足心发热感的阴液亏损者慎用。对本品过敏者禁用，过敏体质者慎用

续表

药品名称	药物组成	功能主治	用法用量	注意事项
益肾蠲痹丸	骨碎补、熟地黄、当归、徐长卿、土鳖虫、僵蚕（麸炒）、蜈蚣、全蝎、蜂房（清炒）、广地龙（酒制）、乌梢蛇（酒制）、延胡索、鹿衔草、淫羊藿、寻骨风、老鹳草、鸡血藤、蓓草、生地黄、虎杖	温补肾阳益肾壮督搜风剔邪蠲痹通络	口服，一次 8 ~ 12g，一日 3 次	1. 妇女月经期经行量多停用，孕妇禁服 2. 过敏体质和湿热偏盛者慎用本品

（3）寒湿痹阻证：关节疼痛，肿胀不甚，痛有定处，屈伸不利，或见皮下结节或痛风石，肌肤麻木不仁，舌苔薄白或白腻，脉弦或濡缓。

【辨证要点】关节痛有定处，局部不热，屈伸不利，局部肌肤麻木不仁，舌苔薄白或白腻，脉弦或濡缓。

【治法】温经散寒，除湿通络。

【中成药】寒湿痹颗粒（片、胶囊）、益肾蠲痹丸、风湿骨痛胶囊、通痹胶囊（片）、正清风痛宁片、祛风止痛片（胶囊、丸）、小活络丸、狗皮膏药（改进型）、祖师麻膏药、复方南星止痛膏、云南白药膏（表 11 -5）。

表 11 -5　痛风寒湿痹阻证可选用中成药

药品名称	药物组成	功能主治	用法用量	注意事项
寒湿痹颗粒（片、胶囊）	白芍、白术、当归、附子、甘草、桂枝、黄芪、麻黄、木瓜、威灵仙、细辛、制川乌	祛寒除湿温通经络	口服，一次 1 袋 /4 片/1 ~ 2 粒，一日 3 次	1. 孕妇忌服 2. 身热高烧者禁用
益肾蠲痹丸	骨碎补、熟地黄、当归、徐长卿、土鳖虫、僵蚕（麸炒）、蜈蚣、全蝎、蜂房（清炒）、广地龙（酒制）、乌梢蛇（酒制）、延胡索、鹿衔草、淫羊藿、寻骨风、老鹳草、鸡血藤、蓓草、生地黄、虎杖	温补肾阳益肾壮督搜风剔邪蠲痹通络	口服，一次 8 ~ 12g，一日 3 次	1. 妇女月经期经行量多停用，孕妇禁服 2. 过敏体质和湿热偏盛者慎用本品

续表

药品名称	药物组成	功能主治	用法用量	注意事项
风湿骨痛胶囊	制川乌、制草乌、红花、木瓜、乌梅、麻黄、甘草	温经散寒通络止痛	口服，一次 2 - 4 粒，一日 2 次	1. 本品含毒性药，不可多服 2. 孕妇忌服。运动员慎用
通痹胶囊（片）	马钱子、金钱白花蛇、蜈蚣、全蝎、地龙、天麻、人参、当归、制川乌	祛风胜湿活血通络散寒止痛调补气血	一次 1 粒/2 片，一日 2 ~ 3 次，饭后服	1. 孕妇禁用 2. 肝肾功能损害与高血压患者慎用
正清风痛宁片	盐酸青藤碱	祛风除湿活血通络消肿止痛	口服。一次 1 ~ 4 片，一日 3 次，饭前服或遵医嘱	1. 孕妇或哺乳期妇女忌用 2. 有哮喘病史及对本品过敏者禁用 3. 糖尿病、高脂血症、再生障碍性贫血者慎用 4. 定期复查血象（建议每月检查一次），并注意观察血糖和胆固醇 5. 如出现皮疹，或少数患者发生白细胞减少等副作用时，停药后即可消失
祛风止痛片（胶囊、丸）	老鹳草、槲寄生、续断、威灵仙、独活、制草乌、红花	祛风止痛舒筋活血强壮筋骨	口服，一次 6 片/6 粒/1 袋，一日 2 次	孕妇忌服
小活络丸	胆南星、制川乌、制草乌、地龙、乳香、没药	祛风散寒化痰除湿活血止痛	黄酒或温开水送服。一次 1 丸，一日 2 次	孕妇禁用
狗皮膏药（改进型）	生川乌、羌活、独活、威灵仙、青风藤、防己、官桂、丁香、高良姜、乳香、没药、当归、麻黄、冰片、樟脑等	祛风散寒活血止痛	外用，贴敷，每 24 小时换药 1 次	1. 外用药品，含有毒性成分，不宜长期使用 2. 局部有皮肤过敏者，应对症处理
祖师麻膏药	祖师麻	祛风除湿活血止痛	温热软化后，贴于患处	孕妇慎用
复方南星止痛膏	生天南星、生川乌、丁香、肉桂、白芷、细辛、川芎、徐长卿、乳香、没药、樟脑、冰片	散寒除湿活血止痛	外贴，选最痛部位，最多贴 3 个部位，贴 24 小时，隔日 1 次，共贴 3 次	1. 外用药品，含有毒成分不宜长期使用 2. 局部皮损严重者，应对症处理

续表

药品名称	药物组成	功能主治	用法用量	注意事项
云南白药膏	国家保密方。本品含草乌（制）、雪上一支蒿（制），其余成分略	活血散瘀，消肿止痛，祛风除湿	每日每处一帖敷患处，不超过12小时	1. 皮肤过敏者停用 2. 皮肤受损者勿用 3. 对本品过敏者禁用，孕妇忌用，过敏体质者慎用

（4）痰瘀痹阻证：关节疼痛反复发作，日久不愈，时轻时重，或呈刺痛，固定不移，关节肿大，甚至强直畸形，屈伸不利，皮下结节，或皮色紫暗，脉弦或沉涩。

【辨证要点】病程长，关节疼痛反复发作，或刺痛，甚强直畸形，皮下结节，皮色紫暗，脉弦或沉涩。

【治法】活血化瘀，化痰散结。

【中成药】瘀血痹颗粒（片、胶囊）、新癀片、益肾蠲痹丸、滑膜炎胶囊（颗粒）、正清风痛宁片、风湿马钱片、小活络丸、复方夏天无片、雪山金罗汉止痛涂膜剂、复方南星止痛膏（表11-6）。

表11-6 痛风痰瘀痹阻证可选用中成药

药品名称	药物组成	功能主治	用法用量	注意事项
瘀血痹颗粒（片、胶囊）	乳香（制）、没药（制）、红花、威灵仙、川牛膝、香附（制）、姜黄、当归、丹参、川芎、炙黄芪	活血化瘀通络止痛	口服，一次10g/5片/6粒，一日3次	孕妇禁用，脾胃虚弱者慎用
新癀片	肿节风、三七、人工牛黄、肖梵天花、珍珠层粉等	清热解毒活血化瘀消肿止痛	口服，一次2～4片，一日3次	1. 活动性溃疡病、消化道出血、溃疡性结肠炎等病史者，癫痫，帕金森病及精神病患者，支气管哮喘者，血管神经性水肿者，肝肾功能不全者，对本品过敏者禁用 2. 孕妇、哺乳期妇女禁用
益肾蠲痹丸	骨碎补、熟地黄、当归、徐长卿、土鳖虫、僵蚕（麸炒）、蜈蚣、全蝎、蜂房（清炒）、广地龙（酒制）、乌梢蛇（酒制）、延胡索、鹿衔草、淫羊藿、寻骨风、老鹳草、鸡血藤、蓓草、生地黄、虎杖	温补肾阳益肾壮督搜风剔邪蠲痹通络	口服，一次8～12g，一日3次	1. 妇女月经期经行量多停用，孕妇禁服 2. 过敏体质和湿热偏盛者慎用本品

药品名称	药物组成	功能主治	用法用量	注意事项
滑膜炎胶囊（颗粒）	夏枯草、防己、豨莶草、丹参、薏苡仁、黄芪、女贞子、当归、土茯苓、功劳叶、丝瓜络、泽兰、川牛膝	清热利湿活血通络	口服，一次3粒/1袋，一日3次	糖尿病患者忌服，孕妇慎用
正清风痛宁片	盐酸青藤碱	祛风除湿活血通络消肿止痛	口服。一次1～4片，一日3次，饭前服或遵医嘱	1. 孕妇或哺乳期妇女忌用 2. 有哮喘病史及对本品过敏者禁用 3. 糖尿病、高脂血症、再生障碍性贫血者慎用 4. 定期复查血象（建议每月检查一次），并注意观察血糖和胆固醇 5. 如出现皮疹，或少数患者发生白细胞减少等副作用时，停药后即可消失
风湿马钱片	马钱子、僵蚕、乳香、没药、全蝎、牛膝、苍术、麻黄、甘草	祛风除湿活血祛瘀通络止痛	口服，一次3～4片，一日1次，睡前温开水送服	1. 孕妇忌服 2. 年老体弱者慎服或遵医嘱 3. 运动员慎用
小活络丸	胆南星、制川乌、制草乌、地龙、乳香、没药	祛风散寒化痰除湿活血止痛	黄酒或温开水送服。一次1丸，一日2次	孕妇禁用
复方夏天无片	夏天无、夏天无总碱、制草乌、人工麝香、乳香（制）、蕲蛇、独活、豨莶草、安痛藤、威灵仙、丹参、鸡矢藤、鸡血藤、山楂叶、牛膝等33味	祛风逐湿、舒筋活络、行血止痛	口服，一次2片，一日3次，小儿酌减	1. 孕妇禁用，运动员慎用 2. 不宜久服
复方南星止痛膏	生天南星、生川乌、丁香、肉桂、白芷、细辛、川芎、徐长卿、乳香、没药、樟脑、冰片	散寒除湿活血止痛	外贴，选最痛部位，最多贴3个部位，贴24小时，隔日1次，共贴3次	1. 外用药品，含有毒成分不宜长期使用 2. 局部皮损严重者，应对症处理

续表

药品名称	药物组成	功能主治	用法用量	注意事项
雪山金罗汉止痛涂膜剂	铁棒锤、延胡索、五灵脂、雪莲花、川芎、红景天、秦艽、桃仁、西红花、冰片、人工麝香	活血消肿止痛	涂在患处，一日3次	1. 皮肤破损处禁用 2. 孕妇禁用

（5）脾肾两虚证：日久不愈，反复发作，波及关节逐渐增多，可有痛风石发生，少数患者可有肾功能损害。舌淡胖苔白腻，脉细涩或沉细。

【辨证要点】日久不愈，反复发作，有痛风石发生。舌淡胖苔白腻，脉细涩或沉细。

【治法】健脾补肾，祛瘀通络。

【中成药】蚁参蠲痹胶囊、益肾蠲痹丸、狗皮膏药（改进型）、雪山金罗汉止痛涂膜剂、金乌骨通胶囊（表11-7）。

表11-7 痛风脾肾两虚证可选用中成药

药品名称	药物组成	功能主治	用法用量	注意事项
蚁参蠲痹胶囊	蚂蚁、人参、丹参、鸡血藤、制川乌、桂枝、透骨草、伸筋草、川桐皮、麸炒苍术、关黄柏、薏苡仁、泽泻、蜈蚣、酒乌梢蛇	补肾健脾祛风除湿活血通络	口服，一次4粒，一日3次	1. 心血管疾病患者和肾脏病患者慎用 2. 目前尚无妊娠期和哺乳期妇女使用本品的研究材料，过敏体质慎用
益肾蠲痹丸	骨碎补、熟地黄、当归、徐长卿、土鳖虫、僵蚕（麸炒）、蜈蚣、全蝎、蜂房（清炒）、广地龙（酒制）、乌梢蛇（酒制）、延胡索、鹿衔草、淫羊藿、寻骨风、老鹳草、鸡血藤、蓓草、生地黄、虎杖	温补肾阳益肾壮督搜风剔邪蠲痹通络	口服，一次8~12g，一日3次	1. 妇女月经期经行量多停用，孕妇禁服 2. 过敏体质和湿热偏盛者慎用本品
雪山金罗汉止痛涂膜剂	铁棒锤、延胡索、五灵脂、雪莲花、川芎、红景天、秦艽、桃仁、西红花、冰片、人工麝香	活血消肿止痛	涂在患处，一日3次	皮肤破损处禁用、孕妇禁用
狗皮膏药（改进型）	生川乌、羌活、独活、威灵仙、青风藤、防己、官桂、丁香、高良姜、乳香、没药、当归、麻黄、冰片、樟脑等29味中药组成	祛风散寒活血止痛	外用贴敷，每24小时换药1次	外用药品，含有毒性成分，不宜长期使用，局部有皮肤过敏者，应对症处理
金乌骨通胶囊	金毛狗脊、乌梢蛇、葛根、淫羊藿、木瓜、威灵仙、姜黄、土牛膝、土党参、补骨脂	滋补肝肾，祛风除湿，活血通络	口服，一次3粒，一日3次；或遵医嘱	孕妇忌服

9 预后

痛风的病因和发病机制较为清楚。诊断并不困难。预防和治疗有效，因此预后相对良好。如果及早诊断并进行规范治疗，大多数痛风患者可正常工作生活。慢性期病变经过治疗有一定的可逆性，皮下痛风石可缩小或消失，关节症状和功能可获改善，相关的肾脏病变也可减轻、好转。患者起病年龄小，有阳性家族史，血尿酸显著升高，痛风频发，提示预后较差。伴发高血压、糖尿病或其他肾病者，肾功能不全的风险增加，甚至危及生命。

（朱婉华　殷海波）

参考文献

［1］中华医学会风湿病学会．原发性痛风诊断和治疗指南［J］．中华风湿病学杂志 2011；15（6）：410－413.

［2］宋薇，刘精东．高尿酸血症和痛风的流行病学及影响因素研究进展［J］．江西医药，2013，48（5）：459－462.

［3］苗志敏．痛风病学［M］．北京：人民卫生出版社，2006.

［4］国家药典委员会．中华人民共和国药典·中药成方制剂卷，2015.

第十二章　骨关节炎

1　范围

本《指南》规定了骨关节炎的诊断、辨证和中成药治疗。

本《指南》适用于骨关节炎的诊断、辨证和中成药治疗。

2　术语和定义

下列术语和定义适用于本《指南》。

骨关节炎（Osteoarthritis，OA）指由多种因素引起关节软骨纤维化、皲裂、溃疡、脱失而导致的关节疾病。病因尚不明确，其发生与年龄、肥胖、炎症、创伤及遗传因素等有关。其病理特点为关节软骨变性破坏、软骨下骨硬化或囊性变、关节边缘骨质增生、滑膜增生、关节囊挛缩、韧带松弛或挛缩、肌肉萎缩无力等。

3　流行病学

骨关节炎（OA）以中老年患者多发，女性多于男性。本病在 40 岁人群的患病率为 10% ~17%，60 岁以上为 50%，60 岁以上的人群中患病率可达 50%，75 岁的人群则达 80%。该病的致残率可高达 53%。好发于负重大、活动多的关节，如膝、脊柱（颈椎、腰椎）、髋、踝、手等关节。

4　病因病理

OA 的危险因素可分为系统性因素和局部性因素，前者增加了本病的易感性及局部因素的影响力，后者促进 OA 的发生、发展。其中系统性因素包括年龄、性别、激素水平、种族、遗传、骨密度及营养状况等方面，局部性因素包括肥胖、外伤史、职业因素、运动及生物力学异常。对于 OA 的病理研究和认识逐渐从单一骨关节软骨、滑膜的病理变化转向对骨关节各个组成部分的研究。而关节软骨、滑膜及血管、肌肉等部位的损伤关系，先后顺序及其生物力学，生物化学及微环境改变机制的研究，尚有待进一步的探索。

5　临床表现

OA 一般起病隐匿，进展缓慢。主要临床表现为受累关节及周围疼痛、僵硬、关节骨性肥大和功能障碍。

5.1　症状

5.1.1　疼痛

疼痛及酸胀不适是本病的主要症状，多发生在关节活动之后，休息后常能缓解。随着病情逐渐进展，负重、阴冷及潮湿、雨天时病变关节疼痛加重。病情严重者，甚至休息时也可能发生疼痛，夜间因痛而难以入睡或被痛醒。因疼痛而出现关节活动受限，导致负重、行走、爬楼梯及下蹲困难。由于软组织无神经支配，故疼痛主要由关节及其他结构受累引起。

5.1.2　晨僵和黏着感

OA 患者晨起或关节静止一段时间后出现僵硬感，活动后可缓解，时间较短，一般不超过 30 分钟。关节黏着感指晨起或久坐之后，初站立时感觉关节不稳定，需站立片刻并缓慢活动才能迈步。

5.1.3　其他症状

随病情进展，可出现行走时失平衡，下蹲、下楼无力，不能持重、活动受限、关节挛曲。负重关节受累，将导致关节在活动中突然发软。

5.2　体征

5.2.1　关节肿胀及畸形

因病变部位局部骨性肥大或渗出性滑膜炎引起，可伴局部温度增高、积液、滑膜肥厚，严重者可见关节畸形、半脱位等。

5.2.2　压痛和被动痛

受累关节局部可有压痛，伴滑膜渗出则更加明显。有时虽无压痛，但被动运动时可出现病变关节疼痛。

5.2.3　关节摩擦感

关节活动时，触诊可感到粗糙的摩擦感，以膝关节多见，可能是因为病变关节软骨缺失和关节面欠光滑所致。

5.2.4　活动受限

由于骨赘、软骨丧失、关节周围肌肉痉挛以及关节破坏所致。此外，关节活动时还可出现"绞锁现象"。

5.3　好发部位

5.3.1　手关节

手 OA 多见于中、老年女性，以疼痛、压痛、骨性隆起或肥大及关节肿胀、晨僵、功能障碍或畸形为特点。最常累及远端指间关节，称为赫伯登（Heberden）结节；也可累及近端指间关节和第一腕掌关节。位于近端指间关节者称为布夏尔（Bouchard）结节，第一腕掌关节因骨质增生可出现"方形手"。

5.3.2　膝关节

膝 OA 早期以疼痛和僵硬为主，单侧或双侧交替，上下楼梯时更加明显。查体可见关节肿胀、压痛、骨摩擦感以及膝内翻畸形等。少数患者因膝关节周围肌肉萎缩而失用。

5.3.3　足

足 OA 以第一跖趾关节最常见，甚至可出现拇外翻畸形。跗骨关节亦可累及。部分患者可出现关节红、肿、热、痛等类似痛风症状的表现，应注意鉴别诊断。

5.3.4　髋关节

髋关节 OA 多见于老年患者，男性发病率较女性高。主要症状为隐匿性疼痛，可放射至臀外侧、腹股沟、大腿内侧，有时可集中于膝关节而忽略真正病变部位。体格检查可见不同程度的活动受限和跛行。

5.3.5　脊柱关节

以颈椎及腰椎为好发部位。①颈椎 OA：多见于第 5 颈椎，可出现颈部僵硬疼痛、活动不利，脊神经根受压可出现上臂放射痛，脊髓受压可引起肢体无力和麻痹，椎动脉受压可导致脑供血不足等。②腰椎 OA：以第 3~5 腰椎多见，表现为腰部酸胀疼痛、僵硬，腰部活动受限。椎间盘病变可引起腰、臀部疼痛，并放射至下肢。椎间狭窄时，可出现间歇性跛行及马尾综合征。

5.3.6 其他部位

肩锁关节、颞下关节、肘关节也可受累。

6 诊断

6.1 辅助检查

6.1.1 实验室检查

OA 无特殊实验室检查。伴有滑膜炎的患者可出现 C - 反应蛋白（CRP）和血细胞沉降率（ESR）轻度至中度升高。继发性 OA 患者可出现原发病的实验室检查异常。

6.1.2 影像学检查

（1）X 线检查：非对称性关节间隙变窄，软骨下骨硬化和（或）囊性变，关节边缘增生和骨赘形成或伴有不同程度的关节积液，部分关节内可见游离体或关节变形。

（2）CT、磁共振检查：可早期发现关节软骨损伤、椎间盘突出、关节腔积液等病变；磁共振可发现韧带松弛病变，半月板变性、撕裂，滑囊和纤维囊病变等。

（3）超声波检查：可发现关节软骨的变化，如半月板撕裂或变性、髌腱炎、肌腱炎、关节间隙不对称性狭窄或变性，骨赘形成，关节面下囊性变，腘窝囊肿，髌上囊肿和滑膜增厚。早期超声检查比 X 线更为敏感。

6.2 诊断要点

西医诊断标准参考"1995 年美国风湿病学会骨关节病分类标准"及"2010 年中华医学会风湿病学分会骨关节病诊断及治疗指南"。

6.2.1 骨关节炎诊断标准

（1）多见于中老年人。

（2）多累及负重关节，如膝、髋、踝、脊柱等。

（3）累及的关节隐痛，活动或劳累后加重，休息后减轻；或进而持续疼痛，伴关节僵硬，活动后见好转，或有关节腔积液；后期关节肿胀增大，活动受限、畸形，但无强直。

（4）X 线证实为退行性关节炎。

6.2.2 手、膝、髋骨关节炎分类标准

6.2.2.1 手骨关节炎分类标准

（1）近 1 个月内的大多数时间有手痛，发酸，发僵。

（2）10 个指间关节中，骨性膨大关节≥2 个。

（3）掌指关节肿胀≤2 个。

（4）远端指间关节骨性膨大 >2 个。

（5）10 个指间关节中，畸形关节≥1 个。

符合（1）+（2）+（3）+（4）条或（1）+（2）+（3）+（5）条，可诊断为手骨关节炎。

注：10 个指间关节为双侧第 2、3 远端及近端指间关节，双侧第一腕掌关节。

6.2.2.2 膝骨关节炎分类标准

（1）临床标准：① 近 1 个月来大多数日子膝关节疼痛。② 有骨擦音。③ 晨僵 ≤30 分钟。④ 年龄 ≥38 岁。⑤ 有骨性膨大。

符合①②③④或①②⑤或①④⑤者，可诊断为膝骨关节炎。

（2）临床+ 放射学标准：① 近 1 个月来大多数日子膝关节疼痛。② X 线片示缘骨赘形成。③ 关节液检查符合骨关节病。④ 年龄 ≥40 岁。⑤ 晨僵 ≤30 分钟。⑥ 有骨摩擦音。

符合①②或①③⑤⑥或①④⑤⑥者，可诊断为膝骨关节炎。

6.2.2.3 髋骨关节炎分类标准

（1）临床标准：①近 1 个月大多数时间有髋痛。②内旋 <15°。③ESR <45mm/h。④屈曲 <115°。⑤内旋 >15°。⑥晨僵时间 >60 min。⑦年龄 >50 岁。⑧内旋时疼痛。

符合① + ② + ③条或① + ② + ④条或① + ⑤ + ⑥ + ⑦ + ⑧条者可诊断为髋骨关节炎

（2）临床 + 放射学 + 实验室标准：① 近 1 个月内的大多数时间髋痛。② 红细胞沉降率（ESR）≤20mm/h。③ X 线片有骨赘形成。④ X 线片髋关节间隙狭窄。

符合① + ② + ③条或① + ② + ④条或① + ③ + ④条者，可诊断为髋骨关节炎。

7 鉴别诊断

7.1 类风湿关节炎（RA）

RA 多为对称性小关节炎，以近端指间关节和掌指关节及腕关节受累为主，晨僵明显且僵硬时间较长。可有皮下结节，类风湿因子（RF）阳性，X 线以关节侵蚀性改变为主。

7.2 强直性脊柱炎（AS）

AS 好发于青年男性，主要侵蚀骶髂关节和脊柱，也可累及膝、踝、髋关节，常有人类白细胞抗原 B27（HLA – B27）阳性。

7.3 银屑病关节炎（PsA）

二者均侵蚀远端指间关节，但 OA 无银屑病皮损和指甲病变，可有赫伯登（Heberden）结节，布夏尔（Bouchard）结节，无 PsA 的典型 X 线改变，发病年龄多为 50 岁以上老年人。

7.4 痛风性关节炎（Gout）

本病多发于中年以上男性，常表现为反复发作的急性关节炎，最常累及第一跖趾关节和跗骨关节，也可侵犯膝、踝、肘、腕及手关节，表现为关节红、肿、热及剧烈疼痛，血尿酸水平多升高，滑液中可查到尿酸盐结晶。慢性者可出现肾脏损害，在发病关节周围及耳郭、肘关节等部位可见痛风石。

8 治疗

8.1 西医治疗

8.1.1 治疗原则

治疗目的在于缓解疼痛，阻止和延缓疾病的进展，矫正畸形，保护关节功能，改善生活质量。必要时行手术治疗，治疗方案应个体化，根据不同情况指导患者进行非药物治疗和药物治疗。

8.1.2 一般治疗

包括患者教育和自我调理。如减轻体重，减少关节的负荷。下肢关节有病变时，可用拐杖或手杖，以求减轻关节的负担。

8.1.3 药物治疗

8.1.3.1 局部外用药物治疗

对于手和膝关节OA，在采用口服药前，建议首先选择局部药物治疗。局部药物治疗可使用非甾体抗炎药（NSAIDs）的乳胶剂、膏剂、贴剂和非NSAIDs擦剂（辣椒碱软膏等）。局部外用药可以有效缓解关节轻中度疼痛，且不良反应轻微。

8.1.3.2 局部注射药

（1）糖皮质激素：关节腔注射长效糖皮质激素，可缓解疼痛，减少渗出。疗效持续数周至数月，但同一关节不应反复注射，注射间隔时间不应短于4~6个月。

（2）玻璃酸（透明质酸）：对减轻关节疼痛，增加关节活动度，保护软骨均有效。治疗效果可持续数月，尤其对轻中度的OA具有良好疗效。每周1次膝关节腔内注射，4~6周为1个疗程。

8.1.3.3 非甾体抗炎药（NSAIDs）及镇痛药

NSAIDs具有解热、镇痛、抗炎等作用。临床上常用的非选择性NSAIDs包括萘普生、双氯芬酸钠等。使用时应注意胃肠道、肝肾功能的不良反应，对于有消化道溃疡病史或有肝肾功能疾病的患者，可以使用选择性环氧化酶-2抑制剂，如塞来昔布、依托考昔等。对NSAIDs治疗无效或效果不佳或严重疼痛的患者，可使用曲马多、阿片类制剂以达到镇痛效果。

8.1.3.4 改善病情药

本类药物一般起效较慢，需治疗数周才见效，故称骨关节炎慢作用药，具有降低基质金属蛋白酶、胶原酶等活性的作用，既可抗炎、镇痛，又可保护关节软骨，有延缓OA发展的作用。常用药物有双醋瑞因、氨基葡萄糖、硫酸软骨素等。

（1）双醋瑞因：是白细胞介素（IL）-1抑制剂，可抑制软骨降解、促进软骨合成并抑制滑膜炎症。不仅能有效地改善骨关节炎的症状，减轻疼痛，改善关节功能；还可延缓OA病程进展，具有结构调节作用。成人每日2次，每次50mg，一般服用时间不少于3个月。

（2）氨基葡萄糖及硫酸软骨素：氨基葡萄糖可改善关节软骨的代谢，提高关节软骨的修复能力，保护损伤的关节软骨，同时缓解OA的疼痛症状，改善关节功能，延缓OA的病理过程和疾病进程。每天常用剂量不应<1500mg/d，分2~3次服用，持续8周。硫酸软骨素能有效减轻OA的症状，减轻疼痛，改善关节功能，减少NSAIDs或其他止痛药的用量，成人1200mg/d口服。

8.1.3.5 抗骨质疏松药

抗骨质疏松药能有效改善骨关节炎症状并延缓进展。

（1）钙剂：治疗骨质疏松症时，应与其他药物联合使用。选用原则：①含钙量大；②溶解度（水溶性）大；③肠道吸收率高；④生物利用度好；⑤重金属含量低。常用钙剂有：碳酸钙、葡萄糖酸钙、乳酸钙等。

（2）维生素 D：主要通过对骨的矿化和细胞分化的影响在 OA 治疗中发挥作用。成年人剂量 $5\mu g/d$，老年人因缺乏日照及摄入、吸收障碍等而致维生素 D 缺乏，推荐剂量为 $10\sim20\mu g/d$。

（3）双膦酸盐：在 OA 治疗中的主要作用机制是抑制破骨细胞溶解矿物质，同时防止矿物质外流，抑制胶原酶和前列腺素 E 释放，从而减少骨赘形成。

8.1.4 中医特色疗法

（1）中药外敷：将中药打成粉末状，用温开水或香油调成糊状，平铺于棉纸上，在上面再盖一层棉纸，然后将药外包于患处 $4\sim8$ 小时，每日 1 次。根据用药的不同，可治疗热证或寒证骨关节炎（骨痹）。

（2）外贴膏药：在患处贴膏药，如云南白药膏、消痛贴膏、麝香壮骨膏等。

（3）中药离子导入：将配置好的药液均匀涂抹于纱布衬垫，然后将纱布衬垫置于病变关节处，经直流电感应电疗机离子导入治疗患处，每日 1 次，14 天为 1 个疗程。具有舒松关节，祛邪通络，活血止痛之功。

（4）中药熏洗治疗：熏洗方加水煮沸 30 分钟后泡洗患处，每日 1 次，7 天为 1 个疗程。具有舒松关节，温经散寒，活血通络的作用。适用于风寒湿邪阻滞所致关节肌肉疼痛。

（5）药罐：药罐方配合药罐于患处拔罐，用 $3\sim5$ 个火罐，每次留罐 5 分钟左右，1 次，14 天为 1 个疗程。具有散寒除湿，活血通络之功。

（6）中药穴位贴敷：以白芥子、延胡索等药物为处方，粉碎研末后加姜汁调匀后，涂在专用贴敷膜上；根据病情选取双肾俞、关元、中脘等 $5\sim6$ 个穴位。穴位局部常规消毒，取药贴于相应穴位，$1\sim2$ 小时后取下，每日 1 次，14 天为 1 个疗程。

（7）蜡疗：将配制的中药药液涂抹在患者病变处，然后利用加热熔化的蜡（温度保持在 $45℃\sim55°$）敷在患部，30 分钟后取蜡，每日 1 次，14 天为 1 个疗程。石蜡冷却时，体积会缩小，对局部产生压迫，有防止组织中血液及淋巴液渗出、减轻水肿的作用。

（8）穴位注射：用当归注射液、丹参注射液、鹿瓜多肽注射液等药物，根据病情选取双肾俞、双足三里等穴位进行注射，每次 2 穴，每穴 1mL，每日或隔日 1 次，$5\sim7$ 次为 1 个疗程。

（9）针刺：根据病情选取最舒适的体位，辨证循经取穴或局部取血海、犊鼻、肾俞等 $10\sim20$ 穴，随证施法，留针 30 分钟，每日 1 次，14 天 1 个疗程。

（10）艾灸：根据病情选取合适的体位，选取血海、犊鼻、肾俞、足三里等穴位随证加减，可使用艾灸盒，每次 $5\sim15$ 分钟，每日 1 次，14 天为 1 个疗程。

（11）针刀治疗：选取病变关节周围压痛点为治疗点，常规消毒铺巾，用 2% 利多卡因局部麻醉，选择长短、大小相适应的针刀快速进入皮下。先做纵行剥离，再做横向摆动，术毕取刀，纱布压迫止血后用输液贴覆盖术口 48 小时。$5\sim7$ 天 1 次，2 次为 1 个疗程。

（12）推拿治疗：选择合适体位，先采用轻柔的揉、按、拿、一指禅推等手法治疗以舒经通络；然后使用旋转复位扳法、斜扳法、拔伸松动等手法理筋整复；再局部选穴使用一指禅推、按、揉等手法治疗；最后根据病变部位使用拿法或拍法或擦法等不同的结束手法。每次 10 ~ 15 分钟，每日 1 次，10 次为 1 个疗程。

（13）膏方治疗：骨关节炎常在气候变化或劳累后复发加重，对活动期病情控制后进入缓解期的骨关节炎患者，可在辨证论治基础上采用补益肝肾、益气温阳的膏方作为后续治疗，增强患者体质，减少复发。

（14）其他：活血化瘀法贯穿其始终，可选用血栓通注射液（三七总皂苷）、银杏注射液（银杏叶提取物）等静脉滴注。骨关节炎患者常伴有骨质疏松（骨痿），可选用骨肽注射液、鹿瓜多肽注射液等静脉滴注。

8.1.5　物理疗法

8.1.5.1　紫外线治疗

红外线的温热作用可降低神经系统兴奋性，有镇痛、解痉、促进炎性物质吸收等作用，并可通过反射作用影响全身脏器的功能。

8.1.5.2　磁疗

磁疗是使用磁场作用于人体以治疗疾病的一种物理疗法，具有镇痛、镇静、消炎、消肿等作用。

8.1.5.3　超短波疗法

主要通过高频电场振动、摩擦关节内组织，热效应以协调关节血液循环，改善血管通透性，促进机体关节新陈代谢，阻滞或延缓软骨退化，促进关节腔内积液的吸收。具有抗炎、镇痛等作用。

8.1.6　外科治疗

对于内科治疗无明显疗效，病变严重及关节功能明显障碍的患者，可以考虑外科治疗，以校正畸形、改善关节功能，如关节置换术、关节矫形、关节融合等。

8.2　中成药用药方案

8.2.1　基本原则

本病属于中医痹证"骨痹"范畴，多因肝肾亏虚、气血不足，使外邪、外伤、劳损等侵犯于外，内外合邪，经络阻滞，导致气血运行不畅而发为本病。临床可根据病情轻重、证型等辨证使用中成药。

8.2.2　分证论治（表 12 - 1）

表 12 - 1　骨关节炎分证论治

证型	辨证要点	治法	中成药
寒湿痹阻证	肢体、关节酸痛重着，局部畏寒，皮色不红，触之不热，得热痛减，大便溏薄，舌苔薄滑，脉弦紧	散寒除湿温经活络	附桂骨痛胶囊、三乌胶丸、草乌甲素片、祖师麻片、腰痛宁胶囊、黑骨藤追风活络胶囊、风湿骨痛胶囊、通痹胶囊、寒湿痹片、正清风痛宁缓释片、祛风止痛胶囊、活血壮筋丸、狗皮膏（改进型）、云南白药膏、辣椒碱软膏、骨通贴膏

续表

证型	辨证要点	治法	中成药
湿热阻络证	肢体、关节红肿热痛，得热痛剧，发热，小便短赤，大便秘结，舌红，苔黄腻，脉滑数	清热除湿通络止痛	湿热痹颗粒（片）、新癀片、四妙丸、当归拈痛丸、滑膜炎颗粒
痰瘀互结证	肢体、关节刺痛，痛处固定，入夜尤甚，舌质紫暗或瘀点，苔白腻或黄腻，脉细涩	活血祛瘀化痰通络	小活络丸、大活络丸、血栓通胶囊、血塞通分散片、痛舒胶囊、活血止痛软胶囊、瘀血痹胶囊、盘龙七片、雪山金罗汉止痛涂膜剂、云南白药气雾剂、麝香活血化瘀膏、麝香壮骨膏
气血两虚证	肢体、关节酸痛，四肢乏力，麻木，纳食欠佳，大便溏薄，舌苔薄滑，脉弦紧	益气养血舒筋活络	八珍丸、补中益气丸
肝肾亏虚证	肢体、关节疼痛，屈伸不利，伴腰膝酸软，形寒肢冷或五心烦热，舌淡红，苔白，脉沉细或舌红少苔，脉细数	补益肝肾强筋健骨	金乌骨通胶囊、金天格胶囊、壮腰健肾丸、七味通痹口服液、壮骨关节胶囊、骨力胶囊、骨松宝颗粒、仙灵骨葆胶囊、风湿液、骨通贴膏

以下内容为上表内容的详解，重点强调同病同证情况下不同中成药选用区别。

（1）寒湿痹阻证：肢体、关节酸痛重着，或关节局部肿胀，屈伸不利，局部畏寒，皮色不红，触之不热，得热痛减，遇寒痛增，活动时疼痛加重。伴腰膝酸软，四肢乏力，纳食欠佳，大便溏薄，舌苔薄滑，脉弦紧。

【辨证要点】肢体、关节酸痛重着，局部畏寒，皮色不红，触之不热，得热痛减，大便溏薄，舌苔薄滑，脉弦紧。

【治法】散寒除湿，温经活络。

【中成药】附桂骨痛胶囊、三乌胶丸、草乌甲素片、祖师麻片、腰痛宁胶囊、黑骨藤追风活络胶囊、风湿骨痛胶囊、通痹胶囊、寒湿痹片、正清风痛宁缓释片、祛风止痛胶囊、活血壮筋丸、狗皮膏（改进型）、云南白药膏、辣椒碱软膏、骨通贴膏（表12-2）。

表12-2　骨关节炎寒湿痹阻证可选用中成药

药品名称	药物组成	功能主治	用法用量	注意事项
附桂骨痛胶囊	附子（制）、制川乌、肉桂、党参、当归、白芍（炒）、淫羊藿、乳香（制）	温阳散寒、益气活血，消肿止痛。用于阳虚寒湿型颈椎及膝关节增生性关节炎。症见：局部骨节疼痛、屈伸不利、麻木或肿胀，预热则减，畏寒肢冷等	口服，一次4~6粒，一日3次，饭后服，疗程3个月	1. 孕妇及有出血倾向者、阴虚内热者禁用 2. 服药后少数可见胃脘不舒，停药后可自行消除 3. 服用期间注意血压变化 4. 高血压、严重消化道疾病患者慎用

续表

药品名称	药物组成	功能主治	用法用量	注意事项
三乌胶丸	生草乌、生川乌、何首乌、附子（附片）、生白附子、乳香、冰糖、鲜猪蹄	祛寒除湿，祛风通络，活血止痛，强筋健骨。用于风寒湿邪、风痰、瘀血引起的风湿麻木、骨节肿痛、腰腿疼痛、四肢瘫痪、陈伤劳损、中风偏瘫、口眼歪斜、失语及风湿性关节炎、类风湿关节炎、风湿性肌炎、骨质增生、坐骨神经痛、肩周炎、创伤性关节炎等	口服，一次5g，一日2次，饭后服。老人、少年酌减；重症、顽症酌加	感冒发热患者及孕妇、儿童禁服
草乌甲素片	草乌甲素	抗炎镇痛。用于风湿性及类风湿性关节炎、腰肌劳损、肩周炎、四肢扭伤、挫伤等	口服，一次1片，一日2～3次	1. 心脏病患者，孕妇、哺乳期妇女及对本品过敏者禁用 2. 两次用药相隔时间不宜少于6小时 3. 当药品性状发生改变时禁止使用 4. 极少数病人用药后可出现短暂性轻度心慌、恶心、唇舌发麻及心悸等不良反应。出现不良反应时，可静脉注射高渗葡萄糖加维生素C，也可注射阿托品，并应减量或停用；反应极重者，可按乌头中毒处理，并停药
祖师麻片	祖师麻	祛风除湿，活血止痛。用于风寒湿闭阻，瘀血阻络所致的痹证。症见肢体关节肿痛、畏寒肢冷；类风湿关节炎	口服，一次3片，一日3次	1. 孕妇及风湿热痹者慎用 2. 有胃病者可饭后服用，并配合健胃药使用 3. 个别患者出现胃部反应、头晕等不良反应，不能把耐受时停药

续表

药品名称	药物组成	功能主治	用法用量	注意事项
腰痛宁胶囊	马钱子粉、土鳖虫、川牛膝、甘草、麻黄、乳香（醋制）、没药（醋制）、全蝎、僵蚕（麸炒）、苍术。	消肿止痛，疏散寒邪，温经通络。用于寒湿瘀阻经络所致的腰椎间盘突出症、坐骨神经痛、腰肌劳损、腰肌纤维炎、风湿性关节炎痛，症见腰腿疼、关节痛及肢体活动受限者	黄酒兑少量温开水送服，一次4～6粒，一日1次。睡前半小时服或遵医嘱	1. 孕妇、小儿及心脏病患者禁服 2. 运动员、心脏病、高血压及脾胃虚寒者慎用 3. 风湿热体温37.5℃以上应慎服或采用其他抗风湿治疗，合并高血压170/100mmHg）者不宜应用 4. 脑溢血后遗症及脑血栓形成的后遗症偏瘫患者试服时遵医嘱 5. 癫痫患者忌服 6. 不可过量久服
黑骨藤追风活络胶囊	青风藤、黑骨藤、追风伞	祛风除湿，通络止痛。用于风寒湿痹，肩臂腰腿疼痛	口服，一次3粒，一日3次；2周为1个疗程	1. 孕妇及消化道溃疡患者禁服 2. 忌寒凉及油腻食物 3. 本品宜饭后服用 4. 不宜在服药期间同时服用其他泻火及滋补性中药 5. 有高血压、心脏病、肝病、糖尿病、肾病等慢性病患者慎用 6. 服药7天症状无缓解，应去医院就诊 7. 严格按照用法用量服用，年老体弱者应在医师指导下服用 8. 对本品过敏者禁用，过敏体质者慎用 9. 本品性状发生改变时禁止使用 10. 请将本品放在儿童不能接触的地方 11. 如正在使用其他药品，使用本品前请咨询医师或药师
风湿骨痛胶囊	制川乌、制草乌、红花、木瓜、乌梅、麻黄、甘草	温经散寒，通络止痛。用于寒湿闭阻经络所致的痹病，症见腰脊疼痛，四肢关节冷痛；风湿性关节炎见上述证候者	口服，一次2～4粒，一日2次	1. 本品含毒性药，不可多服 2. 孕妇忌服 3. 运动员慎用

续表

药品名称	药物组成	功能主治	用法用量	注意事项
通痹胶囊	青风藤、黑骨藤、追风伞。辅料为淀粉	祛风除湿，通络止痛。用于风寒湿痹，肩臂腰腿疼痛	口服，一次3粒，一日3次；2周为1疗程	1. 孕妇及消化道溃疡患者禁服 2. 忌寒凉及油腻食物 3. 本品宜饭后服用 4. 不宜在服药期间同时服用其他泻火及滋补性中药 5. 有高血压、心脏病、肝病、糖尿病、肾病等慢性病患者慎用 6. 服药7天症状无缓解，应去医院就诊 7. 严格按照用法用量服用，年老体弱者应在医师指导下服用 8. 对本品过敏者禁用，过敏体质者慎用 9. 本品性状发生改变时禁止使用 10. 请将本品放在儿童不能接触的地方 11. 如正在使用其他药品，使用本品前请咨询医师或药师
寒湿痹片	附子、制川乌、黄芪、桂枝、麻黄、白术、当归、白芍、威灵仙、木瓜、细辛、甘草	祛寒除湿，温通经络。用于肢体关节疼痛，疲困或肿胀，局部畏寒，风湿性关节炎	口服，一次4片，一日3次	1. 孕妇忌服 2. 身热高烧者禁用
正清风痛宁缓释片	盐酸青藤碱	祛风除湿，活血通络，利水消肿。用于风湿与类风湿性关节炎属风寒湿痹证者，症见：肌肉酸痛，关节肿胀，疼痛，屈伸不利，麻木僵硬等	口服，用于风湿与类风湿性关节炎属风寒湿痹证者：一次1片，一日2次，2个月为1个疗程。用于慢性肾炎（普通型为主）患者：一次2片，一日2次，3个月为1个疗程	1. 孕妇或哺乳期妇女忌用 2. 有哮喘病史及对青藤碱过敏者禁用 3. 不良反应：皮肤潮红、灼热、瘙痒、皮疹；偶见胃肠不适、恶心、食欲减退、头昏、头痛、多汗；少数患者发生白细胞、血小板减少，出现不良反应时建议停药
祛风止痛胶囊	老鹳草、槲寄生、续断、威灵仙、独活、制草乌、红花	祛风止痛，舒筋活血，强壮筋骨。用于四肢麻木，腰膝疼痛，风寒湿痹等症	口服，一次6粒，一日2次	孕妇忌服

续表

药品名称	药物组成	功能主治	用法用量	注意事项
活血壮筋丸	制川乌、红花、血竭、乳香（去油）、没药（去油）、土鳖虫、地龙、全蝎、川牛膝、桂枝、人参	祛风活血，壮筋强腰。用于筋骨疼痛，周身麻木，半身不遂，口歪眼斜	口服，一次2丸，一日2次，酒或温开水送服；或遵医嘱	1. 热症者忌服 2. 孕妇及哺乳期妇女禁服。严重心脏病，高血压，肝、肾疾病忌服 3. 本品含乌头碱，应严格在医师指导下按规定量服用。不得任意增加服用量和服用时间 4. 服药后如果出现唇舌发麻、头痛头昏、腹痛腹泻、心烦欲呕、呼吸困难等情况，应立即停药并到医院就医
狗皮膏（改进型）	生川乌、羌活、高良姜、官桂、当归、防己、麻黄、红花、洋金花、白屈菜、花椒、蟾酥、白花菜籽、透骨草、没药、乳香、薄荷脑、冰片、樟脑、苯水杨酸甲酯、八角茴香、盐酸苯海拉明	祛风散寒，舒筋活血止痛。用于急性扭挫伤，风湿痛，关节和肌肉酸痛	外用，一日1次	1. 本品为外用药 2. 忌食生冷、油腻食物 3. 皮肤破溃或感染处禁用 4. 本品含盐酸苯海拉明，哺乳期妇女慎用 5. 孕妇禁用；经期妇女慎用；儿童、年老体弱者应在医师指导下使用 6. 本品不宜长期或大面积使用，用药后皮肤过敏如出现瘙痒、皮疹等现象时，应停止使用，症状严重者应去医院就诊 7. 用药3天后症状无缓解，应去医院就诊 8. 对本品过敏者禁用，过敏体质者慎用 9. 本品性状发生改变时，禁止使用 10. 儿童必须在成人监护下使用，并请将本品放在儿童不能接触的地方 11. 如正在使用其他药品时，在使用本品前请咨询医师或药师 12. 将患处皮肤用温水洗净擦干，取出膏药，揭下隔粘纸，留下带有黏性的胶带及棕色的膏药，贴于疼痛或穴位处，然后用手压上几分钟，使药膜与皮肤充分接触而不产空气 13. 贴于关节处时（如颈、腕、肘、腰、膝、踝关节），应在半屈位时贴敷，其中肘、膝关节应贴侧位

续表

药品名称	药物组成	功能主治	用法用量	注意事项
云南白药膏	国家保密方。本品含草乌（制）、雪上一支蒿（制），其余成分略	活血散瘀，消肿止痛，祛风除湿	每日每处一帖敷患处，不超过12小时	1. 皮肤过敏者停用 2. 皮肤受损者勿用 3. 对本品过敏者禁用，孕妇忌用，过敏体质者慎用
辣椒碱软膏	辣椒碱	镇痛、止痒。用于短期缓解由风湿引起的肌肉和关节的疼痛，以及背部疼痛和扭伤，拉伤引起的疼痛	成人及2岁以上儿童外用。均匀涂抹于疼痛部位，每次1~2个黄豆粒大小的用量；每日3~4次，2岁以下儿童使用须遵医嘱	1. 本品仅可用于完整皮肤，不用于皮肤损伤部位 2. 使用本品后请用肥皂将手洗净，勿与眼睛及黏膜接触 3. 本品仅供外用，切勿入口 4. 请妥善保管，避免儿童接触 5. 如使用本品1周，局部疼痛未缓解，请咨询医师 6. 偶有在用药部位产生烧灼感和刺痛感等不良反应，但随时间的延长和反复用药会减轻或消失
骨通贴膏	丁公藤、麻黄、当归、干姜、白芷、海风藤、乳香、三七、姜黄、辣椒、樟脑、肉桂油、金不换、薄荷脑	祛风散寒活血通络消肿止痛	外用，贴于患处。贴用前，将患处皮肤洗净；7天为一疗程，或遵医嘱	1. 每次贴用时间不宜超过12小时。使用过程中若出现皮肤发红、瘙痒等症状，可适当减少贴用时间。运动员慎用 2. 过敏体质、患处皮肤溃破者及孕妇慎用

（2）湿热阻络证：肢体关节红肿热痛，活动不利，得热痛剧，发热，口干苦，或伴腰膝酸软，四肢倦怠，小便短赤，大便秘结；舌红，苔黄腻，脉滑数。

【辨证要点】肢体、关节红肿热痛，得热痛剧，发热，小便短赤，大便秘结，舌红，苔黄腻，脉滑数。

【治法】清热除湿，通络止痛。

【中成药】湿热痹颗粒（片）、新癀片、四妙丸、当归拈痛丸、滑膜炎颗粒（表12-3）。

表12-3　骨关节炎湿热痹阻证可选用中成药

药品名称	药物组成	功能主治	用法用量	注意事项
湿热痹颗粒（片）	黄柏、苍术、粉萆薢、薏苡仁、汉防己、连翘、川牛膝、地龙、防风、威灵仙、忍冬藤、桑枝	清热除湿，消肿通络，祛风止痛。用于湿热痹证。其症状为肌肉或关节红肿热痛，有沉重感，步履艰难，发热，口渴不欲饮，小便黄淡	口服，一次6g或4~6片，一日2~3次	尚不明确

续表

药品名称	药物组成	功能主治	用法用量	注意事项
新癀片	肿节风、三七、人工牛黄、肖梵天花、珍珠层粉等	清热解毒，活血化瘀，消肿止痛。用于热毒瘀血所致的咽喉肿痛、牙痛、痹痛、胁痛、黄疸、无名肿毒等症	口服，一次2~4片，一日3次，小儿酌减。外用，用冷开水调化，敷患处	胃及十二指肠溃疡者、肾功能不全者及孕妇慎用
四妙丸	苍术、黄柏、牛膝、薏苡仁等	清热利湿。用于湿热下注所致的痹病。症见足膝红肿，筋骨疼痛	口服，一次1片，一日2~3次	孕妇慎用
当归拈痛丸	当归，苦参，泽泻，茵陈，葛根，升麻，猪苓，白术，黄芩，葛根，人参，羌活，防风，知母	益气健脾，清热利湿，通络止痛。用于湿热闭阻所致的痹病，症见关节红肿热痛，或足胫红肿热痛；亦可用于疮疡	口服，一次6g，一日2~3次	1. 孕妇及风寒湿闭阻痹病者慎用 2. 忌食辛辣油腻食物
滑膜炎颗粒	夏枯草、土茯苓、汉防己、薏苡仁、丹参、当归、泽兰、川牛膝、丝瓜络、豨莶草、黄芪、女贞子、功劳叶	清热利湿，活血通络。用于急、慢性滑膜炎及膝关节术后的患者。适用于各种关节炎、各型炎症性积液，尤其以外伤性滑膜炎疗效显著	一日3次，一次1袋，开水冲服，一般2~3盒为1个疗程	1. 孕妇慎用 2. 本品清热燥湿，故寒湿痹阻、脾胃虚寒者慎用 3. 服药期间，宜食用清淡易消化之品，忌食辛辣油腻之品，以免助热生湿 4. 小儿、年老体虚者应在医师指导下服用 5. 长期服用，应向医师咨询 6. 药品性状发生改变时禁止服用

（3）痰瘀互结证：曾有外伤，或痹痛日久，肢体关节刺痛，痛处固定；或疼痛较剧，入夜尤甚，肢体麻木，不可屈伸；或骨关节僵硬变形，患处可见瘀斑；舌质紫暗或瘀点，苔白腻或黄腻，脉细涩。

【辨证要点】肢体、关节刺痛，痛处固定，入夜尤甚，舌质紫暗或瘀点，苔白腻或黄腻，脉细涩。

【治法】活血祛瘀，化痰通络。

【中成药】小活络丸、大活络丸、血栓通胶囊、血塞通分散片、痛舒胶囊、活血止痛软胶囊、瘀血痹胶囊、盘龙七片、雪山金罗汉止痛涂膜剂、云南白药气雾剂、肿痛气雾剂、云南白药酊、云南白药膏、消痛贴膏、麝香活血化瘀膏、麝香壮骨膏（表12-4）。

表 12 – 4　骨关节炎痰瘀互结证可选用中成药

药品名称	药物组成	功能主治	用法用量	注意事项
小活络丸	胆南星、制川乌、制草乌、地龙、乳香、没药	祛风散寒，化痰除湿，活血止痛。用于风寒湿邪闭阻，痰瘀阻络所致的痹病。症见肢体关节疼痛，或冷痛，或刺痛，或疼痛夜甚、关节屈伸不利、麻木拘挛	黄酒或温开水送服，一次1丸，一日2次	孕妇禁用
大活络丸	蕲蛇、乌梢蛇、威灵仙、两头尖、麻黄、贯众、甘草、羌活、肉桂、广藿香、乌药、黄连、熟地黄、大黄、木香、沉香、细辛、赤芍、没药（制）、丁香、乳香（制）、僵蚕（炒）、天南星（制）、青皮、骨碎补（烫、去毛）、豆蔻、安息香、黄芩、香附（醋制）、玄参、白术（麸炒）、防风、龟甲（醋淬）、葛根、豹骨（油酥）、当归、血竭、地龙、水牛角浓缩粉、人工麝香、松香、体外培育牛黄、冰片、红参、制草乌、天麻、全蝎、何首乌	祛风止痛、除湿豁痰、舒筋活络。用于缺血性中风引起的偏瘫，风湿痹证（风湿性关节炎）引起的疼痛、筋脉拘急腰腿疼痛及跌打损伤引起的行走不便和胸痹心痛证	温黄酒或温开水送服，一次1丸，一日1~2次	1. 肾脏病患者、孕妇、新生儿禁用 2. 本品含有马兜铃科植物细辛，应在医生指导下使用，定期复查肾功能
血栓通胶囊	三七总皂苷	活血祛瘀，通脉活络。用于脑络瘀阻引起的中风偏瘫，心脉瘀阻引起的胸痹心痛；脑梗塞，冠心病心绞痛见上述证候者	口服，一次1粒，一日3次	尚不明确

药品名称	药物组成	功能主治	用法用量	注意事项
血塞通分散片	三七总皂苷	活血祛瘀，通脉活络，抑制血小板聚集和增加脑血流量。用于脑络瘀阻，中风偏瘫，心脉瘀阻，胸痹心痛；脑血管后遗症，冠心病心绞痛属上述证候者	口服，一次1~2片，一日3次	个别病例出现头昏，偶有药疹，停药后即恢复正常
痛舒胶囊	七叶莲、灯盏细辛、玉葡萄根、三七	活血化瘀，舒筋活络，消肿止痛。用于跌打损伤，风湿关节痛	口服，一次3~4粒，一日3次	1. 孕妇禁用 2. 忌食生冷、油腻食物 3. 不宜在服药期间同时服用温补性中药 4. 经期及哺乳期妇女慎用，儿童、年老体弱者应在医师指导下服用 5. 高血压、心脏病、肝病、糖尿病、肾病等慢性病严重者应在医师指导下服用 6. 服药3天症状无缓解，应去医院就诊 7. 对本品过敏者禁用，过敏体质者慎用 8. 本品性状发生改变时禁止使用 9. 儿童必须在成人监护下使用 10. 请将本品放在儿童不能接触的地方 11. 如正在使用其他药品，使用本品前请咨询医师或药师
活血止痛软胶囊	当归、三七、乳香、土鳖虫、自然铜、冰片	活血散瘀，消肿止痛。用于跌打损伤，瘀血肿痛	口服，一次2粒，一日3次	孕妇禁用，肝功能不全者慎用
瘀血痹胶囊	乳香（制）、没药（制）、红花、威灵仙、川牛膝、香附（制）、姜黄、当归、丹参、川芎、炙黄芪	活血化瘀，通络止痛。用于瘀血阻络所致的痹证，症见肌肉关节剧痛，痛处拒按，固定不移，可有硬节或瘀斑	口服，一次6粒，一日3次，或遵医嘱	1. 孕妇禁用 2. 脾胃虚弱者慎用
盘龙七片	盘龙七、川乌、草乌、当归、杜仲、秦艽、铁棒锤、红花、五加皮、牛膝、过山龙、丹参等二十九味	活血化瘀，祛风除湿，消肿止痛。用于风湿性关节炎、腰肌劳损、骨折及软组织损伤	口服，一次3~4片，一日3次	孕妇及高血压病患者慎用

续表

药品名称	药物组成	功能主治	用法用量	注意事项
雪山金罗汉止痛涂膜剂	铁棒锤、延胡索、五灵脂、雪莲花、川芎、红景天、秦艽、桃仁、西红花、冰片、人工。辅料：乙醇、丙酮、氮酮、乙基纤维素	活血，消肿，止痛。用于急慢性扭挫伤，风湿性关节炎，类风湿性关节炎，痛风，肩周炎，骨质增生所致的肢体关节疼痛肿胀，以及神经性头痛	外涂患处，一日3次	1. 皮肤破损处禁用、孕妇禁用 2. 本品为外用药，禁止内服 3. 切勿接触眼睛、口腔等黏膜处 4. 本品不宜长期或大面积使用 5. 儿童、年老体弱者应在医师指导下使用 6. 用药3天症状无缓解，应去医院就诊 7. 对本品过敏者禁用，过敏体质者慎用 8. 本品性状发生改变时禁止使用 9. 儿童必须在成人监护下使用 10. 请将本品放在儿童不能接触的地方 11. 如正在使用其他药品，使用本品前请咨询医师或药师
云南白药气雾剂	国家保密处方。云南白药气雾剂为淡黄色至黄棕色的液体；喷射时，有特异香气。云南白药气雾剂保险液为黄色至黄棕色的液体；喷射时，有特异香气	活血散瘀，消肿止痛。用于跌打损伤，瘀血肿痛，肌肉酸痛及风湿疼痛	外用，喷于伤患处。使用云南白药气雾剂，一日3~5次。凡遇较重闭合性跌打损伤者，先喷云南白药气雾剂保险液，若剧烈疼痛仍不缓解，可间隔1~2分钟重复给药，一天使用不得超过3次。喷云南白药气雾剂保险液间隔3分钟后，再喷云南白药气雾剂	1. 孕妇禁用 2. 酒精过敏者禁用 3. 对云南白药过敏者忌用

续表

药品名称	药物组成	功能主治	用法用量	注意事项
肿痛气雾剂	七叶莲、滇草乌、三七、雪上一支蒿、金铁锁、火把花根、八角莲、金叶子、玉葡萄根、披麻草、重楼、灯盏细辛、栀子、白芷、白及、薄荷脑、甘草、冰片、人工麝香	消肿镇痛，活血化瘀，舒筋活络，化痞散结。用于跌打损伤，风湿关节痛，肩周炎，痛风关节炎，乳腺小叶增生	外用，摇匀后喷于患处，一日2~3次	1. 孕妇忌用，运动员慎用 2. 严禁内服，放置于儿童拿不到的地方 3. 用药过程中如有瘙痒起疹，暂停使用 4. 局部破损或感染者慎用
云南白药酊	国家保密方，本品含草乌（制）、其余成分略。本品为红棕色的液体，气香，味辛麻、微苦	活血散瘀，消肿止痛。用于跌打损伤，风湿麻木、筋骨及关节疼痛，肌肉酸痛及冻伤	口服，按剂量杯所示刻度量取，常用量一次3~5格（3~5mL），一日3次，最大量一次10格（10mL）。外用，取适量擦揉患处，每次3分钟左右，一日3~5次，可止血消炎；风湿筋骨疼痛，蚊虫叮咬，一、二度冻伤可擦揉患处数分钟，一日3~5次	1. 皮肤破伤处不宜使用 2. 用药后一日内，忌食蚕豆、鱼类、酸冷食物 3. 皮肤过敏者停用 4. 按照用法用量使用，常用量一次3~5mL，内服5mL以上者及小儿、年老患者应在医师指导下使用 5. 对酒精及本品过敏者禁用，过敏体质慎用 6. 本品性状发生改变时禁止使用 7. 儿童必须在成人监护下使用 8. 请将本品放在儿童不能接触的地方 9. 如正在使用其他药品，使用本品前请咨询医师或药师 10. 不宜饮酒者慎内服 11. 胃肠道不适者慎内服 12. 本品所含所含草乌（制）为炮制后的乌头属类药材，通过独特的炮制、生产工艺，其毒性成分可基本消除，在安全范围内

续表

药品名称	药物组成	功能主治	用法用量	注意事项
云南白药膏	国家保密方，本品含草乌（制）、雪上一支蒿（制），其余成分略。本品为淡灰黄色的橡胶膏剂，气特异	活血散瘀，消肿止痛，祛风除湿。用于跌打损伤，瘀血肿痛，风湿疼痛等症	贴患处	1. 皮肤破伤处不宜使用 2. 皮肤过敏者停用 3. 每次贴于皮肤的时间少于12小时，使用中发生皮肤发红，瘙痒等轻微反应时可适当减少粘贴时间 4. 小儿、年老患者应在医师指导下使用 5. 对本品过敏者禁用，过敏体质慎用 6. 本品性状发生改变时禁止使用 7. 儿童必须在成人监护下使用 8. 请将本品放在儿童不能接触的地方 9. 如正在使用其他药品，使用本品前请咨询医师或药师 10. 本品为外用制剂，所含草乌（制）、雪上一支蒿（制）分别为中药炮制品，通过炮制，毒性降低，请仔细阅读说明书并按说明使用或在药师指导下购买和使用
消痛贴膏	独一味、棘豆、姜黄、花椒、水牛角（炙）、水柏枝	活血化瘀，消肿止痛。用于急慢性扭挫伤、跌打瘀痛、骨质增生、风湿及类风湿疼痛、落枕、肩周炎、腰肌劳损和陈旧性伤痛	外用。清洁患部皮肤，将药贴的塑料薄膜剪除，将小袋内润湿剂均匀涂在药垫表面，敷于患处或穴位，轻压周边使胶布贴实，每帖敷24小时。急性期一贴为一个疗程，慢性期5帖为一个疗程	过敏性体质患者可能有胶布过敏或药物接触性瘙痒反应，甚至出现红肿、水泡等。如出现过敏请立即停止使用，并咨询医师

续表

药品名称	药物组成	功能主治	用法用量	注意事项
麝香活血化瘀膏	人工麝香、三七、红花、丹参、硼酸、樟脑、血竭、尿素、颠茄流浸膏、盐酸苯海拉明、盐酸普鲁卡因	活血化瘀，消炎止痛。用于关节扭伤，软组织挫伤，急性腰扭伤，腰肌劳损，肩周炎，未溃冻疮，结节性红斑	贴患处。二日更换1次	对橡胶膏过敏者、皮损患者及孕妇忌用
麝香壮骨膏	麝香、三七、红花、丹参、硼酸、樟脑、血竭、尿素、颠茄流浸膏、盐酸苯海拉明、盐酸普鲁卡因	活血化瘀，消炎止痛。用于关节扭伤，软组织挫伤，急性腰扭伤，腰肌劳损，肩周炎，未溃冻疮，结节性红斑	贴患处。二日更换1次	对橡胶膏过敏者，皮损患者及孕妇忌用

（4）气血两虚证：肢体、关节酸沉，隐痛，四肢乏力、麻木，屈伸不利；或少气懒言，面色苍白，形寒肢冷，小便清长，大便稀溏；舌淡，苔薄白，脉沉细或弱。

【辨证要点】肢体、关节酸痛，四肢乏力、麻木，大便溏薄，舌苔薄滑，脉弦紧。

【治法】益气养血，舒筋活络。

【中成药】八珍丸、补中益气丸（表12-5）。

表12-5 骨关节炎气血两虚证可选用中成药

药品名称	药物组成	功能主治	用法用量	注意事项
八珍丸	党参、白术（炒）、茯苓、熟地黄、当归、白芍、川芎、甘草	补气益血。用于气血两虚，面色萎黄，食欲不振，四肢乏力，月经过多	一次6g，一日2次，温水送服	1. 过敏体质者慎用 2. 孕妇慎用 3. 感冒者慎用，以免表邪不解 4. 按照用法用量服用，高血压患者及年老体虚者应在医师指导下服用 5. 服药期间出现食欲不振、恶心呕吐，腹胀便溏者应去医院就诊 6. 儿童、年老体弱者应在医师指导下服用 7. 儿童必须在成人监护下使用 8. 服药期间，改变不良饮食习惯，忌饮烈酒、浓茶、咖啡，忌食油腻、辛辣刺激食物。并戒烟 9. 服药期间，要舒畅情志，忌忧思恼怒，防忧郁，以免加重病情

续表

药品名称	药物组成	功能主治	用法用量	注意事项
补中益气丸	黄芪（蜜炙）、党参、甘草（蜜炙）、白术（炒）、当归、升麻、柴胡、陈皮、生姜、大枣	补中益气。用于体倦乏力，内脏下垂	口服，一次8～10丸，一日3次	1. 本品不适用于恶寒发热表证者，暴饮暴食脘腹胀满实证者 2. 不宜和感冒类药同时服用 3. 高血压患者慎服 4. 服本药时不宜同时服用藜芦或其制剂 5. 本品宜空腹或饭前服为佳，亦可在进食同时服 6. 按照用法用量服用，小儿应在医师指导下服用 7. 服药期间出现头痛、头晕、复视等症，或皮疹、面红者，以及血压有上升趋势，应立即停药 8. 对本品过敏者禁用，过敏体质者慎用 9. 本品性状发生改变时禁止使用 10. 儿童必须在成人监护下使用 11. 请将本品放在儿童不能接触的地方 12. 如正在使用其他药品，使用本品前请咨询医师或药师

（5）肝肾亏虚证：肢体关节疼痛、屈伸不利，腰膝酸软，筋肉萎缩。偏阳虚则伴形寒肢冷，舌淡红、苔白或白腻，脉沉细；偏于阴虚则伴五心烦热，舌红少苔，脉细数。

【辨证要点】肢体关节疼痛、屈伸不利，伴腰膝酸软，形寒肢冷或五心烦热，舌淡红，苔白，脉沉细或舌红少苔，脉细数。

【治法】补益肝肾，强筋健骨。

【中成药】金乌骨通胶囊、金天格胶囊、壮腰健肾丸、七味通痹口服液、壮骨关节胶囊、骨力胶囊、骨松宝颗粒、仙灵骨葆胶囊、风湿液、骨通贴膏（表12-6）。

表12-6　骨关节炎肝肾亏虚证可选用中成药

药品名称	药物组成	功能主治	用法用量	注意事项
金乌骨通胶囊	金毛狗脊、淫羊藿、威灵仙、乌梢蛇、土牛膝、木瓜、葛根、姜黄、补骨脂、土党参	滋补肝肾，祛风除湿，活血通络。用于肝肾不足，风寒湿痹引起的腰腿酸痛、肢体麻木	口服，一次3粒，一日3次	孕妇禁用

续表

药品名称	药物组成	功能主治	用法用量	注意事项
金天格胶囊	人工虎骨粉	具有健骨作用，用于腰背疼痛、腰膝酸软、下肢痿弱、步履艰难等症状的改善	口服，一次3粒，一日3次	1. 未发现明显不良反应，偶见个别患者出现口干 2. 服药期间多饮水
壮腰健肾丸	狗脊、黑老虎、千斤拔、桑寄生（蒸）、女贞子（蒸）、鸡血藤、金樱子、牛大力、菟丝子（盐水制）。辅料为炼蜜	壮腰健肾，祛风活络。用于肾亏腰痛，膝软无力，小便频数，遗精梦泄，风湿骨痛，神经衰弱等症	口服。蜜丸，每丸重5.6g，一次1丸，一日2~3次。水蜜丸，每瓶60g，一次3.5g，一日2~3次，温开水送服	1. 忌生冷食物 2. 本品宜饭前服用 3. 按照用法用量服用，年老体弱者、高血压、糖尿病患者应在医师指导下服用 4. 服药2周或服药期间症状无改善，或症状加重，或出现新的严重症状，应立即停药并去医院就诊 5. 对本品过敏者禁用，过敏体质者慎用 6. 本品性状发生改变时禁止使用 7. 请将本品放在儿童不能接触的地方 8. 如正在使用其他药品，使用本品前请咨询医师或药师
七味通痹口服液	蚂蚁、青风藤、鸡血藤、鹿衔草、石楠藤、千年健、威灵仙	补肾壮骨，祛风蠲痹。用于类风湿性关节炎属肝肾不足，风湿阻络证。症见关节疼痛、肿胀、屈伸不利、腰膝酸软、硬结、晨僵、步履艰难、遇寒痛增、舌质淡或暗、苔薄白等	饭后服，一次1支，一日3次	1. 孕妇忌用 2. 临床少数病例出现胃脘部不适、恶心、呕吐不良反应，不能耐受时停药
壮骨关节胶囊	熟地黄、淫羊藿、补骨脂、骨碎补、续断、桑寄生、枸杞、乳香、没药、鸡血藤、独活、木香	补益肝肾，养血活血，舒经活络，理气止痛。用于肝肾不足，气滞血瘀，经络痹阻所致的退行性骨关节病、腰肌劳损	口服，一次2粒，一日2次，早、晚饭后服用。30天为1个疗程	1. 肝功能异常者慎用，定期检查肝功能 2. 孕妇或哺乳期妇女尚无研究资料 3. 30天为1个疗程，目前尚无长期服用的临床资料

续表

药品名称	药物组成	功能主治	用法用量	注意事项
骨力胶囊	淫羊藿、狗脊、威灵仙、牛膝、粉葛、党参、姜黄、补骨脂、木瓜。辅料为：玉米淀粉	强筋骨，祛风湿，活血化瘀，通络定痛。用于风寒湿邪痹阻经络所致的腰腿酸痛，肢体麻木，及骨质疏松	口服，一次3粒，一日3次	儿童、孕妇禁用
骨松宝颗粒	淫羊藿、续断、知母、地黄、三棱、莪术、川芎、赤芍、牡蛎（煅）	补肾活血，强筋壮骨	口服，一次1袋（5g），一日2~3次	尚不明确
仙灵骨葆胶囊	淫羊藿、续断、丹参、知母、补骨脂、地黄	滋补肝肾，活血通络，强筋壮骨。用于骨质疏松和骨质疏松症，骨折，骨关节炎，骨无菌性坏死等	口服，一次3粒，一日2次；4~6周为1个疗程；或遵医嘱	重症感冒期间不宜服用
风湿液	独活、桑寄生、秦艽、防风、细辛、当归、白芍、川芎、熟地黄、盐杜仲、川牛膝、党参、茯苓、甘草、桂枝	养血舒筋，祛风除湿，补益肝肾。用于风寒湿闭阻，肝肾两亏，气血不足所致的痹证。症见腰膝冷痛、屈伸不利	口服，一次15~20mL，一日3次；用时摇匀	1. 孕妇慎用 2. 忌生冷、油腻食物 3. 小儿、年老患者应在医师指导下使用 4. 高血压、心脏病、肝病、糖尿病、肾病等慢性病严重者应在医师指导下服用 5. 发热患者暂停使用 6. 药品性状发生改变时禁止服用 7. 儿童必须在成人的监护下使用 8. 请将此药品放在儿童不能接触的地方 9. 如正在服用其他药物，使用本品前请咨询医师或药师
骨通贴膏	丁公藤、麻黄、当归、干姜、白芷、海风藤、乳香、三七、姜黄、辣椒、樟脑、肉桂油、金不换、薄荷脑	祛风散寒 活血通络 消肿止痛	外用，贴于患处。贴用前，将患处皮肤洗净；7天为一疗程，或遵医嘱	1. 每次贴用时间不宜超过12小时。使用过程中若出现皮肤发红、瘙痒等症状，可适当减少贴用时间。运动员慎用 2. 过敏体质、患处皮肤溃破者及孕妇慎用

9 预后

OA 起病隐匿，开始病情较轻，未及时治疗或治疗不当，则病情逐渐加重。病情发展严重者，可导致关节功能障碍，甚至关节畸形，严重影响生活质量。因为患者病因、病程、个体差异及治疗方法不同，其预后也各有差异，但及时就医、对症治疗多能控制及缓解病情，一般预后较好。

（彭江云 李兆福 狄朋桃）

参考文献

[1] 中华医学会风湿病学分会. 骨关节炎诊断及治疗指南 [J]. 中华风湿病学杂志, 2010, 14 (6)：416 – 419.

[2] 栗占国, 唐福林译. 凯利风湿病学 [M]. 第 8 版. 北京：北京大学医学出版社, 2011：1619 – 1657.

[3] 王承德, 沈丕安, 胡荫奇. 实用中医风湿病学 [M]. 北京：人民卫生出版社, 2009：750 – 770.

[4] 李兆福, 狄朋桃, 刘维超, 等. 吴生元教授辨治骨关节炎的经验 [J] 风湿病与关节炎, 2012, 1 (2)：76 – 78.

[5] 吴生元, 彭江云. 中医痹病学 [M]. 昆明：云南科技出版社, 2013：403 – 413.

[6] 国家药典委员会. 中华人民共和国药典 [M]. 2015 年版. 北京：中国医药科技出版社, 2015：423 – 1749.

第十三章 骨质疏松

1 范围

本《指南》规定了骨质疏松的诊断、辨证和中成药治疗。

本《指南》适用于骨质疏松的诊断、辨证和中成药治疗。

2 术语和定义

下列术语和定义适用于本《指南》。

骨质疏松是指各种原因导致的骨强度下降，进而使骨的脆性增加，骨折风险明显上升的骨骼疾病。骨质疏松是一种常见的全身性疾病，起病隐匿，病程较长，好发于中老年人及绝经后的妇女。骨无机盐密度及骨质量是目前国际上公认的评价骨强度的主要指标，而现阶段临床上多以骨无机盐密度来作为骨质疏松的诊断依据。中医上常将本病归属于"痹病""虚劳""骨痿"的范畴中。

3 流行病学

本病的患病率可随年龄增长呈上升趋势，以60岁以上的女性尤为突出。骨折是本病最严重且常见的后果，当病变的骨骼遭遇其不可承受的外力时骨折变会发生。除年龄及性别因素外，雌激素水平、不良的生活习惯（如吸烟、酗酒、咖啡因成瘾等）、饮食结构及遗传因素都对本病的发病有着重要影响。

4 病因病理

骨质疏松可分为原发与继发两类。原发性骨质疏松通常是指因年龄及雌激素水平变化而出现的骨质疏松；而因药物或其他相关疾病导致的骨质疏松则被称为继发性骨质疏松。

人体内对钙的吸收减少，导致骨吸收速度明显大于骨形成，是原发性骨质疏松的基本病理特征。当骨吸收大于骨形成时，骨小梁逐渐变细，骨组织内的有效含量减少；随病程的迁延，部分骨小梁之间的微结构出现破坏，骨无机盐密度进一步下降，骨小梁间的间隙变大，骨皮质变薄，骨骼的稳定结构出现松动，故而容易在外力的作用下出现骨折。

因人体的钙、磷代谢受甲状腺激素的调节，所以在部分患甲状腺功能疾病的患者中可出现继发性的骨质疏松；应用糖皮质激素会促进骨吸收及抑制成骨细胞的骨形成，导致骨质疏松的发生。此外，部分结缔组织病及肾性骨营养不良同样可以导致继发性骨质疏松。

5 临床表现

绝大多数早期骨质疏松患者可无明显的临床表现。

疼痛是骨质疏松患者最常见的症状，表现为无固定部位的弥漫性疼痛，可伴有疼痛关节的肿胀、劳累或疼痛部位受压时症状加重。

脊柱变形是本病另一大特征性表现，多见于病程较长的患者群中。其表现为驼背、胸廓畸形、身长缩短等；部分腰椎变形的患者可出现便秘、腹痛等腹腔症状。

骨折是本病最严重的并发症，多发生于四肢长骨，轻度外力下的胸椎、腰椎骨折在老年人中可见，骨折发生后再次骨折的机率明显增加。

6　诊断

6.1　症状和体征同"5. 临床表现"章节。

6.2　辅助检查

6.2.1　实验室检查

（1）血钙、磷和碱性磷酸酶：在原发性骨质疏松症中，血清钙、磷以及碱性磷酸酶水平通常是正常的，骨折后数月碱性磷酸酶水平可增高。

（2）血甲状旁腺激素：应检查甲状旁腺功能，除外继发性骨质疏松症。原发性骨质疏松症者，血甲状旁腺激素水平可正常或升高。

（3）骨更新的标记物：骨质疏松症患者部分血清学生化指标可以反应骨转换（包括骨形成和骨吸收）状态，这些生化测量指标包括：骨特异的碱性磷酸酶（反应骨形成）、抗酒石酸酸性磷酸酶（反应骨吸收）、骨钙素（反应骨形成）、Ⅰ型原胶原肽（反应骨形成）、尿吡啶啉和脱氧吡啶啉（反应骨吸收）、Ⅰ型胶原的N－C－末端交联肽（反应骨吸收）。

（4）晨尿钙/肌酐比值：正常比值为 0.13 ± 0.01，尿钙排量过多则比值增高，提示有骨吸收率增加可能。

6.2.2　其他

（1）X线：可以发现骨折及其他病变，如骨关节炎、椎间盘疾病、脊椎前移。骨质减少（低骨密度）摄片时，可见骨透亮度增加，骨小梁减少及其间隙增宽，横行骨小梁消失，骨结构模糊，但通常需在骨量下降30%以上时才能观察到。大体上可见椎体双凹变形，椎体前缘塌陷呈楔形变，亦称压缩性骨折，常见于第11、12胸椎和第1、2腰椎。

（2）骨密度检测：是骨折的预测指标。测量特定部位的骨密度，可以预测局部骨折发生的危险性。

6.3　诊断标准

双能X线吸收测定法是目前诊断原发性骨质疏松的金标准，世界卫生组织推荐的诊断标准如下：

骨密度值低于同性别、同种族正常成人的骨峰值不足1个标准差，属正常；降低 1~2.5 个标准差，为骨量低下；降低程度大于或等于两个标准差，为骨质疏松；骨密度标准符合骨质疏松诊断，同时有1处或多处骨折，则定义为重度骨质疏松。在1994年 WHO 对骨质疏松的定义中，骨密度可用 T 值表示，女性骨密度达到平均值 −2.5SD 以下可视为骨质疏松，即：$T \geqslant -1.0$ 为正常，$-2.5 < T$ 值 $\leqslant -1.0$ 为骨量减少，T 值 $\geqslant -2.5$ 为骨质疏松。而男性的骨密度要达到 −3.5 以下，才可定位骨质疏松。

7　鉴别诊断

7.1　骨软化症

骨软化症好发人群为中、青年女性。临床表现为显著骨痛，骨骼压痛明显，严重者活动明显受限、翻身困难。几乎所有的骨软化症患者均有血碱性磷酸酶的显著升高，根据病因不同存在低钙血症、低磷血症和低尿钙等，肾小管酸中毒患者血气分析示代谢性酸中毒。营养缺乏性骨软化症者 25 羟维生素 D 水平显著降低。骨骼 X 线片示骨小梁影像模糊；最具诊断意义的表现为假骨折，一种条状透明区称为 Looser 区，一般呈对称性分布，多发生于耻骨支、坐骨支、肋骨和肩胛骨外侧缘、髂骨翼、股骨上 1/3 骨干、腓骨近 1/3 部位等；载重骨弯曲，椎体双凹变形，骨盆变形呈三叶草状。

7.2 成骨不全

该病是一种由于 I 型胶原数量或结构异常所致的遗传性骨病。不同 I 型胶原基因突变类型患者的临床表现有较大差异。严重者会出现胎儿期宫内骨折，甚至死亡。多数患者表现为儿童期反复多次骨折，导致身体畸形、生长受限。轻型成骨不全患者仅表现为骨量减少或绝经后骨质疏松，乃至脆性骨折。典型的 X 线表现为颅骨缝间骨、骨皮质变薄和腓骨纤细。成骨不全可根据阳性家族史、蓝巩膜、听力低等特点做出诊断，但确诊有赖于 I 型胶原基因突变的检测。

7.3 Paget 骨病

又称畸形性骨炎，为原因不明的骨吸收增加的慢性骨骼改变。特征是骨吸收增加，随之代偿性的新骨形成增加，骨转换率增加，导致病变部位编织骨和板层骨镶嵌，使骨膨大、疏松、血供增多、出现骨骼畸形或骨折。主要累及 40 岁以上人群，多数患者没有症状，仅在健康体格检查时由于典型的 X 线表现发现本病。患者可表现为严重的骨痛、骨骼变形和病变局部皮温升高。骨转换指标尤其是碱性磷酸酶的显著升高为本病的特点。X 线片表现为骨骼的畸形膨胀，病变局部骨组织结构紊乱呈棉絮样改变。

7.4 骨纤维异样增殖症

多在幼年起病，好发于 3 ~ 15 岁儿童，发病机制不清。当患儿进入青春期后，骨损坏可能停止。主要临床表现为骨痛、行走困难、骨折或骨缺损（股骨、胫骨和肋骨最常见）。病变可以是单骨或者多骨受累。McCune – Albright 综合征还可见皮肤咖啡斑或内分泌腺体功能亢进的表现。骨骼 X 线片示骨骼变形，内部结构紊乱，呈毛玻璃样改变。对一些临床表现不典型、成年发现患者，特别需要与骨质疏松症鉴别。

7.5 内分泌代谢疾病

如甲状腺、甲状旁腺功能亢进和库欣综合征、性腺功能减退、泌乳素瘤、控制不良的糖尿病、垂体功能减退症等均可导致继发性骨质疏松。临床上在骨痛的同时，常伴有甲状腺功能障碍或血糖异常，需与原发性骨质疏松症相鉴别。

7.6 弥漫性结缔组织病

大多数的结缔组织病，如类风湿关节炎、系统性红斑狼疮等本身引起的某些炎性因子释放，骨吸收增加，导致骨质疏松；由于治疗需使用较大剂量和长疗程的激素或免疫抑制剂，均可导致骨代谢的异常；疾病引起的活动受限，也可导致废用性骨质疏松。与此同时，结缔组织病引起的关节炎在临床上极易与骨质疏松的骨痛相混淆或同时出现，但多种自身抗体的出现及影像学的特异性表现可帮助鉴别。

7.7 血液系统疾病

部分白血病患者可能以"骨质疏松"首诊；多发性骨髓瘤本身可以引起严重的骨量丢失和骨骼破坏；其他一些血液系统疾病如淋巴瘤、代谢病和骨髓增生异常综合征等也可引起骨质疏松。

8 治疗

8.1 西医治疗

8.1.1 治疗原则

（1）明确诊断，除外其他疾病；如由其他疾病导致，对症处理时需重视原发病的治疗。

（2）无症状的原发性骨质疏松患者应注意改善生活习惯，适度运动，预防骨折发生。

（3）有明显临床表现的患者应积极、科学的补钙，可协同双膦酸盐、降钙素类等药物共同改善症状。

（4）已发生骨折的患者在康复后需谨慎活动，避免骨折再发生。

8.1.2 药物治疗

8.1.2.1 骨吸收抑制剂

（1）双膦酸盐类：FDA 批准的适应证为治疗绝经后妇女、中老年男性及糖皮质激素导致的骨质疏松症。该类药物可有效抑制破骨细胞活性，降低骨转换。临床数据显示阿仑膦酸盐可明显提高腰椎和髋部骨密度，显著降低椎体及髋部等部位骨折发生的危险。所有双膦酸盐类药物的不良反应相似，包括胃肠道反应（口服途径）、影响肾功能、颌骨坏死以及不典型骨折、静脉类药物给药后的一过性类流感样症状。为避免口服时对上消化道的刺激，此药应空腹服药，用 200～300mL，白开水送服，服药后 30 分钟内不要平卧，应保持直立体位（站立或坐立）。胃及十二指肠溃疡、反流性食管炎患者慎用。

代表药物：

第 1 代：不含氮的双膦酸盐，如依替膦酸钠、氯膦酸二钠。

第 2 代：含氮的双膦酸盐，如帕米膦酸二钠、伊班膦酸钠等。

第 3 代：具杂环结构的含氮双膦酸盐，如阿仑膦酸钠、利塞膦酸钠、唑来膦酸钠等注射液。

（2）降钙素（CT）：能抑制破骨细胞的生物活性，减少破骨细胞的数量，可预防骨量丢失并增加骨量。其突出特点是能明显缓解骨痛，对骨质疏松性骨折或骨骼变形所致的慢性疼痛以及骨肿瘤等疾病引起的骨痛均有效，因而更适合有疼痛症状的骨质疏松症患者。降钙素的安全性总体良好，少数患者可有面部潮红、恶心等不良反应，偶有过敏反应。此外，还会轻度增加深静脉血栓风险，故有静脉血栓史及有血栓倾向者（如长期卧床和久坐期间）慎用；同时，FDA 认为对长期使用鲑鱼降钙素可小幅增加患者患癌症的风险，故应用此类药物应适当缩短疗程。

代表药物：鲑鱼降钙素鼻喷剂、鳗鱼降钙素（如依降钙素）。

（3）选择性雌激素受体调节剂：此类药物适合用于 60 岁以前的围绝经期和绝经后的妇女，特别是有绝经期症状（如潮红、出汗等）及有泌尿生殖道萎缩症状的妇女。临床研究证明，雌激素类药物能有效抑制破骨细胞活性，降低骨转换至妇女绝经前水平，阻止骨丢失，增加骨密度。但有雌激素依赖性肿瘤（如乳腺癌、子宫内膜癌）、血栓性疾病、不明原因阴道出血及活动性肝病和结缔组织病者，应绝对禁用。子宫肌瘤、子宫内膜异位症、有乳腺癌家族史、胆囊疾病和垂体泌乳素瘤者慎用。

代表药物：雷诺昔芬（如易维特）。

（4）雌激素类：雌激素（ET）、孕激素（EPT）补充疗法。能降低骨质疏松性椎体、非椎体骨折风险，是防治绝经后骨质疏松症的有效手段。适用于 60 岁以前围绝经期和绝经后的妇女，特别是有绝经症状（如潮热、出汗等）及泌尿生殖道萎缩症状的妇女。

8.1.2.2 骨形成促进剂

（1）氟化物：适用于各种类型骨质疏松的治疗，尤其适用于骨矿密度低于骨折阈值、中轴骨骨矿密度丢失明显的患者。在应用氟化物治疗时，由于大量快速的新骨形成，出现明显的钙缺乏，必须补充足量的钙和适量的活性维生素 D_3，以免发生低血钙，出现应力性骨折、骨关节疼痛和继发性甲亢等不良反应。氟化物与抗骨吸收药物如双膦酸盐类或雌激素受体调节药联合应用，对升高骨密度、减少骨折发生率等方面明显优于单独用药。

（2）甲状旁腺激素（PTH）：是当前促进骨形成的代表性药物。适应证：有骨折高发风险的绝经后妇女骨质疏松症。FDA 批准的适应证为治疗具有高骨折风险的绝经后妇女及男性骨质疏松症患者，也可用于具有高骨折风险的糖皮质激素相关的骨质疏松症患者。虽然有些患者可合并下肢抽筋、头晕，但总体耐受性良好。目前推荐疗程不超过 1.5～2 年。通常建议在治疗终止后，继续应用骨吸收抑制剂以维持疗效。

代表药物：复泰奥（特立帕肽注射液）。

（3）维生素 K：维生素 K_2。

8.1.2.3 骨矿化物

（1）钙制剂：碳酸钙、柠檬酸钙、乳酸钙、葡萄糖酸钙、活性钙、醋酸钙。如乐力、迪巧、钙尔奇 D 等。

（2）活性维生素 D 及其类似物：1，25 双羟维生素 D_3（骨化三醇）、阿法骨化醇。

（3）锶盐：其代表雷尼酸锶是由微量元素锶和大分子有机酸雷奈酸形成的大分子络合物。其中锶是骨骼的重要组成部分，它能促进骨骼的发育和类骨质的形成，并有调节钙代谢的作用。在许多治疗骨质疏松的药物中，雷尼酸锶是为数不多的既能刺激成骨细胞形成，又能抑制破骨细胞吸收的药物。注意：有血栓性疾病、有血栓病史以及短期或长期制动的患者禁用。

代表药物：欧思美（雷奈酸锶干混悬剂）。

8.1.3 物理疗法

（1）人工紫外线疗法：紫外线对机体的作用与其波长有关，太阳光中含有大量的紫外线，都是中长波紫外线。治疗骨质疏松症的有效紫外线波长就是能使皮肤内

7 - 脱氢胆固醇吸收最大的紫外线波长。7 - 脱氢胆固醇的最大吸收光谱有 283nm 和 295nm 两个峰值。即当使用紫外线照射皮肤，促进维生素 D 生成时，以上两种波长的紫外线最有效。这种穿透深度能够引起机体内光生物学效应，形成内源性维生素 D_3，促进骨钙化。

（2）日光浴疗法：日光浴疗法就是科学地利用日光，增强体质及治疗疾病的方法。它是日光与空气的综合作用。关于日光浴疗法对骨质疏松症的治疗作用及其机制等，与人工紫外线疗法基本相同。

（3）水疗：水疗治疗骨质疏松症主要是通过水温的温热作用、药物作用及水中运动作用来实现。水疗常选用药物浴，在溶解有无机盐类、矿物质、芳香药类、中草药等的热淡水中进行水浴的方法，临床上具有温热疗法与药物的协同治疗作用。水疗主要利用静水压力作用、水流的机械作用、浮力作用，即机械作用的媒介。其中尤以浮力作用最为重要，它能使人体在水中失去大约 9～10kg 的体重，从而有利于骨质疏松症患者的水下运动的完成。又因为水的阻力，使动作变得缓慢，可增强肢体的耐力与持久性。

8.2 中成药用药方案

8.2.1 基本原则

本病属中医"痹病""虚劳""骨痿"范畴，临床上多以肾虚表现为主，常累及肝脾两脏，夹杂气血虚实。根据上述特点，将本病分为 3 个证型：脾肾阳虚、肝肾阴虚及瘀血阻络，临证时应准确辨证后选取适合的方药，制定综合的治疗方案。

8.2.2 分证论治（表 13-1）

表 13-1 骨质疏松分证论治

证型	辨证要点	治法	中成药
脾肾阳虚证	腰膝冷痛，畏寒肢冷，纳少腹胀，舌淡苔白，脉沉弱等	补脾益肾温阳壮骨	右归丸、苁蓉益肾颗粒、淫羊藿总黄酮胶囊、尪痹片、密骨胶囊、强骨胶囊、骨疏康胶囊、护骨胶囊、（加味）青蛾丸、金匮（济生）肾气丸、龙牡壮骨颗粒
肝肾阴虚证	腰膝酸痛，五心烦热，眩晕耳鸣，舌红少苔，脉细数	滋补肝肾填精壮骨	金天格胶囊、仙灵骨葆胶囊、六味（知柏）地黄丸、复方补骨脂颗粒、肾骨胶囊、骨力胶囊、健步虎潜丸（虎潜丸）、补肾健骨胶囊、芪骨胶囊、壮骨止痛胶囊、金乌骨通胶囊
瘀血阻络证	关节疼痛、拒按，多有骨折病史	理气活血化瘀止痛	瘀血痹胶囊、盘龙七片、通痹胶囊、骨松宝胶囊、活血止痛胶囊、接骨七厘胶囊、雪山金罗汉止痛涂膜剂、祖师麻膏药

以下内容为上表内容的详解，重点强调同病同证情况下不同中成药选用区别。

（1）脾肾阳虚证：腰膝冷痛，弯腰驼背，周身乏力，畏寒喜暖，纳少腹胀，舌淡苔白滑，脉沉弱等。

【辨证要点】腰膝冷痛，畏寒肢冷，纳少腹胀，舌淡苔白，脉沉弱等。

【治法】补脾益肾，温阳壮骨。

【中成药】右归丸、苁蓉益肾颗粒、淫羊藿总黄酮胶囊、尪痹片、密骨胶囊、强骨胶囊、骨疏康胶囊（颗粒）、护骨胶囊、（加味）青蛾丸、金匮（济生）肾气丸、龙牡壮骨颗粒（表13－2）。

右归丸是治疗肾阳虚衰证的经典方，近年来在动物模型上已经证实，其通过对垂体－肾上腺轴的调节，抑制雌激素水平降低后的异常骨吸收；淫羊藿总黄酮胶囊中的有效成分可明显抑制绝经后的骨质疏松，而且在大样本的循证试验中已进一步证实了其对脾肾阳虚型骨质疏松患者有着更加优异的疗效，此二者可作为治疗本证型的首选药物。对于中老年患者，天癸已竭，肾精亏虚，症状上兼见发落齿枯、头晕耳鸣，可选取苁蓉益肾颗粒，其成分中菟丝子、肉苁蓉兼有补肾涩精的功效。密骨胶囊中的大豆异黄酮及维生素D可以更好地调节钙磷代谢，适合需要增长骨密度的患者。若患者兼见骨节刺痛、痛处不移、夜间痛甚、耳鸣、舌紫暗、脉细涩等症状，多因瘀血内生而致肾虚血瘀，临证时可选取含活血药物成分的青蛾丸。若患者兼见神疲、乏力等气血不足等症，可选用骨疏康胶囊补肾益气。临床上兼有关节痛、足跟痛、发脱齿摇、性欲减退等症状，多因肝肾不足、脾虚血瘀所致，首选用融滋补肝肾脾于一体的补骨壮骨、健脾益气、活血通痹之方——护骨胶囊。金匮肾气丸已被证实可有效减少造模大鼠的骨矿丢失，同时在临床对照试验中与氨基葡萄糖联用的疗效明显优于单一的软骨保护剂，对于脾、肾阳不足为主的骨质疏松患者可优先选用；龙牡壮骨颗粒对于脾胃虚弱，临床表现以食欲不振、食少便溏患者更具有针对性；若疼痛重着、遇寒加重、四肢屈伸不利、或疼痛呈游走性、关节僵硬，多为风寒湿内扰，久病入里所致，可选用尪痹片祛风除湿。

注：对任何药物过敏者禁用该药，过敏体质者慎用推荐药物。

表13－2　骨质疏松脾肾阳虚证可选用中成药

药品名称	药物组成	功能主治	用法用量	注意事项
右归丸	熟地黄、附子（炮附片）、肉桂、山药、山茱萸（酒炙）、菟丝子、鹿角胶、枸杞子、当归、杜仲（盐炒）	温补肾阳，填精止遗。主治肾阳不足，命门火衰，腰膝酸冷，精神不振，怯寒畏冷，阳痿遗精，大便溏薄，尿频而清	口服。小蜜丸（每10丸重1.8g），一次9g；大蜜丸（每丸重9g），一次1丸，一日3次	1. 该药可嚼服，也可分份吞服 2. 忌食生冷，肾虚有湿浊者不宜应用
苁蓉益肾颗粒	五味子（酒制）、肉苁蓉（酒制）、菟丝子（酒炒）、茯苓、巴戟天（制）	补肾填精。用于肾气不足，腰膝痠软，记忆衰退，头晕耳鸣，四肢无力	口服，一次1袋（2g），一日2次	1. 忌辛辣、生冷食物 2. 感冒发热病人不宜服用 3. 有高血压、心脏病、肝病、糖尿病、肾病等慢性病严重者，应在医师指导下服用 4. 平素月经正常，突然出现月经过少，或经期错后，或阴道不规则出血者，应去医院就诊

续表

药品名称	药物组成	功能主治	用法用量	注意事项
淫羊藿总黄酮胶囊	淫羊藿总黄酮	用于原发性骨质疏松症肾阳虚证。症见腰脊疼痛、腰膝酸软、形寒肢冷、下肢无力、夜尿频多，舌淡，苔薄白	口服，一日2次，一次3粒	1. 少数患者出现口干、轻度皮疹、口疮、咽痛、燥热、耳鸣、心悸、小便黄或小便赤痛等，必要时停药，并及时去医院就诊 2. 少数患者出现便秘、腹泻、腹痛、胃部不适等肠胃道反应 3. 目前尚无孕妇和哺乳期妇女及儿童用药的经验 4. 既往有窦性心动过缓病患者慎用
尪痹片	地黄、熟地黄、续断、附子（制）、独活、骨碎补、桂枝、淫羊藿、防风、威灵仙、皂刺、羊骨、白芍、狗脊（制）、知母、伸筋草、红花	补肝肾，强筋骨，祛风湿，通经络。用于久痹体虚，关节疼痛，局部肿大、僵硬畸形，屈伸不利及类风湿性关节炎见有上述证候者	口服，一次4片，一日3次	暂不明确
密骨胶囊	鸡蛋壳、大豆异黄酮（粗提物）、淫羊藿、维生素D	治疗骨质疏松，增强骨密度	口服，一次2粒，一日2次	暂不明确
强骨胶囊	骨碎补等	补肾壮骨，强筋止痛。用于原发性骨质疏松症，骨量减少患者的肾阳虚症候。症见：腰背四肢酸痛，畏寒肢冷或抽筋，下肢无力，夜尿频多等	饭后温开水送服，一次1粒，一日3次，3个月为1个疗程	偶见口干、便秘
骨疏康胶囊（颗粒）	淫羊藿、熟地黄、骨碎补、黄芪、丹参、木耳、黄瓜子	补肾益气，活血壮骨。主治肾虚兼气血不足所致的原发性骨质疏松症，症见腰背疼痛、腰膝酸软、下肢痿弱、步履艰难、神疲、目眩	口服。胶囊，一次4粒，一日2次颗粒剂，一次10g，一日2次	1. 忌辛辣、生冷、油腻食物 2. 按照用法用量服用，年老体虚者、高血压患者应在医师指导下服用 3. 发热病人暂停使用 4. 少年儿童禁用

续表

药品名称	药物组成	功能主治	用法用量	注意事项。
护骨胶囊	淫羊藿、制何首乌、熟地黄、龟甲、巴戟天、杜仲、续断、骨碎补、当归、山药	补肾益精。用于肾精亏虚，腰脊疼痛，痠软无力，下肢痿弱，步履艰难，足跟疼痛，性欲减退，头晕耳鸣；原发性骨质疏松症见上述证候者	口服，一次4粒，一日3次；饭后30分钟服用，3个月一个疗程	1. 忌食生冷、油腻食物 2. 风热感冒时不宜服用
（加味）青蛾丸	补骨脂（盐炒）、杜仲（炭）、核桃仁、巴戟天（制）、肉苁蓉（酒炙）、乳香（醋炙）、没药（醋炙）	补肾，散寒，止痛。用于肾经虚寒引起的腰腿酸痛，小便频数，小腹冷痛	口服，一次1丸，一日2次	1. 孕妇忌服 2. 忌生冷、油腻食物 3. 外感或实热内盛者不宜服用 4. 按照用法用量服用，年老体弱者应在医师指导下服用 5. 服药二周或服药期间症状无改善，或症状加重，或出现新的严重症状，应立即停药并去医院就诊
金匮肾气丸（济生肾气丸）	地黄、山药、山茱萸（酒炙）、茯苓、牡丹皮、泽泻、桂枝、附子（制）、牛膝（去头）、车前子（盐炙）	温补肾阳，化气行水。用于肾虚水肿，腰膝酸软，小便不利，畏寒肢冷	口服。水丸，一次20～25粒（4～5g），一日2次；蜜丸，一次1丸（6g），一日2次	1. 服药期间忌房欲、气恼 2. 忌食生冷食物
龙牡壮骨颗粒	黄芪、麦冬、龟板、白术、山药、龙骨、牡蛎、鸡内金、维生素D等	强筋壮骨，和胃健脾。用于治疗和预防小儿佝偻病、软骨病；对小儿多汗、夜惊、食欲不振、消化不良、发育迟缓等症也有治疗作用	开水冲服。2岁以下，一次5g或3g（无蔗糖）；2～7岁，一次7.5g或4.5g（无蔗糖）；7岁以上，一次10g或6g（无蔗糖）。一日3次	1. 忌辛辣、生冷、油腻食物 2. 服药期间应多晒太阳，多食含钙及易消化的食品 3. 婴儿应在医师指导下服用 4. 感冒发热病人不宜服用 5. 本品含维生素D_3、乳酸钙、葡萄糖酸钙。请按推荐剂量服用，不可超量服用

（2）肝肾阴虚证：腰膝酸痛，膝软无力，下肢抽筋，弯腰驼背，眩晕耳鸣，形体消瘦，或五心烦热，失眠多梦，舌红少苔，脉细或略数。

【辨证要点】腰膝酸痛，五心烦热，眩晕耳鸣，舌红少苔，脉细数。

【治法】滋补肝肾，填精壮骨。

【中成药】金天格胶囊、仙灵骨葆胶囊、六味（知柏）地黄丸、复方补骨脂颗粒、肾骨胶囊、骨力胶囊、健步虎潜丸（虎潜丸）、补肾健骨胶囊、芪骨胶囊、壮骨止痛胶囊、金乌骨通胶囊（表13-3）。

此证型患者多为老年人，肝肾不足为本，外邪侵袭为标。若疼痛较轻，以阴虚症状为重者，应以补益为主，可选取六味地黄丸（知柏地黄丸）、补肾健骨胶囊滋阴补肾；对于关节冷痛、肿胀等寒湿痹阻的患者，可选用含辛温去风寒湿邪，又包括温补肾阳扶正之品的骨力胶囊；兼有血瘀症状者，可选用含丹参等活血药的仙灵骨葆胶囊补肾活血；复方补骨脂颗粒及金天格胶囊多用于腰背疼痛为主要症状的患者；若疼痛较重，行动困难，可选取壮骨止痛胶囊；若症见周身乏力酸痛、动则亦甚、面色㿠白，多为老年人气血不足，建议应用健步虎潜丸补益气血；芪骨胶囊多适用于绝经后的女性患者；若本证兼见肢体麻木者，可选用金乌骨通胶囊祛风通络。

注：对任何药物过敏者禁用该药，过敏体质者慎用推荐药物。

表13-3 骨质疏松肝肾阴虚证可选用中成药

药品名称	药物组成	功能主治	用法用量	注意事项
金天格胶囊	人工虎骨粉	具有健骨作用，用于腰背疼痛、腰膝酸软、下肢痿弱、步履艰难等症状的改善	口服，一次3粒，一日3次	1. 未发现明显不良反应，偶见个别患者出现口干 2. 服药期间多饮水
仙灵骨葆胶囊	淫羊藿、续断、丹参、知母、补骨脂、地黄	滋补肝肾，活血通络，强筋壮骨。用于骨质疏松和骨质疏松症、骨折、骨关节炎、骨无菌性坏死等	口服，一次3粒，一日2次	1. 忌食生冷、油腻食物 2. 感冒时不宜服用 3. 高血压、心脏病、糖尿病、肝病、肾病等慢性病严重者，应在医师指导下服用 4. 服药2周后症状无缓解，应去医院就诊 5. 孕妇禁用
六味地黄丸（知柏地黄丸）	熟地黄、酒萸肉、牡丹皮、山药、茯苓、泽泻	滋阴补肾。用于肾阴亏损，头晕耳鸣，腰膝酸软，骨蒸潮热，盗汗遗精	口服，六味地黄丸：大蜜丸（9g），一次1丸，一日2次。知柏地黄丸：水蜜丸，一次6g（30粒），一日2次；大蜜丸（9g），一次1丸，一日2次	1. 孕妇慎用 2. 虚寒性病患者不适用，其表现为怕冷、手足凉、喜热饮 3. 不宜和感冒类药同时服用 4. 该药宜空腹或饭前服用，开水或淡盐水送服

续表

药品名称	药物组成	功能主治	用法用量	注意事项
复方补骨脂颗粒	补骨脂、锁阳、续断、狗脊、赤芍、黄精等	温补肝肾，强壮筋骨，活血止痛。用于肾阳虚亏，腰膝酸痛，腰肌劳损及腰椎退行性病变等	开水冲服，一次1袋，一日2次	阴虚内热者（如津少口干、大便干燥等）慎用
肾骨胶囊	牡蛎等	促进骨质形成，维持神经传导、肌肉收缩、毛细血管正常渗透压，保持血液酸碱平衡。用于儿童、成人或老年人缺钙引起的骨质疏松及骨质增生骨痛、肌肉痉挛、小儿佝偻症	口服，一次1~2粒，一日3次	暂不明确
骨力胶囊	淫羊藿、狗脊、威灵仙、牛膝、粉葛、党参、姜黄、补骨脂、木瓜。辅料为：玉米淀粉	强筋骨，祛风湿，活血化瘀，通络定痛。用于风寒湿邪痹阻经络所致的腰腿酸痛，肢体麻木，及骨质疏松	口服，一次3粒，一日3次	儿童、孕妇禁用
健步虎潜丸（虎潜丸）	熟地黄、龟板、锁阳、枸杞子、菟丝子、补骨脂、杜仲炭、人参、黄芪、秦艽、防风、当归、白芍、木瓜	腰腿疼痛，关节作痛，筋骨无力，四肢麻木，血少风多，偏正头风，头痛脑涨，神经衰弱，以及因水土或风湿引起之大骨节和关节炎等症	成人一日3次，一次4~6粒，16岁以下儿童减半，饭后用温水吞服	暂不明确
补肾健骨胶囊	熟地黄、山茱萸（制）、山药、狗脊、淫羊藿、当归、泽泻、牡丹皮、茯苓、牡蛎（煅）	滋补肝肾，强筋壮骨。用于原发性骨质疏松症的肝肾不足证候，症见腰脊疼痛、胫软膝酸、肢节痿弱、步履艰难、目眩	口服，一次4粒，一日3次	1. 忌食生冷、油腻食物 2. 感冒时不宜服用 3. 高血压、心脏病、糖尿病、肝病、肾病等慢性病严重者，应在医师指导下服用 4. 孕妇禁用

续表

药品名称	药物组成	功能主治	用法用量	注意事项
芪骨胶囊	淫羊藿、制何首乌、黄芪、石斛、肉苁蓉、骨碎补、菊花	滋补肝肾，强筋健骨。用于女性绝经后骨质疏松症肝肾不足证，症见腰膝酸软无力、腰背疼痛、步履艰难、不能持重	口服，一次 3 粒，一日 3 次	1. 肝肾功能不全者禁用 2. 对本品过敏者禁用 3. 过敏体质者慎用 4. 阴虚火旺者慎用。
壮骨止痛胶囊	补骨脂、淫羊藿、枸杞子、女贞子，骨碎补（烫）、狗脊、川牛膝	补益肝肾，壮骨止痛。用于原发性骨质疏松症属肝肾不足证，症见腰背疼痛、腰膝酸软、四肢骨痛、肢体麻木、步履艰难，舌质偏红或淡，脉细弱等	口服，一次 4 粒，一日 3 次	暂不明确
金乌骨通胶囊	金毛狗脊、乌梢蛇、葛根、淫羊藿、木瓜、威灵仙、姜黄、土牛膝、土党参、补骨脂	滋补肝肾，祛风除湿，活血通络	口服，一次 3 粒，一日 3 次；或遵医嘱	孕妇忌服

（3）瘀血阻络证：关节疼痛，痛有定处，痛不可触，多有骨折病史，舌质紫暗，有瘀点或瘀斑，脉弦涩。

【辨证要点】关节疼痛拒按，多有骨折病史。

【治法】理气活血，化瘀止痛。

【中成药】瘀血痹胶囊、盘龙七片、通痹胶囊、骨松宝胶囊、活血止痛胶囊、接骨七厘胶囊、雪山金罗汉止痛涂膜剂、祖师麻膏药（表13-4）。

此证患者多为新发骨折，疼痛较重，当治其标，方用盘龙七片、瘀血痹胶囊祛瘀止痛；症状以刺痛为主，伴有周围肌肉酸痛及关节屈伸不利者，可用活血止痛胶囊、接骨七厘胶囊活血通络；若骨折愈后不良，逐渐出现腰背痛、腰膝酸软、乏力等症状，多为气滞血瘀日久伤及脏腑，肝肾亏虚，可选用骨松宝胶囊补益肝肾。若兼见腰膝冷痛、畏寒喜暖者，可选用通痹胶囊温补肾阳；无论新发骨折或骨折愈后，均可于疼痛部位外用雪山金罗汉止痛涂膜剂活血止痛；若局部关节肿胀为主，可选用祖师麻膏消肿镇痛。

注：对任何药物过敏者禁用该药，过敏体质者慎用推荐药物。

表 13 - 4　骨质疏松瘀血阻络证可选用中成药

药品名称	药物组成	功能主治	用法用量	注意事项
瘀血痹胶囊	乳香（炙）、威灵仙、红花、丹参、没药（炙）、川牛膝、川芎、当归、姜黄、香附（炙）、黄芪（炙）	活血化瘀，通络定痛。用于瘀血阻络的痹证，症见肌肉关节疼痛剧烈、多呈刺痛感、部位固定不移、痛处拒按、有硬节或瘀斑	口服，一次6粒，一日3次，或遵医嘱	1. 忌烟、酒及辛辣、生冷、油腻食物 2. 不宜和感冒类药同时服用 3. 凡脾胃虚弱，食入难消，呕吐泄泻，腹胀便溏，咳嗽痰多者慎用 4. 本品宜饭前或进食同时服用
盘龙七片	盘龙七、川乌、草乌、当归、杜仲、秦艽、铁棒锤、红花、五加皮、牛膝、过山龙、丹参等	活血化瘀，祛风除湿，消肿止痛。用于风湿性关节炎、腰肌劳损、骨折及软组织损伤	口服，一次3~4片，一日3次	1. 孕妇及哺乳期妇女禁服 2. 严重高血压、心血管疾病、肝肾疾病忌服 3. 本品还有乌头碱，应严格在医生指导下按规定量服用，不得任意调整药物剂量及服用时间
通痹胶囊	制马钱子、金钱白花蛇、蜈蚣、全蝎、地龙、人参、黄芪、麻黄、桂枝、附子（黑顺片）、制川乌、桃仁、红花、没药（炒）、香附（酒制）、川牛膝、续断、朱砂等	祛风胜湿，活血通络，散寒止痛，调补气血。用于寒湿闭阻，瘀血阻络，气血两虚所致痹病。症见关节冷痛，屈伸不利；风湿性关节炎，类风湿关节炎见有上述证候者	口服，一次1粒，一日2~3次，饭后服用或遵医嘱	1. 孕妇、儿童禁用 2. 肝肾功能损害与高血压患者以及运动员慎用 3. 本品含马钱子、川乌、附子，请严格遵医嘱服用，不可过量久服 4. 忌食生冷油腻食物
骨松宝胶囊	淫羊藿、续断、知母、地黄、三棱、莪术、川芎、赤芍、牡蛎（煅）	滋补肝肾，活血通络，强筋壮骨。用于肝肾不足，瘀血阻络所致骨质疏松症。症见腰脊疼痛，足膝酸软，乏力	口服，一次3粒，一日2次	1. 忌辛辣、生冷、油腻食物 2. 按照用法用量服用，年老体虚者、高血压患者应在医师指导下服用 3. 药物避免阳光直射
活血止痛软胶囊	当归、三七、醋乳香、冰片、土鳖虫、煅自然铜	活血散瘀，消肿止痛。用于跌打损伤，瘀血肿痛	用温黄酒或温开水送服，一次3粒，一日2次	1. 孕妇及六岁以下儿童禁用 2. 肝肾功能异常者禁用

续表

药品名称	药物组成	功能主治	用法用量	注意事项
接骨七厘胶囊	乳香（炒）、没药（炒）、当归、土鳖虫、骨碎补（烫）、龙血竭、自然铜（煅）等	活血化瘀，接骨止痛。用于跌打损伤，续筋接骨，血瘀疼痛	口服，一次2粒，一日2次	暂不明确
雪山金罗汉止痛涂膜剂	铁棒槌、延胡索、五灵脂、雪莲花、川芎、红景天、秦艽、桃仁、西红花、冰片、麝香	活血，消肿，止痛。用于急慢性扭挫伤，风湿性关节炎，类风湿性关节炎，痛风，肩周炎，骨质增生所致的肢体关节疼痛肿胀，以及神经性头痛	外涂患处，一日3次	1. 皮肤破损处及孕妇禁用 2. 本品为外用药，禁止内服 3. 切勿接触眼睛、口腔等黏膜处。 4. 本品不宜长期或大面积使用
祖师麻膏药	祖师麻	祛风除湿，活血止痛。用于风寒湿痹，瘀血痹阻经脉。症见肢体关节肿痛、畏寒肢冷、局部肿胀有硬结或瘀斑	温热软化后贴于患处	1. 忌贴于创伤处 2. 孕妇慎用

9　预后

患者多为中老年人，正气亏虚，病情迁延，重者可造成骨折。

（高明利　姚家树）

参考文献

［1］罗汉文，关宏刚. 右归丸对骨质疏松模型大鼠垂体-肾上腺轴影响的实验研究［J］. 贵阳中医学院学报，2006，（2）：60-62.

［2］卢敏，王林华，罗毅文，等. 淫羊藿总黄酮胶囊治疗原发性骨质疏松症360例的多中心临床观察［J］. 中国骨质疏松杂志，2013，（3）：279-282，274.

［3］王建伟，马勇，周玲玲，等. 金匮肾气丸联合葡萄糖酸钙对去势大鼠骨质疏松的影响［J］. 中国骨质疏松杂志，2011，（1）：60-63.

［4］黄辉，杨玉英. 对社区中老年人骨质疏松症辨证施治效果评价［J］. 中国农村卫生事业管理，2008，（6）：424-425.

第十四章　强直性脊柱炎

1　范围

本《指南》规定了强直性脊柱炎的诊断、辨证和中成药治疗。

本《指南》适用于强直性脊柱炎的诊断、辨证和中成药治疗。

2　术语和定义

下列术语和定义适用于本《指南》。

强直性脊柱炎（ankylosing spondylitis，AS）是一种慢性炎症性疾病，主要侵犯骶髂关节、脊柱骨突、脊柱旁软组织及外周关节，并可伴发关节外表现。严重者，可发生脊柱畸形和强直。

3　流行病学

强直性脊柱炎在不同种族和地区间的患病率差异较大，全球发病率为 0.1% ~ 2%，北欧发病率最高，非洲地区发病率最低。不同人种中，印第安人患病率最高，白种人次之，黄种人低于白种人，黑种人最低。我国总体患病率在 0.3% 左右，发病年龄高峰为 15 ~ 35 岁，男性多见。

4　病因病理

强直性脊柱炎发病原因不明，目前认为与遗传、自身免疫功能紊乱、感染和内分泌失调有关。强直性脊柱炎发病与人类白细胞抗原（HLA）中的 B27 抗原密切相关，HLA – B27 阳性率高达 90% 左右。韧带、肌腱和关节囊与骨的连接处（附着点）是 AS 病理改变主要侵袭部位，其主要病理变化包括炎症、骨破坏、骨化三个环节，早期表现为骶髂关节炎，晚期脊柱融合典型表现为"竹节样改变"。

5　临床表现

本病发病隐匿，早期可无任何临床症状，有些病人早期可表现出轻度乏力、长期或间断低热等。部分病人初期出现非对称性下肢大关节肿痛，有明显家族聚集倾向。

5.1　关节表现

5.1.1　中轴关节

患者逐渐出现腰背部或骶髂部疼痛和（或）晨僵、半夜痛醒、翻身困难，晨起或久坐后起立时，腰部晨僵明显，但活动后减轻。部分患者有臀部钝痛或骶髂部剧痛，偶尔向周边放射。咳嗽、打喷嚏、突然扭动腰部时，疼痛可加重。疾病早期臀部多为一侧间断性或交替性疼痛。数月后多为双侧持续性疼痛。多数患者随病情进展由腰椎向胸、颈部脊椎发展，出现相应部位疼痛、活动受限或脊柱畸形。

5.1.2　外周关节

24%～75%的 AS 患者在病初或病程中出现髋关节和外周关节病变，其中膝、踝和肩关节居多，肘及手、足小关节偶有受累。外周关节病变多为非对称性，常只累及少数关节或单关节，下肢大关节的关节炎为本病外周关节炎的特征之一。髋、膝以及其他部位的关节炎或关节痛多出现在发病早期，较少或几乎不引起关节破坏和残疾。髋关节受累占38%～66%，表现为局部疼痛、臀部或腹股沟疼痛，甚至髋关节活动受限、屈曲挛缩及关节强直，其中大多数为双侧，94%的髋部症状起于发病后的前5年内。发病年龄较小及以外周关节起病者，易发生髋关节病变。

5.2　眼损害

以急性前葡萄膜炎和急性虹膜炎多见，也可见急性结膜炎。临床表现以不同程度眼球疼痛、充血、畏光、流泪或伴有视力下降等。

5.3　全身表现

本病的全身表现轻微，少数重症者有发热、疲倦、消瘦、贫血或其他器官受累。

5.4　肌腱端病

跖底筋膜炎、跟腱炎和其他部位的肌腱端病在本病常见，多表现为足跟痛。

5.5　神经系统受累表现

神经系统症状来自压迫性脊神经炎或坐骨神经痛、椎骨骨折或不全脱位以及马尾综合征，后者可引起阳痿、夜间尿失禁、膀胱和直肠感觉迟钝、踝反射消失。

5.6　呼吸系统受累表现

极少数患者出现肺上叶纤维化，有时伴有空洞形成而误认为结核，也可因并发霉菌感染而使病情加剧。

5.7　心血管受累表现

主动脉瓣闭锁不全及传导障碍见于3.5%～10%的患者。

5.8　肾脏受累表现

AS 可并发 IgA 肾病和淀粉样变性。

6　诊断

6.1　临床表现

对本病诊断的主要线索基于患者的症状、体征、关节外表现和家族史。AS 最常见的、特征性的早期主诉为下腰背晨僵和疼痛。由于腰背痛是普通人群中极为常见的一种症状，但大多数为机械性非炎性背痛，而本病则为炎性疼痛。2009 年国际 AS 评估工作组（ASAS）炎性背痛专家推荐诊断炎性背痛标准为：①发病年龄 <40 岁；②隐匿起病；③活动后症状好转；④休息时加重；⑤夜间痛（起床后好转）。符合上述5项指标中的4项，诊断 AS 炎性背痛。其敏感性为79.6%，特异性为72.4%。

6.2　体格检查

骶髂关节和椎旁肌肉压痛为本病早期的阳性体征。随病情进展可见腰椎前凸变平。脊柱各个方向活动受限，胸廓扩展范围缩小，颈椎后突。以下几种方法适用于检查骶髂关节压痛或脊柱病变进展情况：①枕壁试验：健康人在立正姿势双足跟紧贴墙根时，后枕部应贴近墙壁而无间隙。而颈僵直和（或）胸椎段畸形后凸者，该间隙增大至几厘米以上，致使枕部不能贴壁。②胸廓扩展：在第4肋间隙水平测量深吸气和深呼气时胸廓扩展范围，两者之差的正常值不小于2.5cm；而有肋骨和脊椎广泛受累者，则胸廓扩展减少。③Schober试验：于双髂后上棘连线中点上方垂直距离10 cm处做标记，然后嘱患者弯腰（保持双膝直立位）测量脊柱最大前屈度。正常移动增加距离在5 cm以上，脊柱受累者则增加距离 <4 cm。④骨盆按压：患者侧卧，从另一侧按压骨盆可引起骶髂关节疼痛。⑤Patrick试验（下肢"4"字试验）：患者仰卧，一侧膝关节屈曲并将足跟放置到对侧伸直的膝上。检查者用一只手下压屈曲的膝关节（此时髋关节在屈曲、外展和外旋位），并用另一只手压对侧骨盆，引出对侧骶髂关节疼痛时，则视为阳性。有膝或髋关节病变者，也不能完成"4"字试验。

6.3 影像学检查

X线变化具有确定诊断意义。AS最早的变化发生在骶髂关节。X线片显示骶髂关节软骨下骨缘模糊，骨质糜烂，关节间隙模糊，骨密度增高及关节融合。通常按X线片骶髂关节炎的病变程度分为5级：0级：正常；Ⅰ级：可疑；Ⅱ级：有轻度骶髂关节炎；Ⅲ级：有中度骶髂关节炎；Ⅳ级：关节融合强直。脊柱的X线片表现有椎体骨质疏松和方形变，椎小关节模糊，椎旁韧带钙化及骨桥形成。晚期广泛而严重的骨化性骨桥表现，称为"竹节样脊柱"。耻骨联合、坐骨结节和肌腱附着点（如跟骨）的骨质糜烂，伴邻近骨质的反应性硬化及绒毛状改变，可出现新骨形成。对于临床早期或可疑病例，可选择CT或磁共振成像（MRI）检查，由于CT辐射较普通X线大，应仅作为诊断使用，不应反复检查。

6.4 实验室检查

活动期患者可见红细胞沉降率（ESR）增快，C反应蛋白（CRP）增高。轻度贫血和免疫球蛋白轻度升高。类风湿因子（RF）多为阴性，但RF阳性并不排除AS的诊断。虽然AS患者HLA－B27阳性率达90%左右，但无诊断特异性。因为健康人也有阳性。HLA－B27阴性患者只要临床表现和影像学检查符合诊断标准，也不能排除AS可能。

6.5 诊断标准

近年来较多用1984年修订的AS纽约标准。对一些暂时不符合上述标准者，可参考有关脊柱关节病（SpA）的诊断标准，主要包括Amor、欧洲脊柱关节病研究组（ESSG）和2009年ASAS推荐的中轴型SpA的分类标准，后两者分述如下。

6.5.1 1984年修订的AS纽约标准

①下腰背痛持续至少3个月，疼痛随活动改善，但休息不减轻；②腰椎在前后和侧屈方向活动受限；③胸廓扩展范围小于同年龄和性别的正常值；④双侧骶髂关节炎Ⅱ～Ⅳ级，或单侧骶髂关节炎Ⅲ～Ⅳ级。如患者具备④并分别附加①～③条中的任何1条时，可确诊为AS。

6.5.2 ESSG 诊断标准

炎性脊柱痛或非对称性以下肢关节为主的滑膜炎，并附加以下任何 1 项：①阳性家族史；②银屑病；③炎性肠病；④关节炎前 1 个月内的尿道炎、宫颈炎或急性腹泻；⑤双侧臀部交替疼痛；⑥肌腱端病；⑦骶髂关节炎。符合者可列入此类进行诊断和治疗，并随访观察。

6.5.3 2009 年 ASAS 推荐的中轴型 SpA 的分类标准

起病年龄 <45 岁和腰背痛 I >3 个月的患者，加上符合下述中任何 1 种标准：①影像学提示骶髂关节炎加上 ≥1 个下述的 SpA 特征；②HLA – B27 阳性加上 ≥2 个下述的其他 SpA 特征。其中影像学提示骶髂关节炎指的是：①MRI 提示骶髂关节活动性（急性）炎症，高度提示与 SpA 相关的骶髂关节炎或②明确的骶髂关节炎影像学改变（根据 1984 年修订的纽约标准）。SpA 特征包括：①炎性背痛；②关节炎；③起止点炎（跟腱）；④眼葡萄膜炎；⑤指（趾）炎；⑥银屑病；⑦克罗恩病、溃疡性结肠炎；⑧对非甾体抗炎药（NSAIDs）反应良好；⑨SpA 家族史；⑩HLA – B27 阳性；⑪CRP 升高。

7 鉴别诊断

7.1 椎间盘突出

是引起腰背痛的常见原因之一。该病限于脊柱，无疲劳感、消瘦、发热等全身表现，多为急性发病，限于腰部疼痛，活动后加重，休息缓解；站立时常有侧曲，触诊在脊柱骨突有 1～2 个触痛扳机点，所有实验室检查均正常。它和 AS 的主要区别，可通过 CT、MRI 或椎管造影检查得到确诊。腰部 X 线椎间隙狭窄或前窄后宽或前后等宽；椎体缘后上或下角唇样增生或有游离小骨块；CT 可证实。

7.2 弥漫性特发性骨肥厚（DISH）综合征

发病多为 50 岁以上男性，也有脊椎痛、僵硬感以及逐渐加重的脊柱运动受限。其临床表现和 X 线所见常与 AS 相似。但该病 X 线可见韧带钙化，常累及颈椎和低位胸椎，经常可见连接至少 4 节椎体前外侧的流注形钙化与骨化，而骶髂关节和脊椎骨突关节无侵蚀，晨起僵硬感不加重，ESR 正常及 HLA – B27 阴性。

7.3 髂骨致密性骨炎

多见于中、青年女性，尤其是有多次怀孕、分娩史或从事长期站立职业的女性。主要表现为慢性腰骶部疼痛，劳累后加重，有自限性。临床检查除腰部肌肉紧张外，无其他异常。诊断主要依靠前后位 X 线片．典型表现为在髂骨沿骶髂关节之中下 2/3 部位有明显的骨硬化区，呈三角形者尖端向上，密度均匀，不侵犯骶髂关节面，无关节狭窄或糜烂，界限清楚，骶骨侧骨质及关节间隙正常。

7.4 其他

AS 是 SpA 的原型，在诊断时必须与骶髂关节炎相关的其他 SpA 如银屑病关节炎、肠病性关节炎或赖特综合征等相鉴别。此外，脊柱骨关节炎、RA 和结核累及骶髂关节或脊柱时，需进一步根据相关的其他临床特征加以鉴别。

8 治疗

8.1 西药治疗

8.1.1 治疗目标

（1）缓解症状和体征：消除或尽可能最大程度地减轻症状，如背痛、晨僵和疲劳。

（2）恢复功能：最大程度地恢复患者身体功能，如脊柱活动度、社会活动能力和工作能力。

（3）防止关节损伤：要防止累及髋、肩、中轴和外周关节患者的新骨形成、骨质破坏、骨性强直和脊柱变形。

（4）提高生活质量：包括社会经济学因素、工作、病退、退休等。

（5）防止脊柱疾病的并发症：防止脊柱骨折、屈曲性挛缩，特别是颈椎。

8.1.2 西医治疗原则

AS 尚无根治方法。但如能及时诊断及合理治疗，可以达到控制症状并改善预后。应通过非药物、药物和手术等综合治疗，缓解疼痛和僵硬，控制或减轻炎症，保持良好的姿势，防止脊柱或关节变形，必要时矫正畸形关节，以达到改善和提高患者生活质量的目的。

AS 治疗包括非药物疗法和药物治疗两个方面。非药物疗法目的在于指导患者进行合理的体育锻炼，以取得和维持脊柱关节的最好位置，增强椎旁肌肉力量；药物治疗所选药物包括非甾体类抗炎药、生物制剂、慢作用抗风湿药、免疫抑制剂、糖皮质激素、外科治疗等几类，治疗方案需个体化，根据患者的疾病活动度、不良预后因素、功能状态及患者对药物的耐受性和期望值来确定。

8.2 中成药用药方案

8.2.1 基本原则

强直性脊柱炎属中医"痹病""大偻""龟背风""竹节风"等范畴，病因病机为禀赋不足，肾督亏虚，风寒湿之邪乘虚深侵肾督，筋脉失调，骨质受损，日久痰瘀阻络，病情加重。性质为本虚标实，临床分为肾督亏虚、湿热痹阻、风湿痹阻和瘀血痹阻等 4 个证型。治以补肾强督为主，佐以清热利湿、祛风散寒活血通络为主。

8.2.2 分证论治（表 14 - 1）

表 14 - 1 强直性脊柱炎分证论治

证型	辨证要点	治法	中成药
肾督亏虚证	腰骶、颈、背疼痛，或酸痛，或刺痛，腰膝酸软，转侧不利，喜按揉，劳累则加剧，夜尿频	补肾强督蠲痹止痛	益肾蠲痹丸、尪痹片、通痹胶囊、瘀血痹片、活血止痛软胶囊、蚁参蠲痹胶囊、金乌骨通胶囊

续表

证型	辨证要点	治法	中成药
湿热痹阻证	骶髂、颈、背、腰疼痛，痛处伴有热感或重坠感、疼痛夜甚、拒按，俯仰不利，四肢关节肿热疼痛，肢体沉重，口渴不欲饮，或有发热，小便黄，大便秘结等，舌暗红，苔黄或厚腻，脉滑数	补肾活血清热利湿	湿热痹片、新癀片、滑膜炎颗粒、四妙丸、瘀血痹片、活血止痛软胶囊、消痛贴膏、雪山金罗汉止痛涂膜剂
风湿痹阻证	周身关节不适、窜痛，腰骶脊背拘急僵硬，甚至连及颈项，转侧不利。偏于寒者，遇寒湿天气加重，得温则减，口淡不渴，肢冷，小便不畅，舌淡红，苔白厚，脉弦紧；偏于湿者，肢体关节沉重，肌肤麻木，四肢笨重，活动受限，痛有定处，甚则腰脊冷重，关节活动不便，苔白腻，脉缓	益肾蠲痹祛风除湿	寒湿痹片、盘龙七片、风湿骨痛胶囊、正清风痛宁缓释片、云南白药膏
瘀血痹阻证	腰骶疼痛、僵直，关节屈伸不利，活动受限，甚至僵直变形。肌肉拘挛，筋脉板滞，脊柱弯曲困难，舌暗有瘀点，苔白或微黄，脉弦涩	补肾活血蠲痹通络	瘀血痹片、活血止痛软胶囊、痹祺胶囊、狗皮膏（改进型）、祖师麻膏药、麝香活血化瘀膏

以下内容为上表内容的详解，重点强调同病同证情况下不同中成药选用区别。

（1）肾督亏虚证：腰骶、颈、背疼痛、或酸痛、或刺痛，腰膝酸软，转侧不利，喜按揉，劳累则加剧，夜尿频。偏于阳虚者见腰痛遇寒加重，得热则减，面色㿠白，肢冷畏寒，夜尿清长、大便稀溏，舌暗苔薄，脉滑沉细，偏于阴虚者见咽干颧红，五心烦热，潮热盗汗，夜尿频，舌淡，苔白，脉细数。

【辨证要点】腰骶、颈、背疼痛，或酸痛，或刺痛，腰膝酸软，转侧不利，喜按揉，劳累则加剧，夜尿频。

【治法】补肾强督，蠲痹止痛。

【中成药】益肾蠲痹丸、尪痹片、通痹胶囊、瘀血痹片、活血止痛软胶囊、蚁参蠲痹胶囊、金乌骨通胶囊（表14-2）。

表 14-2 强直性脊柱炎肾督亏虚证可选用中成药

药品名称	药物组成	功能主治	用法用量	注意事项
益肾蠲痹丸	骨碎补、熟地黄、当归、徐长卿、土鳖虫、僵蚕（麸炒）、蜈蚣、全蝎、蜂房（清炒）、广地龙（酒制）、乌梢蛇（酒制）、延胡索、鹿衔草、淫羊藿、寻骨风、老鹳草、鸡血藤、蓓草、生地黄、虎杖	温补肾阳益肾壮督搜风剔邪蠲痹通络	口服，一次8~12g，一日3次	1. 本丸是标本兼治之品。起效较慢，一般30天为1个疗程。对曾服用多种药物治疗的患者，只有在服用本品后疼痛减轻，才可逐渐递减原服用药物，不可骤停 2. 偶有皮肤瘙痒等过敏反应和口干、便秘、胃脘不适 3. 对病程较长，久病难愈的患者，建议按疗程长期服用 4. 该品含寻骨风药材，此药材含马兜铃酸，可引起肾脏损害等不良反应 5. 该品为处方药，必须凭医师处方购买，在医师指导下使用，并定期检查肾功能。如发现肾功能异常者，应立即停药 6. 儿童及老年人慎用，孕妇、婴幼儿及肾功能不全者禁用
尪痹片	地黄、熟地黄、续断、附片（黑顺片）、独活、骨碎补、桂枝、淫羊藿、防风、威灵仙、皂角刺、羊骨、白芍、狗脊（制）、知母、伸筋草、红花	补肝肾强筋骨祛风湿通经络	口服，一次4片，一日3次	孕妇慎服
通痹胶囊	制马钱子、金钱白花蛇、蜈蚣、全蝎、地龙、僵蚕、乌梢蛇、天麻、人参、黄芪、当归、羌活、独活、防风、麻黄、桂枝、附子（黑顺片）、制川乌、薏苡仁、苍术（炒）、麸炒白术、桃仁、红花、没药（炒）、炮山甲、醋延胡索、牡丹皮、北刘寄奴、王不留行、鸡血藤、香附（酒制）、木香、枳壳、砂仁、路路通、木瓜、川牛膝、续断、伸筋草、大黄、朱砂	祛风胜湿活血通络散寒止痛调补气血	口服，一次1粒，一日2~3次，饭后服用或遵医嘱	1. 肝肾功能损害与高血压患者慎用；运动员慎用 2. 不可过量久服 3. 忌食生冷油腻食物

续表

药品名称	药物组成	功能主治	用法用量	注意事项
瘀血痹片	乳香（炙）、威灵仙、红花、丹参、没药（炙）、川芎、川牛膝、当归、姜黄、香附（炙）、黄芪（炙）	活血化瘀通络定痛	开水冲服，一次 1 袋，一日 3 次	请遵医嘱
活血止痛软胶囊	当归、三七、醋乳香、冰片、土鳖虫、煅自然铜	活血散瘀、消肿止痛。用于跌打损伤，瘀血肿痛	用温黄酒或温开水送服，一次 3 粒，一日 2 次	1. 孕妇及 6 岁以下儿童禁用 2. 肝肾功能异常者禁用
蚁参蠲痹胶囊	蚂蚁、人参、丹参、鸡血藤、制川乌、桂枝、透骨草、伸筋草、川桐皮、麸炒苍术、关黄柏、薏苡仁、泽泻、蜈蚣、酒乌梢蛇	补肾健脾祛风除湿活血通络	口服，一次 4 粒，一日 3 次，2 个月为 1 个疗程	1. 心血管和肾脏疾病患者慎用 2. 目前尚无妊娠期和哺乳期妇女使用本品的研究材料 3. 过敏体质慎用
金乌骨通胶囊	金毛狗脊、乌梢蛇、葛根、淫羊藿、木瓜、威灵仙、姜黄、土牛膝、土党参、补骨脂	滋补肝肾，祛风除湿，活血通络	口服，一次 3 粒，一日 3 次；或遵医嘱	孕妇忌服

（2）湿热痹阻证：骶髂、颈、背、腰疼痛，痛处伴有热感或重坠感，疼痛夜甚，拒按，俯仰不利，四肢关节肿热疼痛，肢体沉重，口渴不欲饮，或有发热，小便黄，大便秘结等，舌暗红，苔黄或厚腻，脉滑数。

【辨证要点】骶髂、颈、背、腰疼痛，痛处伴有热感或重坠感，暑湿阴雨天气症状加重，活动后可减轻，疼痛夜甚、拒按，俯仰不利，四肢关节肿痛甚，局部皮温升高，肢体沉重，口渴不欲饮，或发热，小便短赤，大便秘结等，舌暗红，苔黄或厚腻，脉滑数。

【治法】补肾活血，清热利湿。

【中成药】湿热痹片、新癀片、滑膜炎颗粒、四妙丸、瘀血痹片、活血止痛软胶囊、消痛贴膏、雪山金罗汉止痛涂膜剂（表 14 - 3）。

表 14 –3　强直性脊柱炎湿热痹阻证可选用中成药

药品名称	药物组成	功能主治	用法用量	注意事项
湿热痹片	苍术、忍冬藤、地龙、连翘、黄柏、薏苡仁、防风、川牛膝、粉萆薢、桑枝、防己、威灵仙	祛风除湿清热消肿通络定痛	口服，一次6片，一日3次	尚不明确
新癀片	肿节风、三七、人工牛黄、肖梵天花、珍珠层粉	清热解毒活血化瘀消肿止痛	口服，一次2～4片，一日3次，小儿酌减。外用，用冷开水调化，敷患处	1. 消化系统：咽干、口腔黏膜糜烂、消化不良、胃部不适、烧灼感、反酸、纳差、呕吐、腹痛、腹泻，肝功能异常、消化道溃疡、出血、穿孔等 2. 皮肤及其附件：各型皮疹、瘙痒、皮下出血等，最严重的为大疱性多形红斑 3. 呼吸系统：呼吸困难、喉头水肿、哮喘等 4. 过敏反应：过敏性休克、血管性水肿等 5. 泌尿系统：血尿、水肿、尿痛、肾功能不全等 6. 心血管系统：血压升高、胸闷等 7. 精神神经系统：头晕、头痛、焦虑及失眠等，严重者可有精神行为学障碍或抽搐等 8. 血液系统：造血系统受抑制而出现再生障碍性贫血、白细胞减少或血小板减少等 9. 全身性：晕厥、疲倦、面色苍白
滑膜炎颗粒	夏枯草、女贞子、枸骨叶、黄芪、防己、薏苡仁、土茯苓、丝瓜络、泽兰、丹参、当归、川牛膝、豨莶草。辅料为蔗糖，糊精	清热祛湿活血通络	口服，一次1袋，一日3次	1. 孕妇慎用 2. 本品清热燥湿，故寒湿痹阻、脾胃虚寒者慎用 3. 服药期间，宜食用清淡易消化之品，忌食辛辣油腻之品，以免助热生湿 4. 小儿、年老体虚者应在医师指导下服用 5. 长期服用，应向医师咨询 6. 药品性状发生改变时，禁止服用 7. 如正在服用其他药品时，在使用本品前请，应咨询医师或药师

续表

药品名称	药物组成	功能主治	用法用量	注意事项
四妙丸	苍术、牛膝、黄柏（盐炒）、薏苡仁	清热利湿。用于湿热下注，足膝红肿，筋骨疼痛	水泛丸，一次 6～9g，一日 2 次，口服，小儿酌减	尚不明确
瘀血痹片	乳香（炙）、威灵仙、红花、丹参、没药（炙）、川芎、川牛膝、当归、姜黄、香附（炙）、黄芪（炙）	活血化瘀通络定痛	开水冲服，一次 1 袋，一日 3 次	请遵医嘱
活血止痛软胶囊	当归、三七、醋乳香、冰片、土鳖虫、煅自然铜	活血散瘀，消肿止痛。用于跌打损伤，瘀血肿痛	用温黄酒或温开水送服，一次 3 粒，一日 2 次	1. 孕妇及 6 岁以下儿童禁用 2. 肝肾功能异常者禁用
消痛贴膏	本品系藏族验方。由独一味、姜黄等药味加工而成	活血化瘀消肿止痛	外用。将小袋内润湿剂均匀涂于药垫表面，润湿后直接敷于患处或穴位。每帖敷 24 小时	本品对皮肤敏感的患者，可能出现不同程度的刺激反应，如瘙痒、灼热感、疼痛、红斑、丘疹；极少数患者出现过敏。如出现轻度刺激反应，可缩短贴敷时间至 8 小时；如出现明显水肿、水疱等重度皮肤刺激反应或过敏反应，应立即停药，并在医生指导下处理
雪山金罗汉止痛涂膜剂	铁棒槌、延胡索、五灵脂、雪莲花、川芎、红景天、秦艽、桃仁、西红花、冰片、麝香	活血消肿止痛	外涂患处，一日 3 次	1. 本品为外用药，禁止内服 2. 切勿接触眼睛、口腔等黏膜处。本品不宜长期或大面积使用 3. 儿童、年老体弱者，应在医师指导下使用 4. 用药 3 天后，症状无缓解，应去医院就诊 5. 对本品过敏者禁用，过敏体质者慎用 6. 本品性状发生改变时，禁止使用 7. 儿童必须在成人监护下使用 8. 请将本品放在儿童不能接触的地方 9. 如正在使用其他药品时，在使用本品前请咨询医师或药师

（3）风湿痹阻证：周身关节不适、窜痛，腰骶脊背拘急僵硬，甚至连及颈项，转侧不利，偏于寒者遇寒湿天气加重，得温则减，口淡不渴，肢冷，小便不畅，舌淡红，苔白厚，脉弦紧。偏于湿者，则表现为肢体关节沉重，肌肤麻木，四肢笨重，活动受限，痛有定处，甚则腰脊冷重，关节活动不便，苔白腻，脉缓。

【辨证要点】周身关节不适、窜痛，腰骶脊背拘急僵硬，甚至连及颈项，转侧不利。偏于寒者，遇寒湿天气加重，得温则减，口淡不渴，肢冷，小便不畅，舌淡红，苔白厚，脉弦紧。偏于湿者，肢体关节沉重，肌肤麻木，四肢笨重，活动受限，痛有定处，甚则腰脊冷重，关节活动不便，苔白腻，脉缓。

【治法】益肾蠲痹，祛风除湿。

【中成药】寒湿痹片、盘龙七片、风湿骨痛胶囊、正清风痛宁缓释片、云南白药膏（表14-4）。

表14-4　强直性脊柱炎风湿痹阻证可选用中成药

药品名称	药物组成	功能主治	用法用量	注意事项
寒湿痹片	附子（制）、制川乌、黄芪、桂枝、麻黄、白术（炒）、当归、白芍、威灵仙、木瓜、细辛、甘草（制）	祛寒除湿温通经络	口服，一次4片，一日3次	孕妇忌服，身热高烧者禁用
盘龙七片	盘龙七、壮筋丹、五加皮、杜仲、珠子参、青蛙七、过山龙、秦艽、木香、祖师麻、络石藤、川乌、白毛七、铁棒锤、草乌、老鼠七、支柱蓼、红花、没药、竹根七、缬草、伸筋草、牛膝、丹参、羊角七、八里麻、重楼、乳香、当归	活血化瘀祛风除湿消肿止痛	口服，一次3～4片，一日3次	1. 孕妇及哺乳期妇女禁服 2. 严重心脏病、高血压、肝肾疾病者忌服
风湿骨痛胶囊	制川乌、制草乌、红花、木瓜、乌梅、麻黄、甘草	温经散寒通络止痛	口服，一次2～4粒，一日2次	1. 本品含毒性药，不可多服；孕妇忌服 2. 运动员慎服

续表

药品名称	药物组成	功能主治	用法用量	注意事项
正清风痛宁缓释片	盐酸青藤碱	祛风除湿，活血通络，利水消肿。用于风湿与类风湿性关节炎属风寒湿痹证者。症见肌肉酸痛，关节肿胀，疼痛，屈伸不利，麻木僵硬等。亦用于慢性肾炎（普通型为主）属湿邪瘀阻证者。症见反复浮肿，腰部酸痛，肢体困重，尿少，舌质紫暗或有瘀斑，苔腻等	口服。用于风寒湿痹证者，一次1~2片，一日2次，2个月为1个疗程；用于慢性肾炎（普通型为主）患者，一次2片，一日2次，3个月为1个疗程	1. 定期复查血象（建议每月检查一次），并注意观察血糖和胆固醇 2. 如出现皮疹或少数患者发生白细胞减少等副作用时，停药即可消失 3. 应在医生指导下使用
云南白药膏	国家保密方。本品含草乌（制）、雪上一支蒿（制），其余成分略	活血散瘀，消肿止痛，祛风除湿	每日每处一帖敷患处，不超过12小时	1. 皮肤过敏者停用 2. 皮肤受损者勿用 3. 对本品过敏者禁用，孕妇忌用，过敏体质者慎用

（4）瘀血痹阻证：腰骶疼痛如针刺，痛有定处，痛处拒按，日轻夜重，轻者关节僵直，屈伸不利，活动受限，重者僵直变形，不可转侧。肌肉拘挛、筋脉板滞、脊柱弯曲困难，可有跌仆闪挫病史，舌紫暗有瘀点或瘀斑，苔白或微黄，脉弦涩。

【辨证要点】腰骶疼痛、僵直，关节屈伸不利，活动受限，甚至僵直变形。肌肉拘挛、筋脉板滞，脊柱弯曲困难，舌暗有瘀点，苔白或微黄，脉弦涩。

【治法】补肾活血，蠲痹通络。

【中成药】瘀血痹片、活血止痛软胶囊、痹祺胶囊、狗皮膏（改进型）、祖师麻膏药、麝香活血化瘀膏（表14-5）。

表14-5　强直性脊柱炎瘀血痹阻证可选用中成药

药品名称	药物组成	功能主治	用法用量	注意事项
瘀血痹片	乳香（炙）、威灵仙、红花、丹参、没药（炙）、川芎、川牛膝、当归、姜黄、香附（炙）、黄芪（炙）	活血化瘀通络定痛	开水冲服，一次一袋，一日3次	请遵医嘱

续表

药品名称	药物组成	功能主治	用法用量	注意事项
活血止痛软胶囊	当归、三七、醋乳香、冰片、土鳖虫、煅自然铜	活血散瘀，消肿止痛。用于跌打损伤，瘀血肿痛	用温黄酒或温开水送服，一次3粒，一日2次	1. 孕妇及6岁以下儿童禁用 2. 肝肾功能异常者禁用
痹祺胶囊	马钱子粉、地龙、党参、茯苓、白术、川芎、丹参、三七、牛膝、甘草	益气养血祛风除湿活血止痛	口服，一次4粒，一日2~3次	1. 孕妇禁服 2. 运动员慎用
狗皮膏（改进型）	生川乌、羌活、高良姜、官桂、当归、防己、麻黄、红花、杨金花、白屈菜、花椒、蟾酥、白花菜籽、透骨草、没药、乳香、薄荷脑、冰片、樟脑、水杨酸甲酯、八角茴香油、盐酸苯海拉明。辅料为：聚乙烯醇、甘油、氮酮	祛风散寒舒筋活血止痛	贴患处	1. 本品为外用药 2. 忌食生冷、油腻食物 3. 皮肤破溃或感染处禁用 4. 本品含盐酸苯海拉明，哺乳期妇女慎用 5. 经期妇女慎用。儿童、年老体弱者应在医师指导下使用 6. 本品不宜长期或大面积使用，用药后皮肤过敏如出现瘙痒、皮疹等现象时，应停止使用，症状严重者应去医院就诊 7. 用药3天后症状无缓解，应去医院就诊 8. 对本品过敏者禁用，过敏体质者慎用 9. 本品性状发生改变时，禁止使用 10. 儿童必须在成人监护下使用 11. 请将本品放在儿童不能接触的地方 12. 如正在使用其他药品时，在使用本品前请咨询医师或药师 13. 将患处皮肤用温水洗净擦干，取出膏药，揭下隔粘纸，留下带有黏性的胶带及棕色的膏药，贴于疼痛或穴位处，然后用手压上几分钟，使药膜与皮肤充分接触，不产生空气。贴于关节处时（如颈、腕、肘、腰、膝、踝关节），在半屈位贴敷，其中肘、膝关节应贴侧位

续表

药品名称	药物组成	功能主治	用法用量	注意事项
祖师麻膏药	祖师麻	祛风除湿活血止痛	温热软化后贴于患处	孕妇慎用
麝香活血化瘀膏	人工麝香、三七、红花、丹参、硼酸、樟脑、血竭、尿素、颠茄流浸膏、盐酸苯海拉明、盐酸普鲁卡因	活血化瘀，消炎止痛。用于关节扭伤，软组织挫伤，急性腰扭伤，腰肌劳损，肩周炎，未溃冻疮，结节性红斑	贴患处，二日更换 1 次	对橡胶膏过敏及皮损患者、孕妇忌用

9　预后

强直性脊柱炎病程多种多样，以自发缓解和加重为其特征，临床表现的轻重程度差异较大。仅局部受累的轻度 AS 患者，可以保持几乎全部的功能和就业能力。然而，部分患者会发展成严重的骨骼活动受限或危及生命的肌肉骨骼外并发症。研究证明，多个指标对判断 AS 的预后有参考价值，包括髋关节炎、腊肠样指或趾、NSAIDs 疗效差、ESR 升高（＞30mmol/1h）、腰椎活动受限、寡关节炎和发病年龄＜16 岁。其他一些因素也可能与 AS 患者预后不良相关，如吸烟、进行性加重的放射学改变、活动性病变（由疾病活动指数评定）、功能障碍（自我报告评估）、受教育程度较低、存在其他与 SpA 相关的疾病（例如银屑病、炎症性肠病）、男性有葡萄膜炎病史和各种涉及动柔度（能够快速、反复弯曲，扭转和伸展）或身体震动的职业活动（如驾驶卡车或操作重型设备）。应强调早期诊断，在专科医师指导下长期随诊。

（冯兴华　刘宏潇　王宇阳）

参考文献

［1］中华医学会风湿病学分会．强直性脊柱炎诊断及治疗指南［J］．中华风湿病学杂志，2010，14（8）：557－559.

［2］吴珊珊，段振华，潘发明．强直性脊柱炎流行病学研究进展［J］．安徽医科大学学报，2013，48（8）：988－992.

［3］游浩，程翠年，张卉，等．强直性脊柱炎病因及其发病机制的研究进展［J］．中国中医骨伤科杂志，2012，（9）：77－79.

［4］Tam L S, Gu J, Yu D. Pathogenesis of ankylosing spondylitis. ［J］. Nature Reviews Rheumatology，2010，6（7）：399.

［5］王承德．实用中医风湿病学［M］．北京：人民卫生出版社，2009.

第十五章　银屑病关节炎

1　范围

本《指南》规定了的诊断、辨证和中成药治疗。

本《指南》适用于银屑病关节炎的诊断、辨证和中成药治疗。

2　术语和定义

下列术语和定义适用于本《指南》。

银屑病关节炎是一种与银屑病相关的炎性关节病，具有银屑病皮疹并导致关节和周围软组织疼痛、肿、压痛、僵硬和运动障碍，部分患者可有骶髂关节炎和（或）脊柱炎，病程迁延、易复发、晚期可关节强直，导致残疾。

3　流行病学

银屑病在不同地域、不同人种间有较大差异，根据中国六省市银屑病流行病学调查研究发现，银屑病的发病与遗传有密切关系。

4　病因病理

银屑病的发病原因以环境因素、遗传因素、精神因素、感染、劳累为主。

5　临床表现

本病起病隐袭，约1/3呈急性发作，起病前无诱因。

5.1　关节表现

关节症状多种多样，除四肢外周关节病变外，部分可累及脊柱。受累关节疼痛、压痛、肿胀、晨僵和功能障碍。根据临床特点，分为5种类型，60%类型间可相互转化，合并存在。

5.1.1　单关节炎或少关节炎型

此型占70%，以手、足远端或近端指（趾）间关节为主，膝、踝、髋、腕关节亦可受累，分布不对称。因伴发远端和近端指（趾）间关节滑膜炎和腱鞘炎，受损指（趾）可呈现典型的腊肠指（趾），常伴有指（趾）甲病变，此型患者中的1/3~2/3可演变为多关节炎类型。

5.1.2　远端指间关节类型

此型占5%~10%，病变累及远端指间关节，不典型的PsA，通常与银屑病指甲病变相关。

5.1.3　残毁性关节炎型

此型占5%，是PsA的严重类型，好发年龄为20~30岁，受累指、掌、跖骨可有骨溶解，指节为望远镜式的套叠状，关节可强直、畸形，常伴有发热和骶髂关节炎，皮肤病变严重。

5.1.4 对称性关节炎类型

此型占 15%，病变以近端指（趾）间关节为主，可累及远端指（趾）间关节及大关节，如腕、肘、膝和踝关节等。

5.1.5 脊柱关节病型

此型约占 5%，男性，年龄大者多见，以脊柱和骶髂关节病变为主，常为单侧，下背痛或胸壁痛等症状可缺如或很轻，脊柱炎表现为韧带骨赘形成，严重时可引起脊柱融合，骶髂关节模糊，关节间隙狭窄甚至融合，可影响颈椎导致寰椎和轴下不全脱位。

也有学者将 PsA 分为 3 种类型：①类似反应性关节炎伴附着点炎的单关节和寡关节类型；②类似风湿性关节炎的对称性多关节炎型；③类似强直性脊柱炎以中轴关节病变为主（脊柱炎、骶髂关节炎和髋关节炎），伴有或不伴有周围关节病变的脊柱病型。

5.2 皮肤表现

根据银屑病的临床特征，一般可分为寻常型、脓疱型、关节病型及红皮病型 4 种类型。皮肤银屑病变好发于头皮及四肢伸侧，尤其肘、膝部位，呈散在或泛发分布，应特别注意隐藏部位的皮损如头发、会阴、臀、脐等；皮损表现为丘疹或斑块，圆形或不规则形，表面有丰富的银白色鳞屑，去除鳞屑后为发亮的薄膜，除去薄膜可见点状出血（Auspitz 征），该特征对银屑病具有诊断意义。存在银屑病是与其他炎性关节病的重要区别，皮肤病变严重性和关节炎症程度无直接关系，仅 35% 存在相关性。

5.3 指（趾）甲表现

约 80% PsA 患者有指（趾）甲病变，而无关节炎的银屑病患者指甲病变为 20%。因此，指（趾）甲病变是 PsA 的特征。常见表现为顶针样凹陷，炎症远端指间关节的指甲有多发性凹陷是 PsA 的特征性变化，其他有甲板增厚、浑浊、色泽发乌或有白甲、表面高低不平、有横沟及纵嵴，常有甲下角质增生，重者可有甲剥离。有时形成匙形甲。

5.4 其他表现

（1）全身症状：少数有发热、体重减轻和贫血等。

（2）系统性损害：7% ~33% 患者有眼部病变，如结膜炎、葡萄膜炎、虹膜炎和干燥性角膜炎等；接近 4% 患者出现主动脉瓣关闭不全，常见于疾病晚期，另有心脏肥大和传导阻滞等；肺部可见上肺纤维化；胃肠道可有炎性肠病，罕见淀粉样变。

（3）附着点炎：特别在跟腱和跖腱膜附着部位。足跟痛是附着点炎的表现。

6 诊断

6.1 症状和体征

（1）皮肤表现：皮肤银屑病史是 PsA 的重要诊断依据，皮损出现在关节炎后者，其诊断困难，应细致询问病史，银屑病家族史、儿童时代的滴状银屑病、检查隐蔽部位的银屑病（如头皮、脐周或肛周）和特征性放射学表现可提供重要线索，但应除外其他疾病，并应定期随访。

（2）指（趾）甲表现：顶针样凹陷（＞20个），指甲脱离、变色、增厚、粗糙、横嵴和甲下过度角化等。指（趾）甲病变是银屑病可能发展为 PsA 的重要临床表现。

（3）关节表现：累及1个或多个关节，以指关节、跖趾关节等手足小关节为主，远端指间关节最易受累，常不对称，关节僵硬、肿胀、压痛和功能障碍。

（4）脊柱表现：脊柱病变可有腰背痛和脊柱强直等症状。

6.2　辅助检查

6.2.1　实验室检查

本病无特殊实验室检查，病情活动时 ESR 加快，CRP 增加，IgA、IgE 增高，补体水平增高等；滑液呈非特异性反应，白细胞轻度增加，以中性粒细胞为主；类风湿因子阴性，少数患者可有低滴度的 RF 和抗核抗体。骶髂关节和脊柱受累的患者中约半数患者人类白细胞抗原（HLA）－B27 阳性。

6.2.2　影像学检查

（1）周围关节炎：周围关节骨质有破坏和增生的表现。末节指（趾）骨远端有骨质溶解、吸收，而基底有骨质增生；可有中间指骨远端因侵蚀破坏变尖和远端指骨骨质增生，两者造成铅笔冒样畸形，或望远镜样畸形；受累指间关节间隙变窄、融合、强直和畸形。长骨骨干绒毛状骨膜炎。

（2）中轴关节炎：表现为不对称骶髂关节炎，关节间隙模糊、变窄、融合。椎间隙变窄、强直，不对称性韧带骨赘形成，椎旁骨化，其特点是相邻椎体中部之间的韧带骨化形成骨桥，并呈不对称分布。

6.3　诊断依据

银屑病患者有上述炎性关节炎表现，即可诊断。因部分 PsA 患者银屑病出现在关节炎后，此类患者的诊断较困难。应注意临床和放射学线索，如银屑病家族史、寻找隐蔽部位的银屑病变、注意受累关节部位、有无脊柱关节病等来作出诊断并排除其他疾病。

关于 PsA 的诊断标准，目前尚未统一，较简单而实用的标准有 Moll 和 Wright 的 PsA 分类标准：①至少有1个关节炎并持续3个月以上；②至少有银屑病皮损和（或）1个指（趾）甲上有20个以上顶针样凹陷的小坑或甲剥离；③血清 IgM 型 RF 阴性（滴度＜1∶80）。

7　鉴别诊断

7.1　类风湿关节炎（RA）

二者均有小关节炎，但 PsA 有银屑病皮损和特殊指甲病变、指（趾）炎、附着点炎，常侵犯远端指间关节，RF 阴性，特殊的 X 线表现如笔帽样改变，部分患者有脊柱和骶髂关节病变；而 RA 多为对称性小关节炎，以近端指间关节和掌指关节、腕关节受累常见，可有皮下结节，RF 阳性，X 线以关节侵蚀性改变为主。

7.2　强直性脊柱炎（AS）

侵犯脊柱的 PsA，脊柱和骶髂关节病变不对称，可为跳跃式病变，发病常为年龄大的男性，症状较轻，有银屑病皮损和指甲改变；而 AS 发病年龄较轻，无皮肤、指甲病变，脊柱、骶髂关节病变常呈对称性。

7.3 骨关节炎（OA）

二者均侵蚀远端指间关节，但 OA 无银屑病皮损和指甲病变，可有赫伯登（He-berden）结节，布夏尔（Bouchard）结节，无 PsA 的典型 X 线改变，发病年龄多为 50 岁以上老年人。

8 治疗

8.1 西医治疗

8.1.1 治疗原则

PsA 治疗目的在于缓解疼痛和延缓关节破坏，应兼顾治疗关节炎和银屑病皮损，制定的治疗方案因人而异。

8.1.2 一般治疗

适当休息，避免过度疲劳和关节损伤，注意关节功能锻炼，忌烟、酒和刺激性食物。

8.1.3 药物治疗

8.1.3.1 非甾体抗炎药（NSAIDs）

适用于轻、中度活动性关节炎者，具有抗炎、止痛、退热和消肿作用，但对皮损和关节破坏无效。治疗剂量应个体化；只有在一种 NSAIDs 足量使用 1~2 周无效后，才更改为另一种；避免 2 种或 2 种以上 NSAIDs 同时服用，因疗效不叠加，而不良反应增多；老年人宜选用半衰期短的 NSAIDs 药物，对有溃疡病史的患者，宜服用选择性环氧化酶（COX）-2 抑制剂以减少胃肠道的不良反应。NSAIDs 的不良反应主要有胃肠道反应，如恶心、呕吐、腹痛、腹胀、食欲不佳，严重者有消化道溃疡、出血、穿孔等；肾脏不良反应：肾灌注量减少，出现水钠潴留、高血钾、血尿、蛋白尿、间质性肾炎，严重者发生肾坏死致肾功能不全。NSAIDs 还可以引起外周血细胞减少、凝血障碍、再生障碍性贫血、肝功能损害，少数患者发生过敏反应（皮疹、哮喘）以及耳鸣、听力下降、无菌性脑膜炎等。

8.1.3.2 改善病情的抗风湿药（DMARDs）

防止病情恶化及延缓关节组织的破坏。如单用 1 种 DMARDs 无效时，也可联合用药，以甲氨蝶呤（MTX）作为联合治疗的基本药物。

（1）MTX：对皮损和关节炎均有效，可作为首选药。可口服、肌肉注射和静脉注射，开始 7.5~25mg，每周 1 次，宜从小剂量开始。病情控制后逐渐减量，维持量 5~10mg，每周 1 次。常见的不良反应有恶心、口炎、腹泻、脱发、皮疹、肝功能受损，少数出现骨髓抑制、听力损害和肺间质病变。也可引起流产、畸形和影响生育。服药期间应定期查血常规和肝功能。

（2）柳氮磺吡啶（SZZ）：对外周关节炎有效。从小剂量开始逐渐加量，有助于减少不良反应。使用方法：每日 250~500mg 开始，之后每周增加 500mg，直至 2.0g。如疗效不明显者，可增至每日 3.0g。主要不良反应有恶心、厌食、消化不良、腹痛、腹泻、皮疹、无症状性转氨酶增高和可逆性精子减少，偶有白细胞、血小板减少，对磺胺过敏者禁用。服药期间应定期查血常规和肝功能。

（3）硫唑嘌呤（AZA）：对皮损也有效，常用剂量为 1~2mg/（kg·d），一般 100mg/d，维持量 50mg/d。不良反应有脱发、皮疹、骨髓抑制（包括白细胞减少、血小板减少、贫血），胃肠反应有恶心、呕吐，可有肝损害、胰腺炎，对精子、卵子有一定损伤，出现致畸，长期应用可致癌。服药期间应定期查血常规和肝功能等。

（4）环孢素A（CsA）：美国食品和药品管理局（FDA）已通过将其用于重症银屑病治疗，对皮肤和关节型银屑病有效。FDA认为1年内维持治疗，更长期使用对银屑病是禁止的。常用量3~5mg/（kg·d），维持量是2~3/（kg·d）。CsA的主要不良反应有高血压、肝肾毒性、神经系统损害、继发感染、肿瘤及胃肠道反应、齿龈增生、多毛等。不良反应的严重程度、持续时间均与剂量和血药浓度有关。服药期间应查血常规、血肌酐和血压等。

（5）来氟米特（LEF）：对于中、重度患者可用LEF 20mg/d。越来越多的国际资料显示LEF治疗PsA有较好疗效，使用方法同RA。主要不良反应有腹泻、瘙痒、高血压、肝酶增高、皮疹、脱发和一过性白细胞下降等。服药期间应定期查血常规和肝功能。

8.1.3.3　依曲替酯

属芳香维甲酸类。开始0.75~1mg/（kg·d），病情缓解后逐渐减量，疗程4~8周，肝肾功能不正常及血脂过高及孕妇、哺乳期妇女禁用。用药期间注意肝功能及血脂等。长期使用可使脊柱韧带钙化，因此中轴病变应避免使用。

8.1.3.4　糖皮质激素

用于病情严重，一般药物治疗不能控制时。因不良反应大，突然停用可诱发严重的银屑病，且停用后易复发，因此一般不选用，也不长期使用。但也有学者认为，小剂量糖皮质激素可缓解症状，并在DMARDs起效前起"桥梁"作用。

8.1.3.5　生物制剂

近年来用生物制剂治疗PsA已有大量报道，也取得了很好的疗效，可与MTX合用。目前在国内应用的生物制剂主要有以下两种：①依那西普（etanercept）、注射用重组人Ⅱ型肿瘤坏死因子受体-抗体融合蛋白：用于中、重度或其他药物治疗后疗效不佳的PsA患者，每次25mg皮下注射，每周2次；②为抗肿瘤坏死因子（TNF）-a的单克隆抗体，包括注射用英夫利西单抗，本品首次3~5mg/kg静脉滴注后，第2、6周及以后每8周给予相同剂量各1次。注射用阿达木单抗，每2周1次40mg皮下注射。以上药物使用前，应检查血常规、尿常规、肝功能、肾功能、肝炎及结核等相关检查，应用过程中也应定期检查。常见不良反应主要有注射部位的局部反应，如红斑、瘙痒、疼痛和肿胀等，一般持续3~5天，其他有头痛、眩晕、皮疹、咳嗽、腹痛、血液系统受损、感染、过敏反应等。对于活动性感染、活动性结核、肿瘤、充血性心力衰竭及对本品成分过敏者禁用。

8.1.3.6　局部用药

（1）关节腔注射长效皮质激素类药物：适用于急性单关节或少关节型患者，但不应反复使用，1年内不宜超过3~4次，同时应避开皮损处注射。过多的关节腔穿刺除了易并发感染外，还可发生类固醇晶体性关节炎。

（2）局部治疗银屑病的外用药：以还原剂、角质剥脱剂以及细胞抑制剂为主，根据皮损类型、病情等进行选择。在疾病急性期，以及发生在皱褶处的皮损，应避免使用刺激性强的药物。稳定期可以使用作用较强的药物，如5%水杨酸软膏、焦油类油膏、0.1%~0.5%蒽林软膏等。稳定期皮损可以选用的药物，还有钙泊三醇、他扎罗丁等。稳定期病情顽固的局限性皮损可以配合外用皮质类固醇激素，可以在外涂药物后，加封包以促进疗效，能够使皮损较快消退，但应用本药需注意激素的局部不良反应，以及在应用范围较广时可能发生的全身吸收作用。

8.1.4 物理疗法

（1）紫外线治疗：主要为B波紫外线治疗，可以单独使用，也可以在服用光敏感药物或外涂焦油类制剂后照射B波紫外线，再加水疗（三联疗法）。

（2）长波紫外线照射（PUVA）治疗：即光化学疗法，包括口服光敏感药物，通常为8-甲氧补骨脂（8-MOP），再进行PUVA治疗。服用8-MOP期间，注意避免日光照射引起的光敏感性皮炎。有人认为，长期使用PUVA可能增加发生皮肤鳞癌的机会。

（3）水浴疗法：包括温泉浴、糠浴、中药浴、死海盐泥浸浴治疗等，有助于湿润皮肤、祛除鳞屑和缓解干燥与瘙痒症状。

8.1.5 外科治疗：对已出现关节畸形伴功能障碍的患者，可考虑外科手术治疗，如关节成形术等。

8.2 中成药用药方案

8.2.1 基本原则

本病关节炎表现属"风湿病""痹病"范畴。皮肤表现属于中医"白疕""疕风""蛇虱"等范畴。治疗按相关分证类型辨证治疗。

8.2.2 分证论治（表15-1）

表15-1 银屑病关节炎分证论治

证型	辨证要点	治法	中成药
湿热内蕴证	皮疹色红，鳞屑垢厚，关节红肿疼痛，舌红，苔黄腻，脉象滑数	清热利湿消肿止痛	湿热痹颗粒（片）、滑膜炎片（颗粒、胶囊）、新癀片、四妙丸、风痛安胶囊、当归拈痛丸（颗粒）
热毒痹阻证	关节红肿热痛，斑疹红赤，皮肤鳞屑生长快，皮肤灼热肿胀；舌质红，苔薄黄，脉滑数	清热解毒蠲痹止痛	复方青黛胶囊、新癀片
痰瘀阻络证	关节肿痛畸形，痛处固定，疼痛夜甚，关节局部皮色紫黯或舌质黯，舌上有瘀斑	化痰通络活血化瘀蠲痹止痛	定风止痛胶囊、银屑胶囊
阴虚血燥证	关节疼痛不甚或有畸形，皮疹干燥淡红，鳞屑细碎，舌淡苔净，脉细滑。	润燥祛风养血止痛	消银颗粒、风湿液、百令胶囊、痹祺胶囊、白芍总苷胶囊
瘀血阻络证	关节肿痛或有畸形，关节及皮损色紫黯，痛如针刺，痛处固定拒按，疼痛夜甚，关节及皮损色紫黯，舌暗或舌上有瘀斑	活血祛风化瘀止痛	瘀血痹胶囊（片）、独圣活血片

以下内容为上表内容的详解，重点强调同病同证情况下不同中成药选用区别。

（1）湿热内蕴证：关节红肿热痛，斑块样皮疹或蛎壳样皮疹色红，鳞屑厚或垢厚，胃脘痞闷，纳呆，甚或呕恶不欲食，小便黄赤，大便黏腻不爽，舌红苔黄腻，脉滑数。

【辨证要点】皮疹色红，鳞屑垢厚，关节红肿疼痛，舌红苔黄腻，脉象滑数。

【治法】清热利湿，消肿止痛。

【中成药】湿热痹颗粒（片）、滑膜炎颗粒（胶囊）、新癀片、四妙丸、风痛安胶囊、当归拈痛丸（颗粒）（表15-2）。

表15-2 银屑病关节炎湿热内蕴证可选用中成药

药品名称	药物组成	功能主治	用法用量	注意事项
湿热痹颗粒（片）	苍术、忍冬藤、地龙、连翘、黄柏、薏苡仁、防风、川牛膝、粉草薢、桑枝、防己、威灵仙	祛风除湿清热消肿通络定痛	口服。一袋5g，一次1袋，一日3次；或一片0.25g，一次6片，一日3次	尚不明确
滑膜炎颗粒（胶囊）	夏枯草、枸骨叶、女贞子、丹参、防己、薏苡仁、黄芪、丝瓜络、土茯苓、当归、川牛膝、泽兰、豨莶草	清热利湿活血通络	口服。颗粒剂，一次12g，一次3次；或胶囊，一次3粒，一日3次	1. 孕妇禁用 2. 颗粒剂糖尿病患者慎服
新癀片	肿节风、三七、人工牛黄、猪胆汁膏、肖梵天花、珍珠层粉、水牛角浓缩粉、红曲	清热解毒活血化瘀消肿止痛	口服，一次2~4片，一次3次；外敷，一次2~8片，碾碎用冷开水、黄酒、蜂蜜或米醋调敷，每日1次，每次4~6小时	1. 胃及十二指肠溃疡者、肾功能不全者及孕妇慎用 2. 对吲哚美辛过敏者忌用
四妙丸	苍术、牛膝、黄柏（盐炒）、薏苡仁	清热利湿	口服，一次6g，一次2~3次	服药期间，宜食用清淡易消化之品，忌食辛辣
风痛安胶囊	石膏、黄柏、汉防己、薏苡仁、连翘、木瓜、滑石、通草、桂枝、姜黄、忍冬藤、海桐皮	清热利湿活血止痛	一次3~5粒，一日3次	尚不明确
当归拈痛丸（颗粒）	当归，苦参，泽泻，茵陈，葛根，升麻，猪苓，白术，黄芩，葛根，人参，羌活，防风，知母	清热利湿祛风止痛	一次6~9g，一日2次	孕妇及风寒湿闭阻痹病者慎用；忌食辛辣油腻食物

（2）热毒痹阻证：关节红肿热痛，皮疹色红或连成片，或斑疹红赤，皮肤鳞屑生长快，皮肤焮热肿胀，或恶寒发热，口干渴欲饮，小便黄赤，大便干结。舌质红，苔薄黄，脉滑数。

【辨证要点】关节红肿热痛，斑疹红赤，皮肤鳞屑生长快，皮肤焮热肿胀，舌质红，苔薄黄，脉滑数。

【治法】清热解毒，凉血祛风，消肿止痛。

【中成药】复方青黛胶囊、新癀片（表15–3）。

表15–3　银屑病关节炎热毒痹阻证可选用中成药

药品名称	药物组成	功能主治	用法用量	注意事项
复方青黛胶囊	马齿苋、土茯苓、白鲜皮、白芷、青黛、紫草、丹参、蒲公英、贯众、粉草薢、乌梅、五味子（酒）、山楂（焦）、建曲	清热解毒消斑化瘀祛风止痒	口服，一次4粒，一日3次	
新癀片	肿节风、三七、人工牛黄、猪胆汁膏、肖梵天花、珍珠层粉、水牛角浓缩粉、红曲	清热解毒活血化瘀消肿止痛	口服。一次2~4片，一日3次；外敷，一次2~8片，碾碎用冷开水、黄酒、蜂蜜或米醋调敷，每日1次，一次4~6小时	1. 胃及十二指肠溃疡者、肾功能不全者及孕妇慎用 2. 对吲哚美辛过敏者忌用

（3）痰瘀阻络证：关节肿痛畸形，或肌肉瘦削，痛处固定，疼痛夜甚，关节局部皮色紫黯，舌质黯，苔薄白或白腻或薄黄，脉细滑或细涩。

【辨证要点】关节肿痛畸形，痛处固定，疼痛夜甚，关节局部皮色紫黯或舌质黯，舌上有瘀斑。

【治法】化痰通络，活血化瘀，蠲痹止痛。

【中成药】定风止痛胶囊、银屑胶囊（表15–4）。

表15–4　银屑病关节炎痰瘀阻络证可选用中成药

药品名称	药物组成	功能主治	用法用量	注意事项
定风止痛胶囊	三七、天麻、白芷、制天南星、制白附子、僵蚕、防风、羌活	祛风化痰行瘀散结消肿定痛	口服，一次2粒，一日3次，小儿酌减。外用，创面用盐水清洁，将药粉撒于患处，或用香油调敷	服药期间宜进清淡饮食，禁食辛辣刺激
银屑胶囊	土茯苓、菝葜	祛风解毒	口服，一次4粒，一日2~3次	1. 孕妇禁用 2. 服药期间宜进清淡饮食，禁食辛辣刺激 3. 禁饮茶

（4）阴虚血燥证：病程久，关节疼痛不甚或有畸形，病情反复，皮疹干燥淡

红，鳞屑细碎，舌淡苔净，脉细滑。

【辨证要点】关节疼痛不甚或有畸形，皮疹干燥淡红，鳞屑细碎，舌淡苔净，脉细滑。

【治法】养血祛风，蠲痹止痛。

【中成药】消银颗粒、风湿液、百令胶囊、痹祺胶囊、白芍总苷胶囊（表15-5）。

表15-5 银屑病关节炎阴虚血燥证可选用中成药

药品名称	药物组成	功能主治	用法用量	注意事项
消银颗粒	地黄、牡丹皮、赤芍、当归、苦参、金银花、玄参、牛蒡子、蝉蜕、白鲜皮、大青叶、红花、防风	清热凉血养血润燥祛风止痒	口服，一次3.5g，一日3次	孕妇禁用
风湿液	独活、寄生、羌活、防风、秦艽、木瓜、鹿角胶、鳖甲胶、牛膝、当归、白芍、川芎、红花、白术、甘草、红曲	补养肝肾养血通络祛风除	口服，一次10～15mL，一日2～3次，或遵医嘱	孕妇忌服对酒精过敏者禁用
百令胶囊	发酵冬虫夏草菌粉(Cs-C-Q80)	补肺肾益精气	口服，一次2～6粒，一日3次	忌辛辣、生冷、油腻食物
痹祺胶囊	马钱子（调制粉）、党参、白术、茯苓、丹参、三七、川芎、牛膝、地龙、甘草	益气养血祛风除湿活血止痛	口服，一次4粒，一日2～3次	1. 孕妇禁用 2. 本品含有马钱子，高血压、冠心病、肝肾功能不全、癫痫、破伤风、甲亢病人禁用 3. 风湿热痹慎用 4. 本品不可过量服用和久服 5. 如出现中毒症状时，应立即停药并采取相应急救措施
白芍总苷胶囊	白芍	养阴和营	口服，一次2～4粒，一日2～3次	脾胃虚寒、脾胃功能差，大便次数多及便溏患者小心使用

（5）瘀血阻络证：病程久，关节肿痛或有畸形，痛如针刺，痛处拒按，疼痛夜甚，关节及皮损色紫黯，舌暗或舌上有瘀斑，脉涩。

【辨证要点】关节疼痛或有畸形，关节及皮损色紫黯，痛如针刺，痛处固定拒按，疼痛夜甚，关节及皮损色紫黯，舌暗或舌上有瘀斑。

【治法】活血化瘀，通络止痛。

【中成药】瘀血痹胶囊（片）、独圣活血片（表15-6）。

表 15-6 银屑病关节炎瘀血阻络证可选用中成药

药品名称	药物组成	功能主治	用法用量	注意事项
瘀血痹胶囊（片）	乳香（制）、没药（制）、红花、威灵仙、川牛膝、香附（制）、姜黄、当归、丹参、川芎、炙黄芪	活血化瘀通络止痛	口服，一次6粒，一日3次，或遵医嘱	1. 孕妇禁用 2. 哺乳期慎用
独圣活血片	三七、香附（四炙）、当归、醋延胡索、鸡血藤、大黄、甘草	活血消肿理气止痛	口服，一次3片，一日3次	1. 孕妇禁用 2. 哺乳期慎用 3. 脾胃功能差，大便稀溏者小心使用

8.2.3 辨病特色中成药（表 15-7）

雷公藤制剂：雷公藤具有抗炎止痛及免疫抑制多重功效，对本病有明确的作用。

昆明山海棠制剂：昆明山海棠对银屑病关节炎有确切的疗效。

表 15-7 银屑病关节炎辨病用中成药

药品名称	药物组成	功能主治	用法用量	注意事项
雷公藤多苷片	雷公藤	祛风除湿，活血通络，消肿止痛，杀虫解毒。关节肿痛，皮疹鲜红	口服，一次1~2粒，一日2~3次	1. 孕妇禁用 2. 肝病、严重心血管病和老年患者慎用 3. 白细胞及血小板减少或贫血者慎用 4. 服药期间可引起月经紊乱，精子活力及数目减少，影响生育；生育年龄有孕育要求者不宜服用 5. 服药后出现面部浮肿、蛋白尿、红细胞管型、肌酐和尿素氮升高者，应立即停药，及时处理 6. 宜饭后服用
雷公藤片	雷公藤	祛风除湿 活血通络 消肿止痛 杀虫解毒	口服，一次2~3片，一日2~3次	1. 孕妇禁用 2. 肝病、严重心血管病和老年患者慎用 3. 白细胞及血小板减少或贫血者慎用 4. 服药期间可引起月经紊乱，精子活力及数目减少，影响生育；生育年龄有孕育要求者，不宜服用 5. 服药后出现面部浮肿、蛋白尿、红细胞管型、肌酐和尿素氮升高者，应立即停药，及时处理 6. 宜饭后服用

续表

药品名称	药物组成	功能主治	用法用量	注意事项
昆明山海棠片	昆明山海棠	祛风除湿 舒筋活络 清热解毒	口服，一次2片，一日2～3次	1. 孕妇、哺乳期妇女或患有肝脏疾病等严重全身疾病者禁用 2. 处于生长发育期的幼儿、青少年及生育年龄有孕育要求者不宜使用，或全面权衡利弊后遵医嘱使用 3. 患有骨髓造血障碍的疾病者禁用 4. 胃、十二指肠溃疡活动期禁用 5. 严重心律紊乱者禁用

9 预后

一般病程良好，只有少数患者（＜5%）有关节破坏和畸形。家族银屑病史、20岁前发病、HLADR3或DR4阳性、侵蚀性或多关节病变、广泛皮肤病变等提示预后较差。

（马桂琴　王海舰　董振华）

参考文献

［1］中华医学风湿病学会．银屑病关节炎诊断及治疗指南［J］．中华风湿病学杂志2010，14（9）：631－633．

［2］丁晓岚，王婷琳．中国六省市银屑病流行病学调查［J］．中国皮肤性病学杂志，2010，24（7）：600－601．

［3］张建中．银屑病的流行病学与危险因素［J］．实用医院临床杂志，2013，10（1）：4－6．

［4］赵娜，吴卫志，杨平．银屑病流行病学研究进展［J］．山东医药，2013，53（39）：95－97．

［5］国家药典委员会．中华人民共和国药典（中药成方制剂卷）．2010．

［6］中华医学会皮肤性病分会银屑病学组．中国银屑病治疗专家共识（2014版）［J］．中华皮肤科杂志，2014，47（3）：213－215．

［7］中华医学会皮肤性病分会银屑病学组．中国银屑病治疗指南（2008版）［J］．中国实用乡村医生杂志，2014，21（2）：2－5．

第十六章 产后痹

1 范围

本《指南》规定了产后痹的诊断、辨证和中成药治疗。

本《指南》适用于产后痹的诊断、辨证和中成药治疗。

2 术语和定义

下列术语和定义适用于本《指南》。

产后痹是指妇女生产、流产或引产后百日内,感受外邪侵袭所引起的肌肉、肢体或关节酸痛、沉重、麻木及活动不利,伴出汗、恶风和畏寒,遇寒冷阴雨天病情加重等症状,称为"产后痹"。症状反复出现,迁延日久,也属"产后痹"范畴。

中医古籍中多以"产后身痛""产后遍身疼痛""产后关节痛""产后痛风""产后中风""产后筋脉拘急"等相称。

3 病因病机

产后痹是妇女在产褥期或产后百日内,由于机体虚弱,气血不足,筋脉失养;或湿寒之邪,因虚乘之;或痰浊内生,蕴郁化热;或瘀血阻滞经络,或病久体虚,复感外邪,内外相引,病邪深入脏腑,虚者更虚。致病原因虽繁,归纳起来,可为外因与内因两大类。

4 临床表现

以关节及肌肉疼痛、怕凉、怕风等为主要症状,而查体无关节肿胀、关节畸形、功能障碍等阳性体征,实验检查指标无异常。

5 诊断

5.1 诊断要点

(1)发病在产褥期,或产后百日内,或症状反复出现,迁延日久。

(2)有产后体虚感受外邪史。

(3)主要临床表现:周身关节、肌肉疼痛不适,酸楚沉重、麻木、恶风畏寒、遇寒冷及阴雨天加重。或伴有汗出恶风,或局部红肿发热、面色无华、体倦乏力、腰膝酸软等症。对外界刺激如受风、寒冷、潮湿等反应敏感等。

5.2 辅助检查

(1)实验室检查:血沉、抗链"O"、类风湿因子等化验指标多正常。

(2)X线检查正常。

6 鉴别诊断

6.1 痿症

"痿"是痿而不用,以手足酸软无力、患肢萎缩消瘦为特征,严重者手不能据物，脚痿弱不能举步，并以下肢为多见。以肢体痿软无力而关节不痛为鉴别要点。

6.2 痉证

痉由产后气血大伤，甚者伤津亡血，筋脉失养，致血虚过极而虚风内生而致。痉症没有肢体关节疼痛之症可资鉴别。强直性脊柱炎（AS）：侵犯脊柱的 PsA，脊柱和骶髂关节病变。

6.3 纤维肌痛综合征

女性纤维肌痛综合征患者与产后风湿症非常相似，两者的临床特点，好发年龄及性别相同，理化检查结果相同，临床很难区分。但全身对称分布的 18 个压痛点是纤维肌痛综合征诊断唯一可靠的体征，有助于两者鉴别。同时，产后痹多有明确的发病时间及诱因，除关节肌肉疼痛外，怕风怕凉也是主要症状之一。

7 治疗

7.1 西医治疗

西医没有文献显示有治疗此病的药物和方法，中医药治疗该病已有悠久的历史，疗效甚佳，具有一定的优势。

7.2 物理疗法

7.2.1 按摩疗法

根据产后痹所发部位的不同，除选用上面每个证候中所介绍的穴位外，可根据病情的轻重缓急，在局部选择穴位进行治疗，或循本经经脉走向点穴治之，亦可依病发部位所属脏腑的表里关系，选择其所属经脉的穴位点按之。

在治疗中，要注意扶正培本，以增强机体的抗病能力。酌情选择脾经、胃经、肾经、肝经、膀胱经的穴位，以提高机体防御功能。按摩有循经按摩、点穴按摩之别。一般产后体质较弱，采取循经按摩为宜，且手法不宜过重，以防止产后骨质疏松者引起不良反应。

在循经按摩中，以太阳膀胱经为主，依经脉自上而下的循行方向及病发部位推、揉、搓、按。在疼痛明显的部位，手法可稍重，用力要均匀，让指力、掌力达到患部一定深度，方有治疗作用。在四肢、脾胃经、三焦经、大肠经、肺经及肩背处用力皆可稍重，但在胸背一定要力量适度，以防过重时伤及内脏。

7.2.2 洗浴法

嘱患者稍事休息，测心率、血压、体温后，将药浴室预热并准备一次性用品（隔离罩、毛巾、拖鞋），遵医嘱调配药液加入热水，测试水温40℃～42℃；扶持患者将全身浸泡在药水中，自行洗浴并按摩皮肤、肌肉，活动关节和疼痛部位，持续时间40～50分钟。水温降低时，再适量加入热水，至皮肤潮红和微微汗出的状态。洗浴过程中，可适量饮水，注意询问有无不适；出浴时擦干全身皮肤，穿好衣服，注意保暖，休息10～15分钟，方可离开。

7.2.3 贴敷法

（1）捉虎膏：独蒜汁、韭菜汁、葱汁、艾叶汁、姜汁各120g，白酒600mL。制法：上汁煎至沸，入麻油120g，熬至滴水成珠，加松香、东丹搅匀成膏，用布摊贴。适用于产后伤风致手足麻木、骨节疼痛等症。（《洄溪秘方》）

（2）痛痹方：芥菜子为末，鸡白调敷痛处。（《急救良方》）

（3）足膝冷痛方：生姜、生艾、生葱等分捣烂，烧酒炒，用布包，热熨痛处。适用于寒湿阻滞所致产后关节、肌肉疼痛者。（《赛金丹》）

7.2.4 离子导入

利用离子导入的原理，增强药物浓缩液接触局部皮肤的通透性，从而提高治疗的效果。选用方药应遵循辨证施治的原则，可设计为寒湿痹阻、湿热痹阻、痰瘀阻络等方剂随证选用。如湿热痹阻证，用忍冬藤、桑枝、黄柏、海桐皮、雷公藤、莪术、芒硝等组方效果较好。

7.3 中成药用药方案

7.3.1 基本原则

产后痹以正虚为主，本病的范围较广，凡关节肌肉疼痛除外西医确诊的风湿病并发于生产、流产或引产后百日内者，均可参考产后痹治疗和调护。

7.3.2 分证论治（表16-1）

表16-1 产后痹分证论治

证型	辨证要点	治法	中成药
气血两虚证	肢体关节、肌肉疼痛或酸痛，面色无华，倦怠乏力，舌淡暗，苔薄白腻，脉细弱	益气养血活血通络	养血荣筋丸、八珍颗粒（丸）、人参养荣丸
寒湿痹阻证	肢体关节冷痛，遇寒则痛剧，得热则痛减，恶风畏寒，手足寒凉，舌质淡红或黯红，舌苔薄白，脉弦紧或弦缓或浮	散寒除湿通络止痛	寒湿痹片（颗粒）、黑骨藤追风活络胶囊、风湿骨痛胶囊（丸）、大活络丹、木瓜丸、风寒双离拐片、小活络丸、疏风活络片、追风透骨丸（片）、风湿痹康胶囊、狗皮膏（改进型）、伤湿止痛膏、复方南星止痛膏、天和追风膏
肝肾不足偏阳虚证	肢体关节冷痛，伴见肌肉痿软无力，神疲困倦，面色㿠白，腰背酸痛，下肢酸软，足跟冷痛，舌淡胖或边有齿痕，舌苔白滑，脉沉细无力	散寒除湿温阳止痛	尪痹胶囊（片）、祛风止痛胶囊（片）、蚁参蠲痹胶囊、风湿液、壮骨关节胶囊、益肾蠲痹丸、健步强身丸、健步壮骨丸、仙灵骨葆胶囊、骨龙胶囊、妙济丸、天麻丸（片）
湿热痹阻证	关节触热、疼痛，肢体沉重酸软无力，或见发热，烦闷不安，或有发热，舌质红，苔黄腻，脉濡数或滑数	清热利湿通络止痛	湿热痹片（颗粒）、四妙丸、风湿圣药胶囊、风痛安胶囊、当归拈痛丸、豨桐胶囊（丸）
瘀血痹阻证	关节肌肉疼痛，或刺痛，痛处固定不移，恶露不净，少腹疼痛，夹有血块，舌质黯有瘀点、瘀斑，脉弦涩	养血活血化瘀通络	瘀血痹颗粒（胶囊、片）、盘龙七片、通痹片（胶囊）、复方风湿宁胶囊、活络丸、大活络丸、小活络丸、消痛贴膏、麝香活血化瘀膏、坎离砂

续表

证型	辨证要点	治法	中成药
肝郁气滞证	关节、肌肉胀痛，程度常因情绪波动而改变，心烦易怒，口干口苦，舌质淡，苔薄白，脉弦滑或脉弦涩	疏肝解郁通络止痛	逍遥丸、柴胡疏肝散、加味逍遥丸

以下内容为上表内容的详解，重点强调同病同证情况下不同中成药选用区别。

（1）气血两虚证：肢体关节、肌肉疼痛或酸痛，酸楚麻木，面色无华，肢体困倦乏力；伴汗出畏风，畏寒肢冷，自汗出或者动则汗出，舌淡，苔薄白，脉细弱。

【辨证要点】肢体关节、肌肉疼痛或酸痛，面色无华，倦怠乏力，舌淡暗，薄白腻、脉细弱。

【治法】益气养血，活血通络。

【中成药】养血荣筋丸、八珍颗粒（丸）、人参养荣丸（表16-2）。

表16-2 产后痹气血两虚证可选用中成药

药品名称	药物组成	功能主治	用法用量	注意事项
养血荣筋丸	当归、何首乌（黑豆酒炙）、党参、白术（麸炒）、铁丝威灵仙（酒炙）、续断、桑寄生、补骨脂（盐炒）、仲筋草、透骨草、油松节、鸡血藤、赤芍、赤小豆、木香、陈皮	养血荣筋，祛风通络。用于陈旧性跌打损伤，症见筋骨疼痛、肢体麻木、肌肉萎缩、关节不利	口服，一次1~2丸，一日2次	本品含活血通经之品，孕妇忌服
八珍颗粒（丸）	熟地黄、党参、当归、白芍（炒）、白术（炒）、茯苓、川芎、炙甘草	补气益血。用于气血两虚，面色萎黄，食欲不振，四肢乏力，月经过多	颗粒剂：开水冲服，一次1袋，一日2次丸剂：口服。水蜜丸，一次6g；大蜜丸，一次1丸。一日2次	1. 本品为气血两虚证而设，体实有热者忌服 2. 感冒者慎用，以免表邪不解 3. 服药期间，饮食宜选清淡易消化之品，忌食辛辣、油腻、生冷之品
人参养荣丸	人参、熟地黄、白术（土炒）、茯苓、炙黄芪、五味子（酒蒸）、当归、白芍（麸炒）、肉桂、远志（制）、陈皮、炙甘草	温补气血。用于心脾不足，气血两亏，形瘦神疲，食少便溏，病后虚弱	口服。水蜜丸，一次6g；大蜜丸，一次1丸。一日1~2次	1. 阴虚、热盛者忌用 2. 孕妇慎用 3. 服药期间，饮食宜选清淡之品

（2）寒湿痹阻证：肢体关节冷痛，游走不定，遇寒则痛剧，得热则痛减，局部皮色不红。触之不热，关节屈伸不利，恶风畏寒，手足寒凉，舌质淡红或黯红，舌苔薄白，脉弦紧或弦缓或浮。

【辨证要点】肢体关节冷痛，遇寒则痛剧，得热则痛减，恶风畏寒，手足寒凉，舌质淡红或黯红，舌苔薄白，脉弦紧或弦缓或浮。

【治法】散寒除湿，通络止痛。

【中成药】寒湿痹片（颗粒）、黑骨藤追风活络胶囊、风湿骨痛胶囊（丸）、大活络丹、木瓜丸、风寒双离拐片、小活络丸、疏风活络片、追风透骨丸（片）、风湿痹康胶囊、狗皮膏（改进型）、伤湿止痛膏、复方南星止痛膏、天和追风膏（表16 - 3）。

表16 - 3 产后痹寒湿痹阻证可选用中成药

药品名称	药物组成	功能主治	用法用量	注意事项
寒湿痹片（颗粒）	附子（制）、制川乌、麻黄、桂枝、细辛、威灵仙、木瓜、白术（炒）、黄芪、当归、白芍、甘草（制）	祛寒除湿温通经络	口服。片剂，一次4片，一日3次；颗粒剂，开水冲服，一次3g（无糖型）或5g（减糖型）。一日3次	1. 孕妇忌服 2. 身热高烧者禁用
黑骨藤追风活络胶囊	青风藤、黑骨藤、追风伞	祛风除湿通络止痛	口服，一次3粒，一日3次；2周为1个疗程	1. 孕妇禁用；消化道溃疡患者禁服 2. 忌寒凉及油腻食物 3. 本品宜饭后服用 4. 不宜在服药期间同时服用其他泻火及滋补性中药 5. 热痹者不适用，主要表现为关节肿痛如灼、痛处发热，疼痛窜痛无定处，口干唇燥 6. 有高血压、心脏病、肝病、糖尿病、肾病等慢性病患者慎用
风湿骨痛胶囊(丸)	制川乌、制草乌、麻黄、红花、木瓜、乌梅肉、甘草	温经散寒通络止痛	口服。胶囊剂，一次2～4粒，一日2次；水丸，一次10～15粒，一日2次	1. 本品辛热，阴虚火旺，湿热痹病忌服 2. 本品含有活血药，有碍胎气，并含有毒药材，孕妇忌服 3. 本品含川乌、草乌有毒，应在医生指导下使用，不可过量服用

续表

药品名称	药物组成	功能主治	用法用量	注意事项
大活络丸	蕲蛇、乌梢蛇、全蝎、地龙、天麻、威灵仙、制草乌、肉桂、细辛、麻黄、羌活、防风、松香、广藿香、豆蔻、僵蚕（炒）、天南星（制）、牛黄、乌药、木香、沉香、丁香、青皮、香附（醋制）、麝香、安息香、冰片、两头尖、赤芍、没药（制）、乳香（制）、血竭、黄连、黄芩、贯众、葛根、水牛角、大黄、玄参、红参、白术（麸炒）、甘草、熟地黄、当归、何首乌、骨碎补（烫、去毛）、龟甲（醋淬）、狗骨（油酥）	祛风散寒除湿化痰活络止痛	温黄酒或温开水送服，一次1丸，一日1~2次	1. 本品性偏燥烈，阴虚火旺者慎用；出血性中风初期，神志不清者忌用 2. 方中含活血通络之品，有碍胎气，孕妇忌服 3. 服药期间，忌食膏粱厚味，油腻不化之食，宜戒酒 4. 本品含有乳香、没药，脾胃虚寒者慎用；对本品有过敏反应者忌用 5. 本品含草乌有毒，应在医生指导下使用，不可过量服用
木瓜丸	制川乌、制草乌、白芷、海风藤、威灵仙、木瓜、鸡血藤、川芎、当归、人参、狗脊（制）、牛膝	祛风散寒除湿通络	口服，一次30丸，一日2次	1. 本品性味辛温，主治风湿寒痹，风湿热痹者忌服 2. 本品含有毒及活血之品，孕妇忌服 3. 本品含川乌、草乌有毒，应在医生指导下使用，不可过量服用
风寒双离拐片	地枫皮、千年健、制川乌、制草乌、红花、乳香（制）、没药（制）、制马钱子、防风、木耳	祛风散寒活血通络	黄酒送服，一次8片，一日2次；或遵医嘱	1. 本品性味辛温，为风湿寒痹、肝肾不足痹病所设，若属风湿热痹者不宜应用 2. 本品含川乌、草乌、马钱子及活血药，孕妇忌用 3. 本品含川乌、草乌有毒，应在医生指导下使用，不可过量服用 4. 本品含马钱子有大毒，过量使用可引起肢体颤抖、惊厥、呼吸困难，甚至昏迷，因此不可过服、久服。如出现中毒症状时，应立即停药并采取相应急救措施 5. 高血压、心脏病、肝肾功能不全、癫痫、破伤风、甲亢病人忌用

续表

药品名称	药物组成	功能主治	用法用量	注意事项
小活络丸	制川乌、制草乌、胆南星、乳香（制）、没药（制）、地龙	祛风散寒化痰除湿活血止痛	黄酒或温开水送服，一次1丸，一日2次	1. 本品性味辛温，为风湿痰瘀阻络所致痹病、中风偏瘫所设。若属湿热瘀阻或阴虚有热者慎用 2. 本品含有毒及破血药，孕妇忌用 3. 本品含乳香、没药，脾胃虚弱者慎用；过敏体质慎用 4. 本品含川乌、草乌有毒，应在医生指导下使用，不可过量服用
疏风活络片	马钱子（炒）、麻黄、桂枝、防风、秦艽、菝葜、木瓜、虎杖、桑寄生、甘草	祛风散寒除湿通络	口服，一次2~3片，一日2次	1. 本品性味辛温，主治风寒湿痹。若属风湿热痹者忌用 2. 本品含有毒药材，孕妇忌用 3. 本品含马钱子有大毒，过量使用可引起肢体颤抖、惊厥、呼吸困难甚至昏迷，因此不可过服、久服。如出现中毒症状时，应立即停药并采取相应急救措施 4. 高血压、心脏病、肝肾功能不全、癫痫、破伤风、甲亢病人忌用
追风透骨丸（片）	制川乌、制草乌、麻黄、桂枝、细辛、白芷、秦艽、防风、羌活、天麻、地龙、当归、川芎、赤芍、乳香（制）、没药（制）、香附（制）、朱砂、茯苓、白术（炒）、制天南星、甘松、赤小豆、甘草	祛风除湿通经活络散寒止痛	口服。水蜜丸，一次6g，一日2次；片剂，一次4片，一日2次	1. 本品散寒燥湿，故湿热痹阻、脾胃湿热者忌用 2. 本品含有毒及活血破瘀之品，故孕妇忌用 3. 本品含川乌、草乌有毒，应在医生指导下使用，不可过量服用 4. 本品含有朱砂，肾脏病患者慎用 5. 本品含乳香、没药，脾胃虚寒者禁忌 6. 本品含有麻黄，高血压、冠心病患者慎用
风湿痹康胶囊	土茯苓、穿山龙、青风藤、马钱子粉、白屈菜、没药（制）、当归、麻黄、桂枝、天麻、穿山甲（烫）、蜈蚣、僵蚕、全蝎、木瓜、川牛膝	祛风除湿温经散寒通络止痛	口服，一次2粒，一日3次；或遵医嘱	1. 孕妇忌服 2. 急慢性肝炎、急慢性肾炎慎用

药品名称	药物组成	功能主治	用法用量	注意事项
狗皮膏（改进型）	生川乌、羌活、高良姜、官桂、当归、防己、麻黄、红花、洋金花、白屈菜、花椒、蟾酥、白花菜籽、透骨草、没药、乳香、薄荷脑、冰片、樟脑、水杨酸甲酯、八角茴香油、盐酸苯海拉明	祛风散寒舒筋活血止痛	贴患处	1. 本品为外用药 2. 忌食生冷、油腻食物 3. 皮肤破溃或感染处禁用 4. 本品含盐酸苯海拉明。哺乳期妇女慎用 5. 经期妇女慎用。儿童、年老体弱者应在医师指导下使用 6. 本品不宜长期或大面积使用，用药后皮肤过敏如出现瘙痒、皮疹等现象时，应停止使用，症状严重者应去医院就诊 7. 用药3天后症状无缓解，应去医院就诊 8. 对本品过敏者禁用，过敏体质者慎用 9. 本品性状发生改变时，禁止使用 10. 儿童必须在成人监护下使用 11. 请将本品放在儿童不能接触的地方 12. 如正在使用其他药品时，在使用本品前请咨询医师或药师
伤湿止痛膏	伤湿止痛流浸膏（由生草乌、生川乌、乳香、没药、生马钱子、丁香、肉桂、荆芥、防风、老鹳草、香加皮、积雪草、骨碎补、白芷、山奈、干姜组成）、樟脑、薄荷脑、冰片、水杨酸甲酯、芸香浸膏、颠茄流浸膏	祛风除湿活血止痛	外贴患处	1. 凡对橡胶膏过敏或皮肤糜烂、破裂者不宜贴用 2. 使用中如皮肤发痒或变红，应立即取下 3. 孕妇忌用
复方南星止痛膏	生天南星、生川乌、丁香、肉桂、细辛、白芷、川芎、乳香（制）、没药（制）、徐长卿、樟脑、冰片	散寒除湿活血止痛	外贴。选最痛部位，最多贴3个部位，贴24小时，隔日1次，共贴3次	1. 本品性味辛温，为寒湿瘀阻痹病所设，若属风湿热痹病者慎用 2. 本品含生川乌、生天南星、活血及芳香药，孕妇忌用 3. 本品含乳香、没药，脾胃虚弱者慎用；儿童、老弱者慎服 4. 本品含川乌、草乌有毒，应在医生指导下使用，不可过量服用 5. 皮肤破损处不可使用

续表

药品名称	药物组成	功能主治	用法用量	注意事项
天和追风膏	生草乌、生川乌、麻黄、细辛、羌活、白芷、独活、高良姜、肉桂、威灵仙、蜈蚣、蛇蜕、海风藤、乌药、红花、桃仁、苏木、赤芍、乳香、没药、广西血竭、当归、牛膝、续断、香加皮、冰片、红大戟、麝香酮、肉桂油、薄荷脑、辣椒流浸膏、丁香罗勒油、樟脑、水杨酸甲酯、月桂氮䓬酮	温经散寒祛风除湿活血止痛	外贴患处	1. 本品性味辛温，主治风湿寒痹，风湿热痹者忌用 2. 本品含有毒及活血之品，孕妇忌用 3. 皮肤破损处忌用

（3）肝肾不足偏阳虚证：肢体关节冷痛，以腰膝为甚，屈伸不利，形寒肢冷，四末不温，伴见肌肉痿软无力，神疲困倦，面色㿠白，腰背酸痛，下肢酸软，足跟冷痛，舌淡胖或边有齿痕，舌苔白滑，脉沉细无力。

【辨证要点】肢体关节冷痛，伴见肌肉痿软无力，神疲困倦，面色㿠白，腰背酸痛，下肢酸软，足跟冷痛，舌淡胖或边有齿痕，舌苔白滑，脉沉细无力。

【治法】散寒除湿，温阳止痛。

【中成药】尪痹胶囊（片）、祛风止痛胶囊（片）、蚁参蠲痹胶囊、风湿液、壮骨关节胶囊、益肾蠲痹丸、健步强身丸、健步壮骨丸、仙灵骨葆胶囊、骨龙胶囊、妙济丸、天麻丸（片）（表16-4）。

表16-4 产后痹肝肾不足偏阳虚证可选用中成药

药品名称	药物组成	功能主治	用法用量	注意事项
尪痹胶囊（片）	生地黄、熟地黄、续断、淫羊藿、骨碎补、狗脊（制）、羊骨、附子（制）、独活、桂枝、防风、伸筋草、威灵仙、红花、皂刺、知母、白芍	补肝肾强筋骨祛风湿通经络	口服。胶囊，一次5粒，一日3次，温开水送服；片剂，一次4片，一日3次	1. 本品补肝肾，祛风湿，若痹病属湿热实证者慎用 2. 方中有活血药，有碍胎气，并含有毒药材附子，孕妇忌用 3. 服药期间，忌食生冷

续表

药品名称	药物组成	功能主治	用法用量	注意事项
祛风止痛胶囊（片）	老鹳草、槲寄生、续断、威灵仙、独活、制草乌、红花	祛风寒补肝肾壮筋骨	口服。胶囊，一次6粒，一日2次；片剂，一次6片，一日2次	1. 本品性味辛温，热证、关节红肿者慎用 2. 本品含有毒及活血之品，孕妇忌服 3. 儿童、老弱者慎服 4. 本品含草乌有毒，应在医生指导下使用，不可过量服用
蚁参蠲痹胶囊	蚂蚁、人参、丹参、鸡血藤、制川乌、桂枝、透骨草、伸筋草、川桐皮、麸炒苍术、关黄柏、薏苡仁、泽泻、蜈蚣、酒乌梢蛇	补肾健脾祛风除湿活血通络	口服，一次4粒，一日3次，2个月为1个疗程	1. 心血管疾病患者和肾脏病患者慎用 2. 目前尚无妊娠期和哺乳期妇女使用本品的研究材料 3. 过敏体质慎用
风湿液	寄生、牛膝、鹿角胶、鳖甲胶、羌活、独活、秦艽、防风、当归、白芍、川芎、红花、白术、红曲、木瓜、甘草	补益肝肾养血通络祛风除湿	口服，一次10~15mL，一日2~3次	1. 本品补益肝肾，祛风除湿，湿热痹病者不宜服用 2. 服药期间，忌食生冷油腻食品 3. 本品含活血通经之品，有碍胎气，孕妇慎用 4. 对本品过敏者不宜服用
壮骨关节胶囊	狗脊、淫羊藿、独活、骨碎补、续断、补骨脂、桑寄生、鸡血藤、熟地黄、木香、乳香、没药	补益肝肾养血活血舒经活络理气止痛	口服，一次2粒，一日2次，早晚饭后服用	1. 严重肝功能损害患者禁用 2. 肝功能异常者慎用，定期检查肝功能 3. 孕妇或哺乳期妇女慎用
益肾蠲痹丸	熟地黄、淫羊藿、骨碎补、寻骨风、老鹳草、徐长卿、葎草、鹿衔草、虎杖、全蝎、僵蚕（麸炒）、蜈蚣、广地龙（酒制）、蜂房（清炒）、土鳖虫、炮山甲、乌梢蛇（酒制）、延胡索、生地黄、当归、鸡血藤	温补肾阳益肾壮督搜风剔邪蠲痹通络	口服。一次8g，疼痛剧烈可加至12g，一日3次，饭后用温开水送下	1. 妇女月经期经行量多慎用 2. 孕妇禁服 3. 过敏体质和阴虚、湿热偏盛者慎用本品 4. 肾功能不全者禁用 5. 在医师指导下使用，并定期检查肾功能。如发现肾功能异常，应立即停药

续表

药品名称	药物组成	功能主治	用法用量	注意事项
健步壮骨丸	木瓜、枸杞子、牛膝、豹骨、补骨脂、人参、续断、黄芪、白芍、龟甲、熟地黄、独活、秦艽、黄柏、当归、菟丝子、防风、茯苓、锁阳、杜仲、羌活、远志、知母、酸枣仁、石菖蒲、附子（制）	补益肝肾祛风散寒除湿通络	口服，一次1丸，一日2次	1. 本品药性温燥，湿热痹病，红肿热痛者忌用 2. 本品含有毒药材，孕妇忌服
健步强身丸	龟甲（醋淬）、白芍、黄柏、知母、牛膝、豹骨（油制）、菟丝子、杜仲炭、补骨脂（盐炙）、锁阳、附子（制）、枸杞子、续断、羌活、独活、秦艽、防风、木瓜、炙黄芪、人参、白术（麸炒）、茯苓、熟地黄、当归	补肾健骨宣痹止痛	口服。水蜜丸，一次6g；大蜜丸，一次1丸。一日2次，淡盐汤或温开水送服	1. 本品性偏温燥，若痿证、痹病因湿热阻络实证者慎用 2. 本品有活血通络之品，有碍胎气，孕妇忌用 3. 服药期间，忌食生冷食品
仙灵骨葆胶囊	淫羊藿、续断、丹参、知母、补骨脂、地黄	滋补肝肾活血通络强筋壮骨	口服，一次3粒，一日2次，4～6周为1个疗程	重症感冒期间不宜服用
骨龙胶囊	狗腿骨、穿山龙	散寒止痛活血祛风强筋壮骨	口服，一次4～6粒，一日3次，小儿酌减	1. 本品药性甘温，湿热痹者慎用 2. 本品有活血的作用，孕妇慎用 3. 服药期间，忌食生冷油腻食物
妙济丸	黑木耳（醋制）、龟甲（制）、土茯苓、川牛膝（酒蒸）、杜仲（盐炒）、续断、当归、白芍（酒炒）、川芎、木瓜、苍术、小茴香（盐炒）、木香、丁香、母丁香、乳香（制）、茯苓	补益肝肾祛湿通络活血止痛	用黄酒送服，一次1～2丸，一日2次	1. 本品主要以补益肝肾为主，痹病属湿热证者慎用 2. 本品含活血之品，孕妇忌用

续表

药品名称	药物组成	功能主治	用法用量	注意事项
天麻丸（片）	麻、羌活、独活、粉草薢、杜仲（盐炒）、牛膝、附子（制）、地黄、玄参、当归	祛风除湿通络止痛补益肝肾	口服。水蜜丸，一次6g；大蜜丸，一次1丸；片剂，一次6片。一日2～3次	1. 本品祛风除湿，补益肝肾，凡湿热痹病慎用 2. 本品有活血药物，有碍胎气，并含有毒药材附子，孕妇忌用 3. 服药期间，忌食生冷油腻

（4）湿热痹阻证：关节触热、疼痛，肢体沉重酸软无力，口干不欲饮，或见发热，烦闷不安，或有发热，舌质红，苔黄腻，脉濡数或滑数。

【辨证要点】关节触热、疼痛，肢体沉重酸软无力，或见发热，烦闷不安，或有发热，舌质红，苔黄腻，脉濡数或滑数。

【治法】清热利湿，通络止痛。

【中成药】湿热痹颗粒、四妙丸、风湿圣药胶囊、风痛安胶囊、当归拈痛丸、豨桐胶囊（丸）（表16-5）。

表16-5　产后痹湿热痹阻证可选用中成药

药品名称	药物组成	功能主治	用法用量	注意事项
湿热痹颗粒(片)	黄柏、苍术、粉草薢、薏苡仁、汉防己、连翘、川牛膝、地龙、防风、威灵仙、忍冬藤、桑枝	清热除湿消肿通络祛风止痛	口服，一次6g（丸）或4～6片（片），一日2～3次	1. 本品清热利湿，寒湿痹阻及脾胃虚寒者忌用 2. 方中含有活血、渗利之品，有碍胎气，孕妇慎用 3. 服药期间，宜食用清淡易消化之品，忌食辛辣油腻之品，以免助热生湿。宜忌酒
四妙丸	黄柏（盐炒）、苍术、薏苡仁、牛膝	清热利湿	口服，一次6g，一日2次	1. 风寒湿痹，虚寒痿证慎用 2. 方中含牛膝，活血通经，引药下行，有碍胎气，孕妇慎用 3. 服药期间饮食宜用清淡易消化之品，忌饮酒，忌食鱼腥、辛辣油腻之品

续表

药品名称	药物组成	功能主治	用法用量	注意事项
风湿圣药胶囊	土茯苓、黄柏、威灵仙、羌活、独活、防风、防己、青风藤、穿山龙、蚕砂、绵萆薢、桃仁、红花、当归、人参、玉竹、桂枝、五味子	清热祛湿散风通络	口服，一次 4～6 粒，一日 3 次	1. 本品药性偏寒，寒湿痹病慎用 2. 本品具有活血功用，孕妇忌服 3. 本品含青风藤，偶可出现皮肤瘙痒等反应，对本品过敏者慎用 4. 服药期间饮食宜清淡，忌食辛辣、油腻之品，宜忌酒，以免助湿生热
风痛安胶囊	石膏、黄柏、汉防己、薏苡仁、连翘、木瓜、滑石、通草、桂枝、姜黄、忍冬藤、海桐皮	清热利湿活血通络	口服，一次 3～5 粒，一日 3 次	1. 本品清热利湿，若寒湿痹阻、脾胃虚寒者慎用 2. 方中含苦寒之品，易伤正气，体弱年迈者慎服 3. 本品含活血及淡渗滑泄之品，孕妇慎用
当归拈痛丸	茵陈、猪苓、泽泻、黄芩、苦参、防风、升麻、葛根、白术（炒）、苍术（炒）、党参、当归、知母、甘草	清热利湿祛风止痛	口服，一次 9g，一日 2 次	1. 本方清热利湿、祛风止痛，故寒湿闭阻证者慎用 2. 方中含有淡渗利湿之品，有碍胎气，孕妇慎用 3. 服药期间，宜食用清淡易消化之品，忌食辛辣油腻之品，以免助湿生热
豨桐胶囊（丸）	豨莶草、臭梧桐叶	清热祛湿散风止痛	口服。胶囊剂，一次 2～3 粒，一日 3 次；丸剂，一次 10 粒，一日 3 次	1. 本品性味苦寒，寒湿痹病不宜服用 2. 忌食猪肝、羊肉、羊血、山芋 3. 服药期间忌食辛辣、油腻之品，以免助湿生热，饮食宜清淡，宜忌酒

（5）瘀血痹阻证：遍身关节肌肉疼痛，或刺痛，痛处固定不移，四肢关节屈伸不利，遇寒更甚，昼轻夜重，恶露不净、少腹疼痛、夹有血块，舌质黯有瘀点、瘀斑，脉弦涩。

【辨证要点】关节肌肉疼痛，或刺痛，痛处固定不移，恶露不净、少腹疼痛、夹有血块，舌质黯有瘀点、瘀斑，脉弦涩。

【治法】养血活血，化瘀通络。

【中成药】瘀血痹颗粒（胶囊、片）、盘龙七片、通痹片（胶囊）、复方风湿宁胶囊、活络丸、大活络丸、小活络丸、消痛贴膏、麝香活血化瘀膏、坎离砂（表16-6）。

表 16-6 产后痹瘀血痹阻证可选用中成药

药品名称	药物组成	功能主治	用法用量	注意事项
瘀血痹胶囊（片）	乳香（制）、没药（制）、红花、威灵仙、川牛膝、香附（制）、姜黄、当归、丹参、川芎、炙黄芪	活血化瘀通络止痛	口服，一次6粒，一日3次；或遵医嘱	1. 方中含有活血之品，孕妇忌用 2. 本品含有乳香、没药，脾胃虚弱者慎用 3. 本品活血化瘀，月经过多者慎用；若出血性溃疡或非确有瘀血者慎用
盘龙七片	盘龙七、当归、丹参、重楼、红花、乳香、没药、缬草、木香、过山龙、羊角七、八里麻、支柱蓼、老鼠七、青蛙七、珠子参、秦艽、络石藤、壮筋丹、伸筋草、白毛七、祖师麻、川乌、草乌、铁棒锤、五加皮、竹根七、杜仲、牛膝	活血化瘀祛风除湿消肿止痛滋养肝肾	口服，一次3~4片，一日3次	1. 本品为肝肾不足，风湿寒痹所设。若属风湿热痹者慎用 2. 本品含铁棒锤、川乌、草乌，孕妇忌服 3. 忌食生冷 4. 本品含川乌、草乌、铁棒锤有毒，应在医生指导下使用，不可过量服用
通痹片（胶囊）	制马钱子、白花蛇、蜈蚣、全蝎、地龙、僵蚕、乌梢蛇、麻黄、桂枝、附子、制川乌、桃仁、红花、没药（制）、穿山甲（制）、延胡索（制）、丹皮、阴行草、大黄、王不留行、鸡血藤、川牛膝、续断、羌活、独活、苍术（炒）、防风、天麻、苡仁、路路通、木瓜、伸筋草、人参、黄芪、当归、白术（炒）、香附（酒制）、广木香、枳壳、砂仁、朱砂	祛风胜湿活血通络散寒止痛调补气血	饭后口服。片剂，一次2片；胶囊剂，一次1粒。一日2~3次，或遵医嘱	1. 孕妇、儿童禁用 2. 肝肾功能损害与高血压患者慎用；运动员慎用 3. 不可过量久服 4. 忌食生冷油腻食物
复方风湿宁胶囊	两面针、野木瓜、宽筋藤、过岗龙、威灵仙、鸡骨香	祛风除湿活血散瘀舒筋止痛	口服，一次5粒，一日3~4次	1. 忌与酸味食物同服 2. 孕妇慎用

续表

药品名称	药物组成	功能主治	用法用量	注意事项
活络丸	蕲蛇（酒炙）、乌梢蛇（酒炙）、地龙、全蝎、铁丝威灵仙（酒炙）、附子（炙）、肉桂（去粗皮）、竹节香附、细辛、麻黄、羌活、白芷、防风、松香、广藿香、草豆蔻、豆蔻、乌药、木香、沉香、丁香、青皮（醋炙）、香附（醋炙）、赤芍、没药（醋炙）、乳香（醋炙）、血竭、麝香、安息香、冰片、天麻、天竺黄、僵蚕（麸炒）、黄连、黄芩、葛根、熟大黄、玄参、水牛角浓缩粉、朱砂、人工牛黄、人参、白术（麸炒）、茯苓、甘草、熟地黄、当归、川芎、何首乌（黑豆酒炙）、骨碎补、龟甲（沙烫醋淬）、狗骨（油炙）	祛风除湿舒筋活络	温黄酒或温开水送服，一次1丸，一日2次	1. 本品药性偏于温燥，中风纯属肝肾阴虚者慎用 2. 本品含有毒及活血通络药物，孕妇忌服 3. 服药期间，忌食膏粱厚味，油腻不化之食 4. 对本品有过敏反应者忌用；出血性中风初期，神志不清者忌用 5. 本品含附子有毒，应在医生指导下使用，不可过量服用 6. 本品含有麻黄，高血压、心脏病患者慎用
大活络丸	蕲蛇、乌梢蛇、全蝎、地龙、天麻、威灵仙、制草乌、肉桂、细辛、麻黄、羌活、防风、松香、广藿香、豆蔻、僵蚕（炒）、天南星（制）、牛黄、乌药、木香、沉香、丁香、青皮、香附（醋制）、麝香、安息香、冰片、两头尖、赤芍、没药（制）、乳香（制）、血竭、黄连、黄芩、贯众、葛根、水牛角、大黄、玄参、红参、白术（麸炒）、甘草、熟地黄、当归、何首乌、骨碎补（烫、去毛）、龟甲（醋淬）、狗骨（油酥）	祛风散寒除湿化痰活络止痛	温黄酒或温开水送服，一次1丸，一日1~2次	1. 本品性偏燥烈，阴虚火旺者慎用；出血性中风初期，神志不清者忌用 2. 方中含活血通络之品，有碍胎气，孕妇忌服 3. 服药期间，忌食膏粱厚味，油腻不化之食，宜戒酒 4. 本品含有乳香、没药，脾胃虚寒者慎用；对本品有过敏反应者忌用 5. 本品含草乌有毒，应在医生指导下使用，不可过量服用

续表

药品名称	药物组成	功能主治	用法用量	注意事项
小活络丸	制川乌、制草乌、胆南星、乳香（制）、没药（制）、地龙	祛风散寒化痰除湿活血止痛	黄酒或温开水送服，一次1丸，一日2次	1. 本品性味辛温，为风湿痰瘀阻络所致痹病、中风偏瘫所设。若属湿热瘀阻或阴虚有热者慎用 2. 本品含有毒及破血药，孕妇忌用 3. 本品含乳香、没药，脾胃虚弱者慎用；过敏体质者慎用 4. 本品含川乌、草乌有毒，应在医生指导下使用，不可过量服用
消痛贴膏	本品系藏族验方。由独一味、姜黄等药味加工而成	活血化瘀消肿止痛	外用。将小袋内润湿剂均匀涂于药垫表面，润湿后直接敷于患处或穴位，每帖敷24小时	本品对皮肤敏感的患者可能出现不同程度的刺激反应，如瘙痒、灼热感、疼痛，出现红斑、丘疹；极少数患者出现过敏。如出现轻度刺激反应，可缩短贴敷时间至8小时；如出现明显水肿、水疱等重度皮肤刺激反应或过敏反应，应立即停药，并在医生指导下处理
麝香活血化瘀膏	人工麝香、三七、红花、丹参、硼酸、樟脑、血竭、尿素、颠茄流浸膏，盐酸苯海拉明，盐酸普鲁卡因	活血化瘀消炎止痛	外贴患处。二日更换1次	对橡胶膏过敏者、皮损患者及孕妇忌用
坎离砂	川芎、防风、透骨草、当归	祛风散寒活血止痛	外用。将布袋抖动至发热后置于患处，一次1袋	1. 风湿热痹，关节红肿热痛者慎用 2. 本品含刺激性药物，忌贴于创伤处 3. 有皮肤病者慎用 4. 有过敏反应时，应立即停药

（6）肝郁气滞证：关节、肌肉胀痛，疼痛或轻或重，重则可因疼痛彻夜不眠，程度常因情绪波动而改变，心烦易怒，情绪焦虑，口干口苦，胸胁胀满，嗳气频繁，腹胀，舌质淡，苔薄白，脉弦滑或脉弦涩。

【辨证要点】关节、肌肉胀痛，程度常因情绪波动而改变，心烦易怒，口干口苦，舌质淡，苔薄白，脉弦滑或脉弦涩。

【治法】疏肝解郁，通络止痛。

【中成药】 逍遥丸、柴胡疏肝散、加味逍遥丸（表16－7）。

表16－7 产后痹肝郁气滞证可选用中成药

药品名称	药物组成	功能主治	用法用量	注意事项
逍遥丸（水丸、颗粒、大蜜丸）	柴胡、当归、白芍、白术（炒）、茯苓、炙甘草、薄荷	疏肝健脾养血调经	口服。水丸，一次6～9g，一日1～2次；大蜜丸，一次1丸，一日2次；颗粒剂，开水冲服，一次1袋，一日2～3次；或遵医嘱	1. 凡肝肾阴虚所致的胁肋胀痛，咽干口燥，舌红少津者慎用 2. 忌辛辣生冷食物，饮食宜清淡
柴胡疏肝丸	茯苓、麸炒枳壳、酒白芍、甘草、豆蔻、醋香附、陈皮、桔梗、姜厚朴、炒山楂、防风、炒六神曲、柴胡、黄芩、薄荷、紫苏梗、木香、炒槟榔、醋三棱、酒大黄、炒青皮、当归、姜半夏、乌药、醋莪术	舒肝理气消胀止痛	口服，一次1丸，一日2次	1. 舌红少苔，口燥咽干，心烦失眠等阴虚者慎用 2. 服药期间，饮食宜用清淡易消化之品，忌食生冷油腻，以免伤脾生湿 3. 服药期间，注意调节情志，切忌气恼劳碌
加味逍遥丸（口服液）	柴胡、栀子（姜炙）、牡丹皮、薄荷、白芍、当归、白术（麸炒）、茯苓、甘草	舒肝清热健脾养血	口服。丸剂，一次6g，一日2次；口服液，一次10mL，一日2次	1. 本品用于肝郁血虚有热之证，脾胃虚寒，脘腹冷痛，大便溏薄者禁用 2. 服药期间，饮食宜用清淡易消化之品，忌食生冷油腻，以免伤脾生湿 3. 服药期间，注意调节情志，切忌气恼劳碌

8 预后

产后痹一般预后均较好。产后虽气血损伤，百脉空虚，但若素体强健，正气存内，即使感受风、寒、湿、热之邪，稍经调理，易于治愈；若平时体质虚弱，正气不足，产后气血亏耗，复感外邪，则病程长者治疗较难。

（王承德　黄雪琪　沙正华）

参考文献

[1] 王承德，沈丕安，胡荫奇. 实用中医风湿病学. 2版. 北京：人民卫生出版社，2009：483－493.

[2] 国家药典委员会. 中华人民共和国药典（中药成方制剂卷），2010版.

第十七章　纤维肌痛综合征

1　范围

本《指南》规定了纤维肌痛综合征的诊断、辨证和中成药治疗。

本《指南》适用于纤维肌痛综合征的诊断、辨证和中成药治疗。

2　术语和定义

下列术语和定义适用于本《指南》。

纤维肌痛综合征（fibromyalgia syndrome，FMS）是一种病因不明的以全身广泛性疼痛以及明显躯体不适为主要特征的一组临床综合征。常伴有疲劳、睡眠障碍、晨僵以及抑郁、焦虑等精神症状。纤维肌痛综合征可分为原发性和继发性两类。前者为特发性，不合并任何器质性疾病；而后者继发于骨关节炎、类风湿关节炎、系统性红斑狼疮等各种风湿性疾病，也可继发于甲状腺功能低下、恶性肿瘤等非风湿性疾病。

3　流行病学

纤维肌痛综合征在临床上比较常见，好发于女性，多见于 20～70 岁人群。美国风湿病协会指出原发性纤维肌痛综合征最常见的风湿病之一，仅次于类风湿关节炎和骨关节炎，占第三或第四位。

4　病因病理

纤维肌痛综合征的病因目前未能完全阐明，但患者可有先前的躯体或精神创伤史。可能的病因包括中枢神经敏感化、免疫紊乱、感染、遗传等。

5　临床表现

5.1　症状和体征

5.1.1　疼痛

全身广泛存在的疼痛是纤维肌痛综合征的主要特征。一般起病隐匿，大部分患者就诊时不能准确回忆起疼痛开始的时间。也有部分患者疼痛出现于外伤之后，并由局部逐渐扩展到其他部位。纤维肌痛综合征的疼痛呈弥散性，一般很难准确定位，常遍布全身各处，以颈部、肩部、脊柱和髋部最常见。疼痛性质多样，疼痛程度时轻时重，休息常不能缓解，不适当的活动和锻炼可使症状加重。劳累、应激、精神压力以及寒冷、阴雨气候等均可加重病情。

5.1.2　压痛

纤维肌痛综合征唯一可靠的体征即全身对称分布的压痛点。在压痛点部位，患者对"按压"反应异常敏感，出现痛苦的表情或拒压、后退等防卫性反应。这些压痛点弥散分布于全身。常位于骨突起部位或肌腱、韧带附着点等处，仔细检查这些部位均无局部红肿、皮温升高等客观改变。大多数纤维肌痛综合征患者压痛点的分布具有一致性，已确定的 9 对（18 个）解剖位点为：枕骨下肌肉附着点两侧、第

5~7 颈椎横突间隙前面的两侧、两侧斜方肌上缘中点、两侧肩胛棘上方近内侧缘的起始部、两侧第 2 肋骨与软骨交界处的外上缘、两侧肱骨外上髁远端 2 cm 处、两侧臀部外上象限的臀肌前皱襞处、两侧大转子的后方、两侧膝脂肪垫关节褶皱线内侧。

5.1.3　疲劳及睡眠障碍

约 90% 以上的患者主诉易疲劳，约 15% 可出现不同程度的劳动能力下降，甚至无法从事普通家务劳动。患者常诉即使在清晨醒后也有明显疲倦感。90%~98% 的患者伴有睡眠障碍，表现为多梦、易醒、甚至失眠等。精神紧张、过度劳累及气候变化等均可加重上述症状。

5.1.4　神经、精神症状

情感障碍是纤维肌痛综合征常见临床症状，表现为情绪低落，对自己病情的过度关注，甚至呈严重的焦虑、抑郁状态。很多患者出现注意力难以集中、记忆缺失、执行功能减退等认知障碍。一半以上纤维肌痛综合征患者伴有头痛，以偏头痛最为多见。眩晕、发作性头晕以及四肢麻木、刺痛、蚁走感也是常见症状，但无任何神经系统异常的客观证据。

5.1.5　关节症状

患者常诉关节疼痛，但无明显客观体征，常伴有晨僵，活动后逐渐好转，持续时间常 >1 小时。

5.1.6　其他症状

约 30% 以上患者可出现肠激惹综合征，部分患者有虚弱、盗汗、体质量波动以及口干、眼干等表现，也有部分患者出现膀胱刺激症状、雷诺现象、不宁腿综合征等。

5.2　辅助检查

5.2.1　实验室检查

血常规、血生化检查、红细胞沉降率（ESR）、C - 反应蛋白（CRP）、肌酶、类风湿因子等均无明显异常。部分患者存在体内激素水平紊乱，如血清促肾上腺皮质激素、促性腺激素释放激素、生长激素、类胰岛素生长激素 - 1、甲状腺素等异常，脑脊液中 P 物质浓度可升高，偶有血清低滴度抗核抗体阳性或轻度 C_3 水平减低。

5.2.2　功能性磁共振成像（fMRI）

纤维肌痛综合征患者可能出现额叶皮质、杏仁核、海马和扣带回等激活反应异常，以及相互之间的纤维联络异常。

5.2.3　评估量表

纤维肌痛影响问卷（FIQ）、疼痛视觉模拟评分法（VAS）、Beck 抑郁量表（BDI）、McGill 疼痛问卷调查、汉密尔顿焦虑量表、汉密尔顿抑郁量表等可以出现异常，有助于评价病情。

6　诊断

不明原因出现全身多部位慢性疼痛，伴躯体不适、疲劳、睡眠障碍、晨僵以及焦虑、抑郁等，经体检或实验室检查无明确器质性疾病的客观证据时，需高度警惕纤维肌痛综合征。全身多处压痛点阳性是诊断必不可少的条件。必须强调的是纤维肌痛综合征并非"排除性疾病"，有其自身的临床特点。目前诊断多参照 1990 年美国风湿病学会提出的纤维肌痛综合征分类标准，其内容如下：①持续 3 个月以上的全身性疼痛：即分布于躯体两侧，腰的上、下部及中轴（颈椎、前胸、胸椎或下背部）等部位的广泛性疼痛。②18 个已确定的解剖位点中至少 11 个部位存在压痛。检查时医生用右手拇指平稳按压压痛点部位，相当于 $4kg/cm^2$ 的压力，使得检查者拇指指甲变白，恒定压力几秒钟。各压痛点检查方法一致，同时需使用相同方法按压前额中部、前臂中部、手指中节指骨、膝关节内外侧等部位，排除患者"伪痛"。

同时符合上述 2 个条件者，诊断即可成立。但该标准所强调的是纤维肌痛综合征与其他类似疾病的区别，没有包括疲劳、睡眠障碍、晨僵等特征性的临床表现，应用该标准时应考虑到上述特点，以提高诊断的可靠性。纤维肌痛综合征诊断成立后，还必须检查有无其他伴随疾病，以区分原发性抑或继发性。

7 鉴别诊断

7.1 慢性疲劳综合征

该病以持续或反复发作的慢性疲劳为主要特征，与纤维肌痛综合征的表现极为相似，但前者常突发起病，伴有上呼吸道感染或流感样症状，可出现反复低热、咽喉疼、颈或腋下淋巴结压痛，实验室检查常有抗 EB 病毒包膜抗原抗体阳性。值得提出的是，慢性疲劳综合征与纤维肌痛综合征有多项重叠症状常同时存在，甚至有研究者认为他们实质上可能是同一疾病的 2 种不同表现。

7.2 肌筋膜痛综合征

本病男性多见，系由肌筋膜痛性激发点受刺激所引起的局限性肌肉疼痛，常伴有远距离牵涉痛，肌肉激发点周围常可触及痛性拉紧的带状或条索状包块，可伴有受累肌肉的运动和牵张范围受限、肌力减弱等。

7.3 风湿性多肌痛

本病为急性或亚急性起病，主要表现为颈、肩带、骨盆带肌肉对称性疼痛，不伴肌无力或萎缩。可有正色素正细胞性贫血，血沉及 CRP 明显升高为其特征，对小剂量糖皮质激素敏感等。

7.4 神经、精神系统疾病

纤维肌痛综合征患者出现头痛、头晕、四肢麻木、刺痛、蚁走感等症时需与神经系统症状相鉴别。出现情感障碍或认知障碍时需注意排除原发性精神疾病或某些器质性疾病所致的精神症状。

7.5 其他疾病

如系统性红斑狼疮、多发性肌炎、类风湿关节炎、甲状腺功能减退症等都可表现为肌痛、疲劳和全身乏力等，通过特征性的体征和特异的实验室异常不难鉴别。

8 治疗

8.1 西医治疗

8.1.1 方案及原则

纤维肌痛综合征一经诊断，对患者的宣教极为重要，应使患者理解该病的确存在，无任何内脏器官受损，可以得到有效的治疗，不会严重恶化或致命，使患者对疾病和治疗保持积极乐观的态度。

目前西医治疗仍以药物治疗为主，但辅以非药物治疗，如患者宣教以及认知行为治疗、水浴疗法、需氧运动等，可以明显提高疗效，减少药物不良反应。因此，最佳治疗方案应由风湿科、神经科、医学心理科、康复科及疼痛科等多学科医生共同参与制订，针对不同个体采取药物和非药物联合的协同治疗。

8.1.2 药物治疗

8.1.2.1 抗抑郁药

治疗纤维肌痛综合征的首选药物，可明显缓解疼痛，改善睡眠，调整全身状态，但对压痛点的改善效果不理想。

（1）三环类抗抑郁药（TCAs）：阿米替林应用最为广泛，可明显缓解全身性疼痛，改善睡眠质量，提高患者情绪，但抗胆碱能作用明显，并常伴抗组胺、抗肾上腺素能等其他不良反应。

（2）5-羟色胺（5-HT）再摄取抑制剂（SSRIs）：该类药物疗效不优于TCAs，但与TCAs联合治疗效果优于任何一类药物单用。常用药物有氟西汀、舍曲林、帕罗西汀。

（3）5-羟色胺和去甲肾上腺素（NE）再摄取抑制剂（SNRIs）：常用药物度洛西汀，对伴或不伴精神症状的纤维肌痛综合征患者均可明显改善疼痛、压痛、晨僵、疲劳，可提高生活质量。米拉普伦可降低 FIQ、VAS 评分，改善纤维肌痛综合征的疼痛及全身不适症状。文拉法辛也可较好地缓解疼痛，改善抑郁症状。

（4）高选择性单胺氧化酶抑制剂（MAOIs）：MAOIs 抗胆碱能不良反应或中枢兴奋作用较少。对于纤维肌痛综合征患者，吗氯贝胺可缓解疼痛，调节情绪。该药禁止与 TCAs、SSRIs、SNRIs 以及哌替啶、可待因等联合使用。

8.1.2.2 肌松类药物

常用药如环苯扎林，其不良反应常见，发生率超过 85%，如嗜睡、口干、头晕、心动过速、恶心、消化不良、乏力等。

8.1.2.3 第 2 代抗惊厥药

普瑞巴林是首个被美国食品药品监督管理局（FDA）批准用于纤维肌痛综合征治疗的药物，不良反应呈轻、中度，与剂量相关，包括头晕、嗜睡、体质量增加、水肿等，可与 TCAs、SSRIs 或 SNRIs 等联合应用。

8.1.2.4 镇痛药物

非阿片类中枢性镇痛药曲马多对纤维肌痛综合征有效，但需注意药物耐受或依赖；阿片类药物可不同程度地缓解疼痛，可能对纤维肌痛综合征有效，但因其明显不良反应，如药物耐受、成瘾、便秘、恶心等，不推荐使用。非甾体抗炎药（NSAIDs）可能对纤维肌痛综合征有效，常作为临床辅助用药，改善纤维肌痛综合征疼痛，目前无 NSAIDs 单独应用疗效评价的循证医学资料。

8.1.2.5 非麦角碱类选择性多巴胺 D_2 和 D_3 受体激动剂

普拉克索对部分患者疼痛、疲劳、躯体不适有一定缓解作用，对压痛点以及精神症状的改善也有一定作用。普拉克索耐受性好，不良反应轻微，包括恶心、失眠、嗜睡、头晕、便秘、体位性低血压等。

8.1.2.6 镇静药

镇静催眠类药物可以缩短入睡时间，减少夜间苏醒次数，提高睡眠质量，可有助于纤维肌痛综合征患者改善睡眠，但对疼痛缓解效果不明显。常用药如唑吡坦、佐匹克隆。

8.1.2.7 激素类药物

目前普遍认为糖皮质激素对纤维肌痛综合征无效，不推荐使用。

8.1.2.8 其他

最新研究5-羟色胺受体拮抗剂托烷司琼可明显减轻疼痛，改善纤维肌痛综合征症状。也有研究提出S-腺苷蛋氨酸、5-羟色胺、L-色氨酸等有一定疗效，结果尚不肯定。

8.2 中医治疗

8.2.1 非药物治疗

（1）患者宣教：作为多学科联合治疗的首要前提，患者宣教日益受到重视。通过医患沟通、知识讲座、宣传手册、患者间交流讨论等多种形式引导患者正确认识纤维肌痛综合征，使其认识到紧张、压力是病情持续及加重的重要因素。

（2）认知行为疗法和操作行为疗法：对伴有认知、执行功能障碍的纤维肌痛综合征患者首选。这种治疗方案必须在各相关学科医生共同参与下针对不同个体制定，可减轻患者疼痛、疲劳症状，改善不良情绪，调整机体功能，并可减少药物不良反应。

（3）水浴疗法：可明显缓解疼痛、疲劳症状，提高生活质量。

（4）功能锻炼：包括需氧运动和力量训练等。个体化的锻炼方案必须根据患者病情及全身状况，由风湿科和康复科医生共同制定。该治疗方法可减轻疼痛、疲劳症状，缓解压痛，改善患者自我评估，提高生活质量。

（5）针灸：具有操作简便、适应证广、疗效明显、经济安全等优点。根据病证特点，通过相应手法针刺刺激特定的穴位，或是用艾条、艾柱点燃后熏灼穴位，调节经络气血运行，调整经络脏腑气血的功能，进而改善由此引起的纤维肌痛综合征患者常见的肌肉酸痛、失眠多梦、情志不畅等症状。

（6）推拿：具有简单、便捷、有效、廉价的特色。通过不同手法松解肌肉或刺激穴位，从而疏通经络气血，对于患者周身肌肉酸痛症状具有良好疗效，同时对于舒缓情绪、改善睡眠质量亦有帮助。与针灸疗法相比，推拿疗法具有无创伤、无痛苦、接受度高等特点。

（7）拔罐：通过机械负压刺激、温热作用，使机体局部组织充血、水肿，以调节血液循环，加强新陈代谢，改善组织的营养供给，提高免疫力，调节肌肉功能，达到疏通经络、缓解疼痛，改善睡眠等作用。

（8）刮痧：通过刮拭刺激皮肤，可调节肌肉的收缩和舒张，使组织间的压力得以调节，以促进刮拭组织周围的血液循环，增加组织流量，从而起到疏通经络、活血化瘀、祛瘀生新的作用。并且避免了针刺带给患者的精神紧张与恐惧，对患者无创伤、无痛苦、无副反应，患者易接受，操作易掌握。

（9）导引：八段锦、易筋经等传统导引术可以通过调身、调息、调心等方法来调整人体的精、气、神三者和谐，达到促进气血运行、阴阳调和的功效。对于以关节肌肉及精神情志症状为主要表现的纤维肌痛综合征患者，八段锦能增强经脉气血运行的功用，对改善关节疼痛、僵硬、四肢疲乏、失眠抑郁等症状具有很好的疗效。

（10）其他：低中频电疗、局部痛点封闭等治疗方法均有报道，目前疗效尚不肯定。

8.2.2　中成药用药方案

8.2.2.1　基本原则

纤维肌痛综合征根据其症状表现的不同，可归属于中医"周痹""肌痹""筋痹""郁证"等病范畴。由于本病的临床症状多样，诊断较为困难，目前尚无权威的中医辩证诊疗规范。结合纤维肌痛综合征诊断标准中的典型表现，参考众医家临床治疗经验及《中医临床诊疗术语国家标准》，其具体辨证可以概括为以下几类：肝郁气滞、痰瘀痹阻、气血两虚、肝肾不足。

8.2.2.2　分证论治（表17-1）

表 17-1　纤维肌痛综合征分证论治

证型	辨证要点	治法	中成药
肝郁气滞证	周身窜痛，疼痛拒按，烦躁易怒；舌质暗红或有瘀斑，苔白或黄，脉弦涩	疏肝解郁理气止痛	柴胡舒肝丸、加味逍遥丸、九味肝泰胶囊、红花逍遥片、舒眠胶囊、百乐眠胶囊
痰瘀痹阻证	周身酸痛，困重发僵，阴雨天加重；舌黯紫或有瘀斑，舌苔白腻，脉弦滑或涩	祛湿化痰活血通络	寒湿痹片、小活络丸、风湿骨痛胶囊、黑骨藤追风活络胶囊、秦川通痹片、虎力散胶囊、血府逐瘀口服液、盘龙七片、瘀血痹胶囊（颗粒）、狗皮膏（改进型）、消痛贴膏、通络骨质宁膏、雪山金罗汉止痛涂膜剂、祖师麻膏药、云南白药膏
气血两虚证	周身隐痛挛急，气短乏力，面色淡白或萎黄；舌质淡，苔薄白，脉细弱	益气养血舒筋活络	通痹胶囊、补中益气丸、枣仁安神颗粒、参松养心胶囊
肝肾不足证	偏阴虚：筋肌烦痛，眩晕耳鸣，腰膝酸软而痛；舌红少苔，脉细数 偏阳虚：筋脉拘挛冷痛，腰膝以下尤甚，夜尿频多；舌淡苔白，脉沉弦无力	偏阴虚：滋补肝肾强壮筋骨 偏阳虚：补肾益肝温阳通络	偏阴虚：六味地黄丸、左归丸、知柏地黄丸、风湿液 偏阳虚：祛风止痛胶囊、七味通痹口服液、壮骨关节胶囊、骨龙胶囊、金乌骨通胶囊

（1）肝郁气滞证：周身窜痛，疼痛拒按，胸胁胀满，口干口苦，情绪低沉，或烦躁易怒，失眠多梦；女子或伴有乳房胀痛，月经不调；舌质暗红或有瘀斑，苔白或黄，脉弦涩。

【辨证要点】周身窜痛，疼痛拒按，烦躁易怒；舌质暗红或有瘀斑，苔白或黄，脉弦涩。

【治法】疏肝解郁，理气止痛。

【中成药】柴胡舒肝丸、加味逍遥丸、九味肝泰胶囊、红花逍遥片、舒眠胶囊、百乐眠胶囊（表17-2）。

表 17 - 2　纤维肌痛综合征肝郁气滞证可选用中成药

药品名称	药物组成	功能主治	用法用量	注意事项
柴胡舒肝丸	茯苓、枳壳（炒）、豆蔻、白芍（酒炒）、甘草、香附（醋制）、陈皮、桔梗、厚朴（姜制）、山楂（炒）、防风、六神曲（炒）、柴胡、黄芩、薄荷、紫苏梗、木香、槟榔（炒）、三棱（醋制）、大黄（酒炒）、青皮（炒）、当归、半夏（姜制）、乌药、莪术（制）。辅料为蜂蜜	舒肝理气，消胀止痛。用于气郁不舒，脘胁痞闷，食滞不清，呕吐酸水	口服，一次1丸，一日2次	1. 忌生冷及油腻难消化的食物 2. 服药期间要保持情绪乐观，切忌生气愤怒 3. 有高血压、心脏病、肝病、糖尿病、肾病等慢性病严重者应在医师指导下服用 4. 儿童、年老体弱、孕妇、哺乳期妇女及月经量多者应在医师指导下服用 5. 严格按用法用量服用，本品不宜长期服用 6. 服药3天症状无缓解，应去医院就诊 7. 对本品过敏者禁用，过敏体质者慎用 8. 本品性状发生改变时禁止使用 9. 儿童必须在成人监护下使用 10. 请将本品放在儿童不能接触的地方 11. 如正在使用其他药品，使用本品前请咨询医师或药师
加味逍遥丸	柴胡、当归、白芍、白术（麸炒）、茯苓、甘草、牡丹皮、栀子（姜炙）、薄荷	舒肝清热，健脾养血。用于肝郁血虚，肝脾不和，两胁胀痛，头晕目眩，倦怠食少，月经不调，脐腹胀痛	口服，一次6g（1袋），一日2次	1. 忌生冷及油腻难消化的食物 2. 服药期间要保持情绪乐观、切忌生气恼怒 3. 有高血压、心脏病、肝病、糖尿病、肾病等慢性病严重者应在医师指导下服用 4. 平素月经正常，突然出现经量过多、经期延长，或月经过少、经期错后，或阴道不规则出血者应去医院就诊 5. 脐腹胀痛严重者应去医院就诊 6. 儿童、年老体弱、孕妇、哺乳期妇女及月经量多者应在医师指导下服用 7. 服药3天症状无缓解，应去医院就诊 8. 对本品过敏者禁用，过敏体质者慎用 9. 本品性状发生改变时禁止使用 10. 儿童必须在成人监护下使用 11. 请将本品放在儿童不能接触的地方 12. 如正在使用其他药品，使用本品前请咨询医师或药师

续表

药品名称	药物组成	功能主治	用法用量	注意事项
九味肝泰胶囊	三七、郁金、蒺藜、姜黄、大黄（酒制）、黄芩、蜈蚣（不去头足）、山药、五味子	化瘀通络，疏肝健脾。用于气滞血瘀兼肝郁脾虚所致的胁痛或刺痛，抑郁烦闷，食欲不振，食后腹胀脘痞，大便不调，或胁下痞块等	口服，一次4粒，一日3次；或遵医嘱	尚不明确
红花逍遥片	当归、白芍、白术、茯苓、红花、皂角刺、竹叶柴胡、薄荷、甘草	舒肝、理气、活血。用于肝气不舒，胸胁胀痛，头晕目眩，食欲减退，月经不调，乳房胀痛或伴见颜面黄褐斑	口服，一次2~4片，一日3次	尚不明确
舒眠胶囊	酸枣仁（炒）、柴胡（酒炒）、白芍（炒）、合欢花、合欢皮、僵蚕（炒）、蝉蜕、灯心草	疏肝解郁，宁心安神，用于肝郁伤神所致的失眠症。症见：失眠多梦，精神抑郁或急躁易怒，胸胁苦满或胸膈不畅，口苦目眩，舌边尖略红，苔白或微黄，脉弦	口服，一次3粒，一日2次，晚饭后临睡前服用	注意避免精神刺激，酗酒，过度疲劳；睡前避免摄食过量，不参加导致过度兴奋的活动等
百乐眠胶囊	百合、刺五加、首乌藤、合欢花、珍珠母、石膏、酸枣仁、茯苓、远志、玄参、地黄、麦冬、五味子、灯心草、丹参。辅料为淀粉	滋阴清热，养心安神。用于肝郁阴虚型失眠症，症见入睡困难、多梦易醒、醒后不眠、头晕乏力、烦躁易怒、心悸不安等	口服，一次4粒，一日2次，14天为1个疗程	1. 孕妇禁用 2. 忌烟、酒及辛辣，油腻食物 3. 服药期间要保持情绪乐观，切忌生气恼怒 4. 有高血压、心脏病、糖尿病、肝病、肾病等慢性病严重者应在医师指导下服用 5. 服药7天症状无缓解，应去医院就诊 6. 儿童、年老体弱者应在医师指导下服用 7. 对本品过敏者禁用，过敏体质者慎用 8. 本品性状发生改变时，禁止使用 9. 儿童必须在成人监护下使用 10. 请将本品放在儿童不能接触的地方 11. 如正在使用其他药品时，在使用本品前请咨询医师或药师

（2）痰瘀痹阻证：周身酸痛，困重发僵，或肌肤麻木，阴雨天加重；或见胸脘痞闷，抑郁失眠；偏重于瘀者可见肢体刺痛，痛处固定拒按；舌黯紫或有瘀斑，舌苔白腻，脉弦滑或涩。

【辨证要点】周身酸痛，困重发僵，阴雨天加重；舌黯紫或有瘀斑，舌苔白腻，脉弦滑或涩。

【治法】祛湿化痰，活血通络。

【中成药】寒湿痹片、小活络丸、风湿骨痛胶囊、黑骨藤追风活络胶囊、秦川通痹片、虎力散胶囊、血府逐瘀口服液、盘龙七片、瘀血痹胶囊、狗皮膏（改进型）、消痛贴膏、通络骨质宁膏、雪山金罗汉止痛涂膜剂、祖师麻膏药、云南白药膏（表17-3）。

表17-3 纤维肌痛综合征痰瘀痹阻证可选用中成药

药品名称	药物组成	功能主治	用法用量	注意事项
寒湿痹片	附子（制）、制川乌、黄芪、桂枝、麻黄、白术（炒）、当归、白芍、威灵仙、木瓜、细辛、甘草（制）	祛寒除湿，温通经络。用于肢体关节疼痛，疲困或肿胀，局部畏寒，风湿性关节炎。用于治疗类风湿关节炎、强直性脊柱炎、骨关节炎、痛风性关节炎、颈腰椎疼痛等骨关节疾病	口服，一次4片，一日3次	孕妇忌服，身热高烧者禁用
小活络丸	胆南星、制川乌、制草乌、地龙、乳香（制）、没药（制）	祛风散寒，化痰除湿，活血止痛。用于风寒湿邪闭阻、痰瘀阻络所致的痹病，症见肢体关节疼痛，或冷痛，或刺痛，或疼痛夜甚、关节屈伸不利、麻木拘挛	黄酒或温开水送服，一次1丸，一日2次	孕妇禁用，其余尚不明确

续表

药品名称	药物组成	功能主治	用法用量	注意事项
风湿骨痛胶囊	制川乌、制草乌、红花、木瓜、乌梅、麻黄、甘草	温经散寒，通络止痛。用于寒湿闭阻经络所致的痹病，症见腰脊疼痛、四肢关节冷痛；风湿性关节炎见上述证候者	口服，一次2～4粒，一日2次	1. 孕妇忌服 2. 运动员慎用
黑骨藤追风活络胶囊	青风藤、黑骨藤、追风伞。辅料为淀粉	祛风除湿通络止痛用于风寒湿痹，肩臂腰腿疼痛	口服，一次3粒，一日3次，2周为1个疗程	1. 孕妇禁用；消化道溃疡患者禁服 2. 忌寒凉及油腻食物 3. 本品宜饭后服用 4. 不宜在服药期间同时服用其他泻火及滋补性中药 5. 热痹者不适用，主要表现为关节肿痛，如灼痛处发热、疼痛窜痛无定处、口干唇燥 6. 有高血压、心脏病、肝病、糖尿病、肾病等慢性病患者慎用 7. 服药7天后症状无缓解，应去医院就诊 8. 严格按照用法用量服用，年老体弱者应在医师指导下服用 9. 对本品过敏者禁用，过敏体质者慎用 10. 药品性状发生改变时，禁止服用 11. 请将此药品放在儿童不能接触的地方 12. 如正在服用其他药品，使用本品前请咨询医师或药师

续表

药品名称	药物组成	功能主治	用法用量	注意事项
秦川通痹片	秦艽、川芎、威灵仙、桂枝、独活、木瓜、炙黄芪、干姜、牛膝、当归、苍术、甘草,辅料为包衣预混剂	祛风除湿,通络止痛。用于风寒湿痹所致的肢体疼痛,麻木拘挛	口服,一次3片,一日3次	1. 儿童、孕妇禁用 2. 忌寒凉及油腻食物 3. 本品宜饭后服用 4. 不宜在服药期间同时服用其他泻火及滋补性中药 5. 热痹者不适用,主要表现为关节肿痛,如痛处发热、窜痛无定处、口干唇燥 6. 有高血压、心脏病、糖尿病、肝病、肾病等慢性病患者,应在医师指导下服用 7. 服药7天后,症状无缓解,应去医院就诊 8. 严格按照用法用量服用,年老体弱者应在医师指导下服用 9. 对本品过敏者禁用,过敏体质者慎用 10. 本品性状发生改变时,禁止使用 11. 请将本品放在儿童不能接触的地方 12. 如正在使用其他药品,使用本品前请咨询医师或药师
虎力散胶囊	制草乌、三七、断节参、白云参	驱风除湿,舒筋活络,行瘀消肿定痛。用于风湿麻木,筋骨疼痛,跌打损伤,创伤流血	口服:一次1粒,一日1~2次,开水或温酒送服 外用:将内容物撒于伤口处	1. 本品宜饭后服用 2. 本品性味辛温,属风湿热痹者忌用 3. 本品含草乌及活血药,孕妇慎用 4. 本品应在医生指导下使用,不可过量 5. 不宜与贝母类、半夏、白及、白蔹、天花粉、瓜蒌类同用 6. 请将本品放在儿童不能接触的地方

续表

药品名称	药物组成	功能主治	用法用量	注意事项
血府逐瘀口服液	桃仁、红花、当归、川芎、地黄、赤芍、牛膝、柴胡、枳壳、桔梗、甘草	活血化瘀，行气止痛。用于瘀血内阻，头痛或胸痛，内热瞀闷，失眠多梦，心悸怔忡，急躁善怒	口服，一次1支，一日3次；或遵医嘱	尚不明确
盘龙七片	盘龙七、壮筋丹、五加皮、杜仲、珠子参、青蛙七、过山龙、秦艽、木香、祖师麻、络石藤、川乌、白毛七、铁棒锤、草乌、老鼠七、支柱蓼、红花、没药、竹根七、缬草、伸筋草、牛膝、丹参、羊角七、八里麻、重楼、乳香、当归	活血化瘀，祛风除湿，消肿止痛。用于风湿性关节炎、腰肌劳损、骨折及软组织损伤	口服，一次3～4片，一日3次	1. 孕妇及哺乳期妇女禁服 2. 严重心脏病、高血压、肝肾疾病忌服 3. 本品含有乌头碱，应严格在医师指导下按规定量服用。不得任意增加服用量和服用时间。服药后如果出现唇舌发麻、头痛头昏、腹痛腹泻、心烦欲呕、呼吸困难等情况时，应立即到医院救治
瘀血痹胶囊	乳香（制）、没药（制）、红花、威灵仙、川牛膝、香附（制）、姜黄、当归、丹参、川芎、炙黄芪	活血化瘀，通络止痛。用于瘀血阻络所致的痹病，症见肌肉关节剧痛、痛处拒按、固定不移、可有硬节或瘀斑	口服，一次6粒，一日3次；或遵医嘱	1. 孕妇禁用 2. 脾胃虚弱者慎用

续表

药品名称	药物组成	功能主治	用法用量	注意事项
狗皮膏（改进型）	生川乌、羌活、高良姜、官桂、当归、防己、麻黄、红花、洋金花、白屈菜、花椒、蟾酥、白花菜籽、透骨草、没药、乳香、薄荷脑、冰片、樟脑、水杨酸甲酯、八角茴香油、盐酸苯海拉明。辅料：聚乙烯醇、甘油、氮酮	祛风散寒，舒筋活血止痛。用于急性扭挫伤，风湿痛，关节和肌肉酸痛	贴患处	1. 本品为外用药 2. 忌食生冷、油腻食物 3. 皮肤破溃或感染处禁用 4. 本品含盐酸苯海拉明。哺乳期妇女慎用 5. 孕妇禁用，经期妇女慎用。儿童、年老体弱者应在医师指导下使用 6. 本品不宜长期或大面积使用，用药后若皮肤过敏，如出现瘙痒、皮疹等现象时，应停止使用，症状严重者应去医院就诊 7. 用药3天后，症状无缓解，应去医院就诊 8. 对本品过敏者禁用，过敏体质者慎用 9. 本品性状发生改变时，禁止使用 10. 儿童必须在成人监护下使用 11. 请将本品放在儿童不能接触的地方 12. 如正在使用其他药品时，在使用本品前请咨询医师或药师 13. 将患处皮肤用温水洗净擦干，取出膏药，揭去隔粘纸，留下带有黏性的胶带及棕色的膏药，贴于疼痛处或穴位，然后用手压上几分钟，使药膜与皮肤充分接触而不产生空气。贴于关节处时（如颈、腕、肘、腰、膝、踝关节），应在半屈位时贴敷，其中肘、膝关节应贴侧位

续表

药品名称	药物组成	功能主治	用法用量	注意事项
消痛贴膏	本品系藏族验方。由独一味、姜黄等药味加工而成	活血化瘀，消肿止痛。用于急慢性扭挫伤、跌打瘀痛、骨质增生、风湿及类风湿疼痛、落枕、肩周炎、腰肌劳损和陈旧性伤痛	外用。将小袋内润湿剂均匀涂于药垫表面，润湿后直接敷于患处或穴位，每帖敷24小时	1. 孕妇慎用，开放性创伤忌用 2. 本品对皮肤敏感的患者可能出现不同程度的刺激反应，如瘙痒、灼热感、疼痛，出现红斑、丘疹；极少数患者出现过敏。如出现轻度刺激反应，可缩短贴敷时间至8小时；如出现明显水肿、水疱等重度皮肤刺激反应或过敏反应，应立即停药，并在医生指导下处理
通络骨质宁膏	红土茯苓、红花、草乌、血竭、青风藤、海马、生扯拢、半夏、铁筷子、天南星、见血飞、鲜桑枝、鲜桃枝、鲜榆枝、鲜柳枝、鲜槐枝	驱风除湿，活血化瘀。用于骨质增生，关节痹痛	加温软化，贴于患处，每帖连续使用2~4天	1. 若出现皮肤过敏或皮疹瘙痒者，慎用或停用 2. 不宜长期连续使用
雪山金罗汉止痛涂膜剂	铁棒锤、延胡索、五灵脂、雪莲花、川芎、红景天、秦艽、桃仁、西红花、冰片、人工麝香	活血消肿止痛。用于急慢性扭挫伤、风湿性关节炎、类风湿性关节炎、痛风、肩周炎、骨质增生所致的肢体关节疼痛肿胀以及神经性头痛	外涂患处，一日3次。（将瓶身倒置，使走珠接触患处，轻轻挤压瓶体，将药液涂抹均匀，形成药膜；如将皮肤按摩或热敷后再用药，效果更佳）	1. 皮肤破损处禁用、孕妇禁用 2. 本品为外用药，禁止内服 3. 切勿接触眼睛、口腔等黏膜处。本品不宜长期或大面积使用 4. 儿童、年老体弱者，应在医师指导下使用 5. 用药3天后，症状无缓解，应去医院就诊 6. 对本品过敏者禁用，过敏体质者慎用 7. 本品性状发生改变时，禁止使用 8. 儿童必须在成人监护下使用 9. 请将本品放在儿童不能接触的地方 10. 如正在使用其他药品时，在使用本品前请咨询医师或药师

续表

药品名称	药物组成	功能主治	用法用量	注意事项
祖师麻膏药	祖师麻	祛风除湿，活血止痛。用于风寒湿痹、瘀血痹阻经脉。症见：肢体关节肿痛、畏寒肢冷，局部肿胀有硬结或瘀斑	温热软化后贴于患处	1. 忌贴于创伤处 2. 孕妇慎用
云南白药膏	国家保密方。本品含草乌（制）、雪上一支蒿（制），其余成分略	活血散瘀，消肿止痛，祛风除湿	每日每处一帖敷患处，不超过 12 小时	1. 皮肤过敏者停用 2. 皮肤受损者勿用 3. 对本品过敏者禁用，孕妇忌用，过敏体质者慎用

（3）气血两虚证：周身隐痛挛急，肢体麻木，气短乏力，夜卧多惊；或见情绪低落，心悸多梦，神疲懒言，面色淡白或萎黄；女子或见月经量少、色淡、衍期或经闭；舌质淡，苔薄白，脉细弱。

【辨证要点】周身隐痛挛急，气短乏力，面色淡白或萎黄；舌质淡，苔薄白，脉细弱。

【治法】益气养血，舒筋活络。

【中成药】通痹胶囊、补中益气丸、枣仁安神颗粒、参松养心胶囊（表17-4）。

表 17-4　纤维肌痛综合征气血两虚证可选用中成药

药品名称	药物组成	功能主治	用法用量	注意事项
通痹胶囊	制马钱子、金钱白花蛇、蜈蚣、全蝎、地龙、僵蚕、乌梢蛇、天麻、人参、黄芪、当归、羌活、独活、防风、麻黄、桂枝、附子（黑顺片）、制川乌、薏苡仁、苍术（炒）、麸炒白术、桃仁、红花、没药（炒）、炮山甲、醋延胡索、牡丹皮、北刘寄奴、王不留行、鸡血藤、香附（酒制）、木香、枳壳、砂仁、路路通、木瓜、川牛膝、续断、伸筋草、大黄、朱砂	祛风胜湿，活血通络，散寒止痛，调补气血。用于寒湿闭阻，瘀血阻络，气血两虚所致痹病，症见关节冷痛、屈伸不利。风湿性关节炎、类风湿性关节炎见有上述证候者	口服。一次1粒，一日2～3次，饭后服用或遵医嘱	1. 孕妇、儿童禁用 2. 肝肾功能损害与高血压患者慎用；运动员慎用 3. 不可过量久服 4. 忌食生冷油腻食物

续表

药品名称	药物组成	功能主治	用法用量	注意事项
补中益气丸	炙黄芪、党参、炙甘草、炒白术、当归、升麻、柴胡、陈皮、生姜、大枣	补中益气，升阳举陷。用于脾胃虚弱，中气下陷所致的体倦乏力、食少腹胀、便溏久泻、肛门下坠	口服，一次1袋（6g），一日 2～3次	1. 忌不易消化食物 2. 感冒发热病人不宜服用 3. 有高血压、心脏病、肝病、糖尿病、肾病等慢性病严重者，应在医师指导下服用 4. 儿童、孕妇、哺乳期妇女应在医师指导下服用 5. 服药4周后，症状无缓解，应去医院就诊 6. 对本品过敏者禁用，过敏体质者慎用 7. 本品性状发生改变时禁止使用 8. 儿童必须在成人监护下使用 9. 请将本品放在儿童不能接触的地方 10. 如正在使用其他药品时，在使用本品前请咨询医师或药师
枣仁安神颗粒	酸枣仁（炒）、丹参、五味子（醋炙）。辅料为糊精	补心安神。用于失眠、头晕，健忘	开水冲服，一次1袋，临睡前服	1. 孕妇慎用 2. 由于消化不良所导致的睡眠差者忌用 3. 按照用法用量服用，糖尿病患者、小儿应在医师指导下服用 4. 服药二周后，症状未缓解，应去医院就诊 5. 对本品过敏者禁用，过敏体质者慎用 6. 本品性状发生改变时，禁止使用 7. 儿童必须在成人的监护下使用 8. 请将本品放在儿童不能接触的地方 9. 如正在使用其他药品时，在使用本品前请咨询医师或药师

续表

药品名称	药物组成	功能主治	用法用量	注意事项
参松养心胶囊	人参、麦冬、山茱萸、丹参、炒酸枣仁、桑寄生、赤芍、土鳖虫、甘松、黄连、南五味子、龙骨	益气养阴，活血通络，清心安神。用于治疗冠心病室性早搏属气阴两虚，心络瘀阻证。症见心悸不安，气短乏力，动则加剧，胸部闷痛，失眠多梦，盗汗，神倦懒言	口服，一次2～4粒，一日3次	1. 个别患者服药期间可出现胃胀 2. 应注意配合原发性疾病的治疗。打开防潮袋后，请注意防潮

（4）肝肾不足偏阴虚证：周身筋肌烦痛，拘急不利，眩晕耳鸣，两胁隐痛，或见腰膝酸软而痛，五心烦热，虚烦不寐；女子可见经少或经闭；舌红少苔，脉细数。

【辨证要点】筋肌烦痛，眩晕耳鸣，腰膝酸软而痛；舌红少苔，脉细数。

【治法】滋补肝肾，强壮筋骨。

【中成药】六味地黄丸、左归丸、知柏地黄丸、风湿液（表17-5）。

表17-5 纤维肌痛综合征肝肾不足偏阴虚证可选用中成药

药品名称	药物组成	功能主治	用法用量	注意事项
六味地黄丸	熟地黄、酒萸肉、牡丹皮、山药、茯苓、泽泻	滋阴补肾。用于肾阴亏损，头晕耳鸣，腰膝酸软，骨蒸潮热，盗汗遗精	口服，大蜜丸，一次1丸，一日2次	1. 忌不易消化食物 2. 感冒发热病人不宜服用 3. 有高血压、心脏病、肝病、糖尿病、肾病等慢性病严重者，应在医师指导下服用 4. 儿童、孕妇、哺乳期妇女应在医师指导下服用 5. 服药4周后，症状无缓解，应去医院就诊 6. 对本品过敏者禁用，过敏体质者慎用 7. 本品性状发生改变时，禁止使用 8. 儿童必须在成人监护下使用 9. 请将本品放在儿童不能接触的地方 10. 如正在使用其他药品时，在使用本品前请咨询医师或药师

续表

药品名称	药物组成	功能主治	用法用量	注意事项
左归丸	熟地黄、菟丝子、牛膝、龟板胶、鹿角胶、山药、山茱萸、枸杞子。辅料为炼蜜	滋肾补阴。用于真阴不足，腰酸膝软，盗汗，神疲口燥	口服，一次9g（一瓶盖），一日2次	1. 孕妇忌服，儿童禁用 2. 忌油腻食物 3. 感冒病人不宜服用 4. 服药两周或服药期间症状无改善，或症状加重，或出现新的严重症状，应立即停药并去医院就诊 5. 对本品过敏者禁用，过敏体质者慎用 6. 本品性状发生改变时，禁止使用 7. 请将本品放在儿童不能接触的地方 8. 如正在使用其他药品，使用本品前请咨询医师或药师
知柏地黄丸	知母、黄柏、熟地黄、山茱萸（制）、牡丹皮、山药、茯苓、泽泻。辅料为蜂蜜	滋阴降火。用于阴虚火旺，潮热盗汗，口干咽痛，耳鸣遗精，小便短赤	口服，水蜜丸，一次30粒（6g），一日2次	1. 忌不易消化食物 2. 感冒发热病人不宜服用 3. 有高血压、心脏病、肝病、糖尿病、肾病等慢性病严重者，应在医师指导下服用 4. 儿童、孕妇、哺乳期妇女应在医师指导下服用 5. 服药4周后，症状无缓解，应去医院就诊 6. 对本品过敏者禁用，过敏体质者慎用 7. 本品性状发生改变时，禁止使用 8. 儿童必须在成人监护下使用 9. 请将本品放在儿童不能接触的地方 10. 如正在使用其他药品时，在使用本品前请咨询医师或药师
风湿液	独活、寄生、羌活、防风、秦艽、木瓜、鹿角胶、鳖甲胶、牛膝、当归、白芍、川芎、红花、白术、甘草、红曲。辅料为白酒、蔗糖	补养肝肾，养血通络，祛风除湿。用于肝肾血亏，风寒湿痹引起的关节疼痛、四肢麻木	口服，一次10 ~ 15mL，一日2~3次	1. 孕妇忌服 2. 严重心、肝、肾功能损害者慎用 3. 对乙醇过敏者禁用

（5）肝肾不足偏阳虚证：症见筋脉拘挛冷痛，畏寒肢冷，腰膝以下尤甚，巅顶

疼痛，面色㿠白或黧黑，惊恐忧郁，失眠多梦，夜尿频多；舌淡苔白，脉沉弦无力。

【辨证要点】筋脉拘挛冷痛，腰膝以下尤甚，夜尿频多；舌淡苔白，脉沉弦无力。

【治法】补肾益肝，温阳通络。

【中成药】祛风止痛胶囊、七味通痹口服液、壮骨关节胶囊、骨龙胶囊、金乌骨通胶囊（17-6）。

表 17-6　纤维肌痛综合征肝肾不足偏阳虚证可选用中成药

药品名称	药物组成	功能主治	用法用量	注意事项
祛风止痛胶囊	老鹳草、槲寄生、续断、威灵仙、独活、制草乌、红花	祛风寒，补肝肾，壮筋骨。用于风寒湿邪闭阻，肝肾亏虚所致痹病。症见关节肿胀，腰膝疼痛，四肢麻木	口服，一次6粒，一日2次	孕妇忌服，其余尚不明确
七味通痹口服液	蚂蚁、青风藤、鸡血藤、鹿衔草、石楠藤、千年健、威灵仙	补肾壮骨，祛风蠲痹。主治类风湿关节炎证属肝肾不足，风湿阻络证。症见关节疼痛、肿胀、屈伸不利、硬结、晨僵、步履艰难、遇寒痛增、腰膝酸软，舌质淡或暗，苔薄白等	口服，一次1支，一日3次，宜饭后服	孕妇忌用，其余尚不明确
壮骨关节胶囊	熟地黄、淫羊藿、补骨脂、骨碎补、续断、桑寄生、狗脊、乳香（醋炙）、没药（醋炙）、鸡血藤、独活、木香	补益肝肾，养血活血，舒筋活络，理气止痛。用于肝肾不足，气滞血瘀，经络痹阻所致的退行性骨关节病、腰肌劳损	口服，一次2粒，一日2次，早晚饭后服用。疗程为1个月	1.肝功能异常者慎用，定期检查肝功能 2.孕妇或哺乳期妇女尚无长期服用的临床资料 3.30天为1个疗程。目前尚无长期服用的临床资料
骨龙胶囊	狗腿骨、穿山龙	散寒镇痛，活血祛风，强筋壮骨。用于慢性风湿及类风湿关节炎风寒痹阻，肝肾不足者。症见关节冷痛、屈伸不利、腰膝酸软、下肢无力	口服，一次4~6粒，一日3次	尚不明确
金乌骨通胶囊	金毛狗脊、乌梢蛇、葛根、淫羊藿、木瓜、威灵仙、姜黄、土牛膝、土党参、补骨脂	滋补肝肾，祛风除湿，活血通络	口服，一次3粒，一日3次；或遵医嘱	孕妇忌服

9 预后

原发性纤维肌痛综合征不合并任何器质性疾病，一般病程良好，无任何内脏器官受损，在得到有效治疗的条件下，不会严重恶化或致命。继发性纤维肌痛综合征则主要取决于其原发病的病情及预后。但对于有严重精神性疾病、阿片类药依赖、积极治疗无效、病程长的患者预后较差。

（王伟钢 田鑫 雷畅）

参考文献

［1］纤维肌痛综合征诊断和治疗指南．中华医学会风湿病学分会．中华风湿病学杂志，2011，15（8）：559-561.

［2］褚大由．纤维肌痛综合征的诊断与鉴别诊断．颈腰痛杂志，2002，（2）：160-161.

［3］王栩，杜元灏，熊俊．针灸治疗纤维肌痛综合征的临床证据．针刺研究，2011，36（3）：230-234.

［4］王军，高明震，高利权，等．通督推拿法治疗纤维肌痛综合征31例临床观察．中国中医药科技，2010，17（1）：72-73.

［5］陈志斌，何泽多，谭武．浮针结合走罐治疗纤维肌痛综合征80例．中医研究，2010，23（4）：72-74.

［6］唐素敏，柳恩伦，王志文．刮痧治疗纤维肌痛综合征临床研究．四川中医，2008，26（7）：108-109.

［7］赵亚云，焦娟，姜泉．养生气功八段锦在疾病康复中应用进展．辽宁中医药大学学报，2016，18（12）：109-111.

［8］国家技术监督局．中医临床诊疗术语国家标准．1997年10月1日．

［9］高玉中．纤维肌痛综合征中医分型证治探讨．上海中医药杂志，2010，44（9）：32-33.

［10］孙静，张春艳，刘春平，等．纤维肌痛综合征的中医治疗．中国医刊，2014，49（12）：27-30.

［11］宋敏，刘宗权，宋志靖，等．纤维肌痛综合征中医临床研究进展．中国中医药信息杂志，2013，20（12）：106-108.

［12］陈钦．徐再春从"郁"论治纤维肌痛综合征经验．浙江中医杂志，2011，46（12）：863.

［13］张俊莲，赵晓华，陈婧．益气升阳法治疗纤维肌痛综合征探讨．新中医，2012，44（10）：150-151.

［14］杨克勤．温胆汤加减治疗原发性纤维肌痛综合征的临床探讨．中外医疗，2016，（2）：178-180.

［15］周海核，王寅，郭凤阳，等．温阳定痛蠲痹汤加减治疗原发性纤维肌痛综合症102例．河北中医药学报，2011，26（4）：20-21.

［16］孙妞妞．治疗失眠常用中成药概述．中医研究，2013，26（11）：75-77.

［17］宋彩霞，高媛．柴胡疏肝散加味治疗纤维肌痛综合征48例．山东中医药大学学报，2013，37（4）：311-312.

［18］田君明，周红海，罗捷．逍遥散加减治疗纤维肌痛综合征临床体会．广西中医药，2013，36（1）：41-42.

［19］李国庆.血府逐瘀汤加减治疗纤维肌痛综合征 21 例.中国医学创新，2011，8（9）：141－142.

［20］应振华.关于纤维肌痛综合征的几点思考.浙江省医学会风湿病学分会 2011 年华东六省一市风湿病学学术年会暨 2011 年浙江省风湿病学学术年会论文汇编.2011.

附录1 风湿病中成药概述

1 风湿病中成药的剂型

中成药是在中医药理论指导下，以中药饮片为原料，按规定处方和标准制成的，具有一定规格的剂型，风湿病中成药多是我国历代医药学家长期实践的经验总结。中成药处方亦是根据中医药理论，针对某种风湿病或证候制定的，因此选用时要参考风湿病的疾病诊断和中医证候辨证选药，或辨证与辨病相结合选药。风湿病中成药品种繁多，有内服也有外用，往往需要内外结合治疗，才能提高疗效。中成药的剂型不同，作用特点亦不同，使用后产生的疗效、持续的时间、作用的特点亦有所差异。因此，正确选用中成药，要了解风湿病中成药的常用剂型及其特点。

风湿病中成药的剂型可分为固体、半固体、液体三大类。

1.1 固体制剂

固体剂型是中成药最常用的剂型，这类剂型形态稳定，便于携带，使用方便。

1.1.1 内服

（1）散剂：是将原料药材经粉碎，均匀混合而制成的粉末状制剂。散剂作为传统剂型之一，按给药途径可分为内服散剂和外用散剂。散剂的特点是：分散度大，起效迅速，剂量可随病症调整，尤其适用于婴幼儿和老人；制备简单，对溃疡、外伤等能起到收敛保护作用；表面积大，一般其嗅味、刺激性、吸湿性及化学活性等表现强烈，挥发性成分易散失；散剂的口感较差，剂量大的也会造成服用困难。

（2）颗粒剂：是将药材提取物与适宜的辅料或饮片细粉制成具有一定粒度的颗粒状制剂。根据辅料不同，可分为无糖颗粒剂型和有糖颗粒剂型。中药颗粒剂剂型始于我国20世纪70年代，当时称为冲剂。颗粒剂是在汤剂、散剂、糖浆剂、酒剂等前提剂型的基础上发展起来的新剂型。其优点：吸收快，见效迅速；剂量小，口感好，可调色、香、味，尤其适合儿童服用；生产设备简单，易操作；服用、携带、储藏和运输方便。但是相对来说，颗粒剂的成本较高，且具有容易吸潮结块、潮解的缺点。

（3）胶囊剂：是将原料药材用适宜方法加工后，填充于空心胶囊或密封于软质囊材中的制剂。根据胶囊材质不同，可分为硬胶囊、软胶囊（胶丸）和肠溶胶囊等。胶囊剂主要供口服使用，主要特点是：掩盖药物不良气味，提高药物稳定性；药物的生物利用度高，能在胃肠道中迅速分散、溶出和吸收。

（4）丸剂：是将饮片细粉或药材提取物加适宜的黏合剂或其他辅料制成的球形或类球形制剂。根据制备方法和辅料的不同分为蜜丸、水蜜丸、水丸、糊丸、蜡丸、浓缩丸、滴丸等多种类型，主要供内服使用。其中，蜜丸可根据大小分为大蜜丸、小蜜丸。水蜜丸较蜜丸含蜜量少。水丸崩解较蜜丸快，便于吸收。糊丸释药缓慢，适用于含毒性成分或烈性成分的成药方。蜡丸缓释、长效，且可达到肠溶效果，适合毒性和刺激性较大药物的成药方。浓缩丸服用剂量较小。滴丸剂系指药材经适宜的方法提取、纯化、浓缩，并与适宜的基质加热熔融混匀后，滴入不相混溶的冷凝液中，收缩冷凝而成。滴丸剂服用方便，可含化或吞服，起效迅速。

（5）片剂：是将药材提取物，或药材提取物加药材细粉，或药材细粉与适宜辅料混匀压制成的圆片状或异形片状的剂型。主要供内服，也有外用或其他特殊用途者。按药材的处理过程可分为全粉末片、半浸膏片、浸膏片、提纯片。片剂具有溶出度及生物利用度较高；剂量准确，药物含量差异较小；质量稳定；服用、携带、运输和贮存较方便等特点。

（6）胶剂：是以动物的皮、骨、甲、角等为原料，用水煎取胶质，浓缩成稠胶状，经干燥后制成的固体块状内服制剂。胶剂多为传统的补益药，一般烊化兑服。

1.1.2 外用贴膏剂

贴膏剂是风湿病最常用的外用制剂。指原料药材与适宜的基质制成膏状物，涂布于背衬材料上供皮肤贴敷，可产生局部或全身性作用的一类片状外用制剂。包括橡胶贴膏、凝胶贴膏（即原巴布膏剂）和贴剂等。贴膏剂用法简便、兼有外治和内治的功能，能快速、持久地透皮释放基质中所包含的有效成分，具有给药剂量较准确、吸收面积小、血药浓度较稳定、使用舒适方便等优点。

1.2 半固体剂型

1.2.1 内服煎膏剂

煎膏剂是将药材加水煎煮，取煎煮液浓缩，加炼蜜或糖（或转化糖）制成的稠厚状半流休制剂。适用于慢性病或需要长期连续服药者，传统的膏滋即属于此类剂型。煎膏剂以滋补作用为主，兼具治疗作用。

1.2.2 外用软膏剂

软膏剂是将药物与适宜基质均匀混合制成的具有一定稠度的半固体外用制剂。常用基质分为油脂性、水溶性和乳剂型基质，其中用乳剂基质制成的易于涂布的软膏剂称乳膏剂。

1.3 液体制剂

1.3.1 内服

（1）合剂：是将饮片用水或其他溶剂，采用适宜方法提取制成的口服液体制成的口服液体制剂。合剂是在汤剂的基础上改进的一种剂型，合剂比汤剂浓度高，服用剂量小，易吸收，且能较长时间贮存。

（2）口服液：是在合剂的基础上，加入矫味剂，按单剂量灌装、灭菌制成的液体制剂。口感较好，易于接受。

（3）酒剂：是将中药饮片或粗粒用蒸馏酒提取制成的澄清液体制剂。酒剂较易吸收，小儿、孕妇及对酒精过敏者不宜服用。

1.3.2 外用

（1）酊剂：是将原料药物用规定浓度的乙醇提取或溶解而制成的澄清液体制剂。有效成分含量高，使用剂量小，易于保存。小儿、孕妇及对酒精过敏者不宜服用。

（2）注射剂：是药物制成的供注入体内的无菌溶液（包括乳浊液和混悬液）以及供临用前配成溶液或混悬液的无菌粉末或浓溶液。注射剂作用迅速可靠，不受pH、酶、食物等影响，无首过效应，可发挥全身或局部定位作用，适用于不宜口服药物和不能口服的病人，但注射剂研制和生产过程复杂，安全性及机体适应性差，成本较高。

（3）涂膜剂：是指饮片经适宜溶剂和方法提取或溶解，与高分子成膜材料制成的供外用涂抹，能形成薄膜的液体制剂。可用于风湿病关节局部、黏膜及皮肤溃疡面等的涂抹。不仅作用时间长，且可形成一层保护膜，对黏膜或创口有保护作用。

2　风湿病中成药的安全性

中成药的历史悠久，应用广泛，大量研究和临床实践表明，在合理使用的情况下，中成药的安全性是较高的。合理使用包括正确的辨证选药、用法用量、使用疗程、禁忌症、合并用药等多方面，其中任何环节有问题都可能引发药物不良事件。合理用药是中成药应用安全的重要保证。药物的两重性是药物作用基本规律之一，中成药也不例外，中成药既能起到防病治病作用，也可引起不良反应。

2.1　中成药使用中出现不良反应的主要原因

（1）中药自身的药理作用或所含毒性成分引起的不良反应。

（2）特异性体质对某些药物的不耐受、过敏等。

（3）方药证候不符，如辨证不当或适应证把握不准确。

（4）长期或超剂量用药，特别是含有毒性中药材的中成药，如朱砂、雄黄、蟾酥、附子、川乌、草乌、北豆根等，过量服用即可中毒。

（5）不适当的中药或中西药联合应用。

2.2　中成药使用中出现不良反应的类型

中成药使用中出现的不良反应有多种类型，临床可见以消化系统症状、皮肤黏膜系统症状、泌尿系统症状、神经系统症状、循环系统症状、呼吸系统症状、血液系统症状、精神症状或过敏性休克等为主要表现的不良反应，可表现为其中一种或几种症状。

2.3　中成药不良反应的预防措施

（1）加强用药观察及中成药不良反应监测，完善中成药不良反应报告制度。

（2）注意药物过敏史。对有药物过敏史的患者应密切观察其服药后的反应，如有过敏反应，应及时处理，以防止发生严重后果。

（3）辨证用药，采用合理的剂量和疗程。尤其是对特殊人群，如婴幼儿、老年人、孕妇以及原有脏器损害功能不全的患者，更应注意用药方案。

（4）注意药物间的相互作用，中、西药并用时尤其要注意避免因药物之间相互作用而可能引起的不良反应。

（5）需长期服药的患者要加强安全性指标的监测。

附录 2 风湿病中成药临床应用原则

由于风湿病种类繁多，应根据风湿病的分类给予中成药的使用。如属于弥漫性结缔组织病和脊柱关节病类的，宜辨病合辨证使用中成药。其他风湿病则宜辨证使用中成药。

风湿病使用中成药应，根据不性别、年龄、体质、地域、季节等特点，选择恰当的药物，如育龄期妇女应谨慎使用雷公藤制剂，体弱多病、久病者慎用功效猛烈及有毒之品。

以关节病变为主的风湿病宜采用内服、外用的联合方法治疗风湿病。

治疗风湿病的中成药许多含有较大毒副作用成分的中药，应充分衡量其风险和（或）效益，应严格掌握适应证，掌握好用量用法等，保证用药的安全性。

1 基本原则

1.1 必须辨证用药

或中医辨病与辨证结合，或西医辨病与中医辨证结合，不能仅根据西医诊断选用中成药。

1.2 选择适宜的剂型

应根据患者的病证、体质特点、病情轻重缓急及各种剂型的特点，选择适宜的剂型。

1.3 确定恰当的剂量

凡有明确使用剂量规定的中成药，应慎重超剂量使用。凡有使用剂量范围的中成药，应先取偏小值。儿童应酌情减量。

1.4 优选给药途径

能口服给药的，不采用注射给药。

2 联合用药原则

为了提高中成药的疗效，常常采取联合用药的方式，既可中药之间联合应用，又可中西医药物联合应用。

2.1 中成药的联合应用

风湿病是一类多病因、多病机、多表现、多证候的疾病。由于病情复杂，临床中常常非单一证型而是多个证型同时出现，当两个或以上的证候出现时，一种中成药不能满足病情需要，可以联合中药汤剂或多种中成药联合运用；也可以进行中成药的联合用药。如出现湿热阻络证候时兼有瘀血阻络证候，就需要以湿热痹片（颗粒）联合瘀血痹片（颗粒）同时应用。

应用时要注意以下原则：①多种中成药的联合应用，应遵循药效互补原则和增效减毒原则。功能相同或基本相同的中成药原则上不宜叠加使用；②药性峻烈的或含毒性成分的药物应避免重复使用；③合并用药时，应避免不同中成药间的药物配伍禁忌（如十八反、十九畏）、避免药物重复后过量。

需要特别注意的是，中药注射剂联合使用应谨慎，并应遵循以下原则：①两种以上中药注射剂联合使用，应遵循主治功效互补及增效减毒原则，符合中医传统配伍理论的要求，无配伍禁忌；②应谨慎考虑中药注射剂的间隔时间以及药物相互作用等问题；③需同时使用两种或两种以上中药注射剂，严禁混合配伍，应分开使用。除有特殊说明，中药注射剂不宜两个或两个以上品种同时共用一条通道。

2.2　中成药与西药的联合应用

风湿病是一类难治疾病，如系统性红斑狼疮，类风湿关节炎，皮肌炎，硬皮病，等往往中西药联合使用，从而提高疗效，减少西药用量，针对具体疾病制订用药方案时，应分别根据中西药物的使用目的确定给药剂量、给药时间、给药途径。在应用时要注意：①中成药与西药如无明确禁忌，可以联合应用，给药途径相同的，应分开使用；②应避免副作用相似的中西药联合使用，也应避免有不良相互作用的中西药联合使用。

参考文献

［1］王承德，沈丕安，胡荫奇．实用中医风湿病学（第 2 版）［M］．北京：人民卫生出版社，2009.

［2］金世元．中成药的常用剂型［J］．首都医药，2003（17）：26 – 29.

［3］李学林，孟菲，唐进法，等．基于功效为主的中成药分类模式与方法的构建［J］．中成药，2015，（3）：656 ~ 659.

［4］丁彬彬，张军平．中成药的分类方法浅析及思考［J］．时珍国医国药，2010，（2）：511 – 512.

［5］阮时宝．中成药学［M］．北京：人民卫生出版社，2012.

［6］姜兵武．中成药的合理使用［J］．首都医药，2010，（3）：45 – 46.

［7］王顺年，吴新荣，蒋琳兰．中成药合理应用指导［M］．北京：人民军医出版社，2008.

［8］凌科，张建民，陈永法，等．我国儿童用中成药的现状及研制的机遇与挑战［Z］．中国北京：2009.

附录3 风湿病中成药临床应用注意事项

风湿病常见的中成药共有以下 14 类。

1 解表剂

解表剂分为辛凉解表、辛温解表和扶正解表三大类。解表剂的代表药物有麻黄、桂枝、荆芥、防风、桑叶、菊花、柴胡、薄荷、豆豉等，其具有发汗、解肌、作用，临证用于解除邪在卫表的病症。凡是风湿病出现肢体肌肉疼痛、畏恶风寒等表证者即可使用。表证而兼正气虚弱者，恰当的治法是扶正祛邪，双管齐下，使正旺邪除。风寒外邪侵袭肌表多用辛温解表的药物如麻黄、桂枝、葛根；风热袭表则应用辛凉解表药如荆芥、防风、菊花、薄荷等药为主的中成药；兼见气、血、阴、阳诸不足者，还须结合人参、黄芪、附子等补益药，以扶正祛邪。

临床多用于治疗类风湿、强直性脊柱炎、成人 Still 病、炎性疾病、反应性关节炎、硬皮病等风湿类疾病见上述症状者。

注意事项：①服用解表剂后宜避风寒，多饮水以助汗出；②取汗适度，以遍身持续微汗为最佳。若汗出不彻，则病邪不解；汗出太多，则耗伤正气，重则导致大汗亡阳之变；③汗出病解，即当停服，不必尽剂；④服用解表剂时忌生冷、油腻之品，多饮水，注意休息；⑤若外邪已入里，或麻疹已透，或口疮已溃，或虚证水肿，吐泻脱水等均不宜使用。

2 泻下剂

泻下剂是用以治疗里实证的中成药。以大黄、芒硝、火麻仁、牵牛子、甘遂等药物为主组成，具有通利大便、泻下积滞、荡涤实热、攻逐水饮或寒积等作用。根据泻下剂的不同作用，可分为寒下、温下、润下、逐水及攻补兼施五类。临床以大便秘结不通、少尿、无尿、胸水、腹水等为辨证要点。

临床可用于治疗风湿病伴有浆膜腔积液如胸水、腹水或伴有便秘者。

注意事项：①表证未解，里（实）证未成者，不宜使用泻下剂；②泻下剂除润下剂较为缓和外，其余均属于作用峻猛，大都易于耗损胃气，应中病即止，慎勿过量；③服药期间饮食宜清淡，忌食辛辣油腻刺激食物，以免助湿生热，加重病情。

3 和解剂

和解剂具有和解少阳、调和肝脾、肠胃等作用，用于治疗伤寒邪在少阳、肝脾不和、肠胃不和等证，以柴胡、黄芩、青蒿、白芍、半夏等药物为主组成。

临床可用于成人 still 病、类风湿、炎性肌病、幼年类风湿等风湿类疾病。

注意事项：①和解剂以祛邪为主，纯虚证不宜用，以防其伤正；②和解剂兼顾正气，故纯实证者亦不可选，以免贻误病情。

4　清热剂

清热剂具有清热泻火、凉血解毒及滋阴透热等作用，临证用于治疗里热证（包括实热证和虚热证）的中成药。以银花、连翘、板蓝根、大青叶、黄芩、黄连、黄柏、栀子、牡丹皮、桑白皮、紫草、青蒿、地骨皮、银柴胡等药物为主。清热剂的应用又要根据里热证的病邪脏腑部位之不同，发病阶段（卫、气、营、血）不同，病变性质（虚、实）不同，而将本类方药分为清热泻火、清营凉血、清热解毒、气血两清、清虚热等方法，是风湿病常用制剂。

临床可用于治疗类风湿、系统性红斑狼疮、成人 Still 病、炎性肌病、银屑病关节炎、反应性关节炎、幼年类风湿等风湿病。

注意事项：①此类药物中病即止，不宜久服；②注意辨别热证的不同阶段；③服药期间饮食宜清淡，忌辛辣油腻食物，不宜同时服用滋补类中药，以免加重病情。

5　温里剂

温里剂具有温里助阳、散寒通脉等作用，用以治疗里寒证的中成药。以制附子、干姜、肉桂、吴茱萸、小茴香、高良姜等药物为主组成，因寒邪有脏腑经络部位之异，病情有缓急轻重之别，故温里剂分为温中祛寒、回阳救逆、温经散寒三大类。临床以畏寒肢凉、喜温蜷卧、面色苍白、口淡不渴、小便清长、脉沉迟或缓为辨证要点。

临床可用于类风湿、骨关节炎、强直性脊柱炎、系统性硬化症等风湿类疾病见上述症状者。

注意事项：①使用温里剂，应明辨寒热真假，勿被假象所迷惑。如为真热假寒，切不可滥用；②凡实热证、素体阴虚内热、失血伤阴者不宜用；③服药期间忌食生冷油腻、酸性及不易消化食物。

6　补益剂

补益剂具有补养人体气、血、阴、阳等作用。以人参、黄芪、黄精、玉竹、当归、熟地、女贞子、鹿茸、肉苁蓉等药物为主组成，用以治疗各种虚证的中成药。临证中虚证有气虚、血虚、气血两虚、阴虚、阳虚、阴阳两虚之分，故补益剂分为补气、补血、气血双补、补阴、补阳、阴阳双补六种，临床以气、血、阴、阳虚损不足诸症表现为辨证要点。

临床可用于类风湿、骨关节病、干燥综合征等风湿病。几乎所有的风湿病在不同的病理阶段都会用到补益法。

注意事项：①脾胃素虚宜先调理脾胃，或在补益方中佐以健脾和胃、理气消导的中成药；对于外邪未尽而素体偏虚者，勿过早纯用补益剂，以免留邪为患。②服药时间以空腹或饭前为佳。③服药期间饮食宜清淡，忌辛辣、油腻、生冷之品。

7　开窍剂

开窍剂是具有开窍醒神作用的中成药，用以治疗昏迷窍闭（神志障碍）之证。是以麝香、冰片、石菖蒲等芳香开窍药物所组成，神昏症状的出现，多由热、痰、湿内闭所致。临床根据热闭与痰闭、湿闭的不同，因此窍闭有偏寒偏热之分，开窍剂则有凉开（清热开窍）和温开（芳香开窍）之别。清心开窍，属于凉开，适用于瘟邪内陷，热入心包，神昏谵语、烦躁不安等证，常用安宫牛黄丸、至宝丹、紫雪散等中成药。辟秽开窍，属于温开，适用于温疫时邪秽浊之气上蒙，神昏闷乱，以及小儿惊风痰壅，中寒气闭，腹痛吐泻或昏厥，常用苏合香丸、玉枢丹等。

临床可用于系统性红斑狼疮、炎性肌病、白塞病等风湿类疾病见上述症状者。

注意事项：①神昏有闭与脱之分，闭证可用本类药物治疗，同时闭症要与祛邪药同用，脱证不宜使用；②若表证未解，而里窍已闭，也不可擅用，以防表证内陷，加重病情；③开窍剂久服易伤元气，故临床多用于急救，中病即止。

8 理气剂

理气剂具有行气或降气作用，用以治疗气滞或气逆病证的中成药。是以枳实、陈皮、厚朴、沉香、乌药等药物为主组成，根据气滞与气逆的不同，理气剂分为行气剂和降气剂。临床可用于治疗脘腹胀痛、嗳气吞酸、恶心呕吐、厌食、积滞、情绪抑郁、脾气暴躁或喘咳等病症，在风湿类疾病中常常用到理气剂。

注意事项：①临床使用理气剂首先要辨清虚实；②理气药物大多辛温香燥，易于耗气伤津，助热生火，当中病即止，小儿慎勿过剂；③服药期间饮食宜清淡，忌辛辣油腻，以免助湿伤脾，有碍气机。

9 理血剂

理血剂具有活血祛瘀或止血作用，用以治疗各类瘀血或出血病证的中成药。以桃仁、红花、当归尾、川芎、赤芍、三棱、莪术、乳香、没药、三七、水蛭、虻虫、苏木，大小蓟、花蕊石、血余炭、藕节等药物为主组成。理血剂所用范围。血瘀、血虚、血溢三种情况。血瘀者宜活血祛瘀，血溢者宜止血摄血，血虚者宜补血养血。理血剂分为活血祛瘀与止血两类。临床以刺痛有定处、舌紫黯、瘀斑瘀点及各种出血病症如吐血、衄血、咳血、尿血、便血等。

临床可用于治疗以血管炎为主要表现的风湿病如类风湿关节炎、炎性肌病等病症。以关节为主的风湿病在临床发展过程中会出现气滞－血瘀－痰瘀互结的病理表现，因此活血化瘀是常用的治法。

注意事项：①分清血证致病原因，明辨标本缓急；②逐瘀过猛或久用逐瘀，均易耗血伤正，不宜久服。

10 治风剂

治风剂具有疏散外风或平熄内风等作用。是以川芎、防风、羌活、荆芥、白芷及羚羊角、钩藤、石决明、天麻、鳖甲、龟板、牡蛎等药物为主组成的中成药，用于治疗抽搐、惊厥等病症根据感邪性质的不同，治风剂分为疏散外风和平熄内风两类。疏散外风多以外感风邪，热盛动风，症见壮热神昏、手足抽搐。肝风内动者多为外风引动内风或虚风内动，则应以平肝熄风、滋阴潜阳为主要治则。

临床可用于治疗系统性红斑狼疮、白塞病等风湿病。

注意事项：①应注意区别内风与外风；②辨明外风是否引动内风，内风是否兼夹外风，如有兼夹则当兼而治之；③疏散外风剂多辛香走窜，易伤阴液，而助阳热，故阴津不足或阴虚阳亢者应慎用。

11 治燥剂

治燥剂具有轻宣外燥或滋阴润燥等作用，以桑叶、苦杏仁、沙参、麦冬、生地黄、熟地黄、玄参等药物为主组成，用于治疗燥证的中成药。治燥剂分为轻宣外燥剂与滋阴润燥剂。燥邪伤人损伤肺阴,引起燥咳,是为外燥。阴常不足,热病伤阴津液亏损化燥,是为内燥。燥邪在上则宜滋阴润肺,燥邪在下则宜润燥通便。

临床可用于干燥综合征或其他风湿病兼有肺间质变见上述症状者。

注意事项:①首先应分清外燥和内燥,外燥又须分清温燥与凉燥;②甘凉滋润药物易于助湿滞气,脾虚便溏或素体湿盛者忌用。

12　祛湿剂

祛湿剂具有化湿利水、通淋泄浊作用,是以羌活、独活、秦艽、防风、防己、桑枝及茯苓、泽泻、猪苓等药物为主组成,用于治疗水湿病证的中成药。祛湿剂分为化湿和胃、清热祛湿、利水渗湿、温化水湿、祛湿化浊五类。湿邪有外湿与内湿之分。外湿多为久居潮湿之处,体表感受水湿外邪;内湿多因过食生冷、肥甘厚味以致胸痞腹胀、湿热内蕴。临床根据湿邪病变部位,证候以及兼夹因素的不同,应用疏表祛湿、燥湿化浊、清热除湿、利水渗湿、功逐水湿等不同之法。

临床可用于以关节病变为主的风湿病如类风湿关节炎、强直性脊柱炎之以外周关节表现者、痛风、骨关节炎等见上述症状者。

注意事项:①祛湿剂多由芳香温燥或甘淡渗利之药组成,多辛燥,易于耗伤阴津,对素体阴虚津枯之证忌用;②用药期间饮食宜清淡、低盐、低脂,忌食荤腥辛辣油腻及辛辣刺激之品。

13　祛痰剂

祛痰剂具有消除痰涎作用,用以治疗各种痰病。是以半夏、贝母、南星、瓜蒌、竹茹、前胡、桔梗、海藻、昆布等药物为主组成的中成药。痰的成因很多,凡内伤外感都能生痰。小儿脾失健运是痰形成的重要因素。根据疾病的性质及其相应治法的不同,祛痰剂分为燥湿化痰、清热化痰、润燥化痰、温化寒痰和化痰熄风等五类。临床以咳嗽、喘促、头疼、眩晕、呕吐等为辨证要点。

临床可用于风湿病引起的肺间质病变,如类风湿、干燥综合征、系统性红斑狼疮、硬皮病等病症。

注意事项:①辨别痰病的性质,分清寒热燥湿、标本缓急;②有咳血倾向者,不宜使用燥热之剂,以免引起大量出血;③表邪未解或痰多者,慎用滋润之品,以防壅滞留邪,病久不愈;④治风化痰药多温燥辛散,易助火伤津,对于津液不足或阴虚,或阳亢有热者均应慎用,以防耗伤正气;⑤辨明生痰之源,重视循因治本。

14　表里双解剂

表里双解剂具有表里双解作用,用以治疗表里同病的中成药。是以解表药与治里药组合为方。表里双解剂分为解表攻里、解表清里、解表温里三类。临床以表寒里热、表热里寒、表实里虚、表虚里实以及表里俱寒、表里俱热、表里俱虚、表里俱实等表现为辨证要点。

临床用于治疗风湿类病有表里同病表现者。

注意事项:①必须具备既有表证,又有里证者,方可应用,否则即不相宜;②辨别表证与里证的寒、热、虚、实,然后针对病情选择适当的方剂;③分清表证与里证的轻重主次。

附录 4 中成药名称索引

H

J

Q

R

S

T

W

X